艾滋病、梅毒和乙肝感染母婴健康管理

主 编 陈丹青 张晓辉

中国协和医科大学出版社

北 京

图书在版编目（CIP）数据

艾滋病、梅毒和乙肝感染母婴健康管理／陈丹青，张晓辉主编．—北京：中国协和医科大学出版社，2022.11

ISBN 978－7－5679－2044－6

Ⅰ.①艾…　Ⅱ.①陈…②张…　Ⅲ.①新生儿疾病－获得性免疫缺陷综合征－垂直传播－预防(卫生)②新生儿疾病－梅毒－垂直传播－预防(卫生)③新生儿疾病－乙型肝炎－垂直传播－预防(卫生)　Ⅳ.①R512.910.1②R759.101

中国版本图书馆 CIP 数据核字（2022）第 177413 号

艾滋病、梅毒和乙肝感染母婴健康管理

主　　编：陈丹青　张晓辉

责任编辑：李元君

封面设计：许晓晨

责任校对：张　麓

责任印制：张　岱

出版发行　**中国协和医科大学出版社**
（北京市东城区东单三条9号　邮编100730　电话010－65260431）

网　　址：www.pumcp.com

经　　销：新华书店总店北京发行所

印　　刷：北京联兴盛业印刷股份有限公司

开　　本：710mm×1000mm　1/16

印　　张：21.75

字　　数：370 千字

版　　次：2022 年 11 月第 1 版

印　　次：2022 年 11 月第 1 次印刷

定　　价：106.00 元

ISBN 978－7－5679－2044－6

编者名单

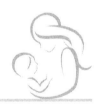

主　编　陈丹青　张晓辉

副主编　朱佳骏　张素英

编　者（按姓氏笔画排序）

　　　　王　虹　浙江大学医学院附属妇产科医院

　　　　朱佳骏　浙江大学医学院附属妇产科医院

　　　　朱晓军　浙江大学医学院附属妇产科医院

　　　　江静逸　浙江大学医学院附属妇产科医院

　　　　许利军　浙江大学医学院附属第一医院

　　　　杨小福　浙江大学医学院附属妇产科医院

　　　　何寒青　浙江省疾病预防控制中心

　　　　张佳峰　浙江省疾病预防控制中心

　　　　张素英　浙江省杭州市西溪医院

　　　　张晓辉　浙江大学医学院附属妇产科医院

　　　　陈丹青　浙江大学医学院附属妇产科医院

　　　　陈银炜　浙江大学医学院附属妇产科医院

周和统　浙江大学医学院附属第一医院

林　聘　浙江大学医学院附属妇产科医院

胡甜甜　浙江大学医学院附属妇产科医院

段金凤　浙江大学医学院附属第一医院

袁天明　浙江大学医学院附属儿童医院

徐春彩　浙江大学医学院附属妇产科医院

陶承静　浙江省杭州市西溪医院

秘　书

林　聘　浙江大学医学院附属妇产科医院

陈银炜　浙江大学医学院附属妇产科医院

序

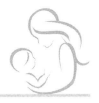

　　艾滋病、梅毒和乙肝防治是全球持续关注的公共卫生问题。世界卫生组织（World Health Organization，WHO）估计，全球每年新发艾滋病、梅毒和乙肝感染孕产妇分别高达 100 万、130 万和 450 万。以上三种疾病均可通过母婴传播导致胎儿、婴儿感染，增加早期流产、死胎、早产、低出生体重、婴儿死亡和远期疾病风险，增加家庭和社会疾病经济负担。

　　世界卫生组织呼吁全球终结病毒性肝炎的流行，消除艾滋病、梅毒母婴传播，并颁布了一系列技术指南和认证标准。这是进一步做好重大传染性疾病防治，持续降低孕产妇死亡率、儿童死亡率的内在需求，也是促进妇幼健康公平性、实现联合国可持续发展目标的必然要求。近年来，随着孕产期保健服务的广泛覆盖，母婴传播疾病防治服务体系的不断完善，新技术的日益发展，全球预防艾滋病、梅毒和乙肝母婴传播成效显著。有超过 90% 的国家赋予消除母婴传播工作的优先权。截至 2021 年 11 月，全球已有 15 个国家或地区通过了 WHO 消除艾滋病和/或梅毒母婴传播认证。

　　我国高度重视妇幼健康及性病、艾滋病和肝炎防治。2001 年全国开展预防艾滋病母婴传播试点项目。2010 年整合开展预防艾滋病、梅毒和乙肝母婴传播工作。2017 年，启动国家卫生和计划生育委员会联合国儿童基金会消除艾滋病、梅毒和乙肝母婴传播试点项目，于全球率先提出整合消除三种疾病的母婴传播。2020 年，国家卫生健康委员会印发《预防艾滋病、梅毒和乙肝母婴传播工作规范（2020 年版）》。2021 年 9 月国务院印发《中国妇女发展纲要》，提出减少艾滋病、梅毒和乙肝母婴传播。

浙江省是我国较早开展预防艾滋病母婴传播工作的省份。2017年，浙江省被列为全国首批三个试点省份之一，实施消除艾滋病、梅毒和乙肝母婴传播试点工作。经过多年实践，浙江省在母婴传播疾病防治方面通过完善服务网络、优化工作流程、提升技术水平和深化服务内涵等举措，为实现消除母婴传播的美好愿景勇于探索、积极实践。浙江大学医学院附属妇产科医院是一家集妇产科临床、科研、教学和妇女保健辖区指导为一体的三级甲等妇产科医院、妇女保健院，也是国家妇产区域医疗中心建设单位和输出单位；承担全省消除艾滋病、梅毒和乙肝母婴传播项目业务管理，提供临床诊疗和技术支持。针对预防母婴传播策略和干预措施不断推陈出新，浙江大学医学院附属妇产科医院组织专家编写了《艾滋病、梅毒和乙肝感染母婴健康管理》。编者来自相关领域知名医疗机构，编写团队结合丰富的工作经验，以及浙江省从预防至消除母婴传播的实践，广泛参阅了国内外关于艾滋病、梅毒和乙肝防治，尤其是实现消除母婴传播最新指南、行业规范等资料。书稿围绕母婴传播疾病防治组织管理、健康教育、质量控制、筛查诊断、治疗与安全助产、营养支持、心理保健、出生缺陷防治、儿童保健、医疗机构反歧视教育角度，实现从关注疾病到关注健康全方位、全过程管理指导。该书面向妇幼保健、妇产科、儿科，以及从事艾滋病等性病防治、感染性疾病临床诊治等领域医务人员，具有科学性、专业性、针对性，辅以实践案例，对于推动现阶段我国开展消除艾滋病、梅毒和乙肝母婴传播具有重要指导意义。

中国预防重大疾病母婴传播工作经历了从无到有、从点到面、从单病到三病扩展整合的历程，正迈向以国际社会消除为目标的新征程。开展艾滋病、梅毒和乙肝母婴传播疾病防治和健康管理，是降低或避免儿童新发感染，做好病毒性肝炎、艾滋病等性病的源头防控，是促进妇幼健康的重要举措。在此，对编撰本书的专家及有关同志表示由衷的钦佩和衷心的谢意。

中华预防医学会妇女保健分会主任委员

中国疾病预防控制中心　教授

王临虹

2022 年 10 月

前　言

　　控制儿童艾滋病、梅毒和乙型肝炎等重大传染性疾病是中国妇幼健康发展的重要策略及目标之一。目前，我国艾滋病防治形势依然严峻，女性感染者比例增加，艾滋病母婴传播风险增加。20世纪90年代后，我国梅毒流行呈上升趋势。2019年，我国报告梅毒发病率达38.37/10万。中国还是乙型肝炎高发地区，相关数据显示人群乙型肝炎病毒报告发病率达58.19/10万。

　　我国政府高度重视预防艾滋病母婴传播工作，积极履行"消除儿童感染"的国际承诺，坚持母亲安全、儿童优先的原则，始终把保障妇女儿童健康置于战略优先地位。我国政府先后启动预防艾滋病母婴传播试点工作，将预防母婴传播工作纳入国家重大公共卫生服务项目，《中国儿童发展纲要（2011—2020年）》《预防艾滋病、梅毒和乙肝母婴传播工作实施方案（2015年版）》《预防艾滋病、梅毒和乙肝母婴传播工作规范（2020年版）》等重要文件的出台，明确了全国预防母婴传播工作目标，并对预防母婴传播相关工作内容和保障措施提出了具体要求，推进了消除母婴传播认证工作进程。经过20年的不懈努力与探索实践，依托妇幼健康服务体系，最终形成了预防艾滋病、梅毒和乙型肝炎母婴传播的整合服务模式，惠及全国所有县（市、区），有效减少了儿童新发艾滋病、梅毒和乙型肝炎。

　　我国政府在母婴传播防治上持续投入，使得工作覆盖面逐步展开。2015年起，预防艾滋病、梅毒和乙肝母婴传播工作扩展到全国。2017

年起，浙江省成为我国开展消除母婴传播首批试点省份。浙江大学医学院附属妇产科医院作为该项工作在浙江省的牵头管理机构，为感染孕产妇提供筛查、诊断、治疗等服务。

近年来，世界卫生组织等提出消除艾滋病、梅毒母婴传播的全球目标，根据国内外相关研究进展，针对艾滋病、梅毒和乙肝母婴传播预防策略和干预措施均有变化和更新。本书由浙江大学医学院附属妇产科医院组织编写，编者为产科、保健部、新生儿科、护理等领域专家。还有来自浙江大学医学院附属第一医院、浙江省疾病预防控制中心、浙江省杭州市西溪医院，包括临床诊治、实验室检测、计划免疫和精神卫生领域在内的相关专家参与编写。他们在艾滋病、梅毒和乙型肝炎防治领域有着丰富的临床、教学和科研经验。为保证本书的严谨性，邀请了中华预防医学会妇女保健分会、中国性病艾滋病防治协会关怀与治疗委员会、中国疾病预防控制中心妇幼保健中心、中国疾病预防控制中心性病艾滋病预防控制中心等机构的专家审核，尤其感谢王临虹教授、姚均教授、孙丽君教授、王爱玲教授对本书稿的指导。

本书内容紧密契合《预防艾滋病、梅毒和乙肝母婴传播工作规范（2020年版）》和WHO消除母婴传播目标要求，参阅了大量政策文件、文献书籍、行业规范和指南，同时融汇浙江省的实践案例和具体做法。全书分为12章，内容涵盖健康教育，艾滋病、梅毒和乙肝感染孕产妇筛查与诊断、治疗和安全助产，感染孕产妇分娩儿童健康管理，出生缺陷防治，医务工作者反歧视教育，感染孕产妇营养管理、心理保健，暴露儿童喂养指导等。内容系统性强、覆盖面广，具有针对性、指导性。根据本书的代表性、适用性和专业性，可推荐作为医务人员日常艾滋病、梅毒和乙肝母婴传播防治工作参考书籍，也可作为相关领域专业人员或医学生学习用书。

全面、规范落实预防母婴传播综合干预服务，减少相关疾病母婴传播，有利于不断提高妇女儿童健康水平，提高出生人口素质，事关民族和国家的未来。本书服务于提升人才队伍的理论素养和业务本领，保障母婴传播疾病防治工作有持续的人才支撑，促进防治工作高质量发展。

　　由于学科不断发展，以及编写时间所限，本书难免存在不妥或疏漏之处，希望读者给予批评指正。

陈丹青

2022 年 9 月 27 日

目 录

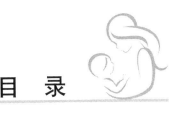

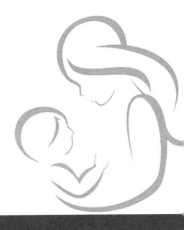

第一章

概　　述

一、全球概况

（一）流行情况

1. HIV 感染 艾滋病是获得性免疫缺陷综合征（acquired immunodeficiency syndrome，AIDS）的简称。艾滋病是由人类免疫缺陷病毒（human immunodeficiency virus，HIV）感染引起的，以破坏人体免疫系统为特征的传染病。目前，全球尚无根除 HIV 感染的治疗方式。

截至 2020 年，世界卫生组织（World Health Organization，WHO）估计全球存活的 HIV 携带者达 3770 万人，女性占 53%；当年新发 HIV 感染者约 150 万，15 岁以上女性感染人群超过 66 万，15 岁以下儿童感染约 15 万；死于 HIV 感染相关疾病达 68 万。不同国家和地区 HIV 感染疫情差异较大。2020 年，全球 15～49 岁人群中平均 HIV 感染率为 0.7%，非洲 HIV 感染者占全球感染人数的 2/3，感染率达 3.6%；地中海东部地区最低，感染率低于 0.1%。

联合国艾滋病规划署（UNAIDS）提出，至 2020 年艾滋病防治领域 90-90-90 的奋斗目标，即 90% 的 HIV 感染者知晓自己的感染状态，90% 知晓感染状态的感染者获得抗病毒治疗，90% 接受抗病毒治疗者达到 HIV 病毒抑制。然而，2020 年全球新发感染者中知晓感染状态的占 87%，知晓感染状态的感染者获得抗病毒治疗占 87%，接受治疗的感染者中 HIV 病毒抑制占 90%；截至 2020 年全球存活的 HIV 感染者，上述 3 项指标仅分别是 84%、73% 和 66%。2020 年全球 HIV 感染流行情况，见表 1-1。

表 1-1　2020 年全球 HIV 感染流行情况　　　　　　（单位：万）

分类	HIV 感染者	HIV 新发感染者	与 HIV 感染相关死亡人数
总体情况	3770 （3020～4510）	150 （100～200）	68 （48～100）
成人（≥15 岁）	3600 （2890～4320）	130 （91～180）	58 （40～85）
女性（≥15 岁）	1930 （1550～2310）	66 （45～92）	24 （17～36）
男性（≥15 岁）	1670 （1330～2010）	64 （46～89）	34 （23～49）

续表

分类	HIV 感染者	HIV 新发感染者	与 HIV 感染相关死亡人数
儿童（<15 岁）	170 （120~220）	15 （10~24）	9.9 （6.8~16.0）

来源：World Health Organization. HIV/AIDS. 2020. HIV/AIDS (who.int)

2. **梅毒感染**　梅毒是由梅毒螺旋体感染引起的，是性传播疾病的主要病种。截至 2020 年，WHO 估计全球梅毒感染者约 2230 万，当年新发感染约 710 万，15~49 岁人群梅毒感染率为 0.6%。2020 年全球梅毒感染率最高的地区为非洲，全人群梅毒感染率为 1.7%；感染率最低的地区是欧洲，感染率为 0.11%；东南亚地区感染率为 0.13%。

2016 年，全球孕产妇梅毒感染率为 0.69%，数量达 100 万例，集中在中低收入国家。妊娠梅毒是全球死胎发生的第二大原因，并且增加了早产、低出生体重、胎婴儿感染的风险。2016 年，全球报告梅毒感染产妇分娩胎婴儿死亡、早产、低出生体重等不良妊娠结局近 36 万例，其中死胎达 14 万例；先天梅毒 66 万例，先天梅毒发生率为 463/10 万。

3. **乙肝感染**　乙型肝炎（以下简称"乙肝"）是由乙型肝炎病毒（hepatitis B virus，HBV）感染引起的，是病毒性肝炎最常见的一种，也是肝硬化、肝癌、肝脏疾病相关死亡的最主要原因。截至 2019 年，全球约有慢性乙肝感染者 3 亿，5 岁以下儿童感染者高达 600 万；当年新发感染者约 150 万；一般人群乙肝感染率为 3.8%，5 岁以下儿童乙肝感染率为 0.9%；乙肝疫情较严重的是非洲和西太平洋区，乙肝感染率分别达 7.5% 和 5.9%，占全球报告病例的 67%；乙肝感染率较低的地区为美洲，感染率为 0.5%。全球每年约有乙肝感染孕产妇 450 万人，如果不采取任何干预措施，所生婴儿围产期乙肝感染率可达 70%~90%。

HIV、梅毒和 HBV 在人群中存在合并感染，合并感染比例 5%~20%；不同国家和地区间存在一定差异。合并感染更加危害健康。据报道，HIV 感染会加快 HBV 感染肝脏疾病的进程；HIV 合并梅毒感染，更容易发生 CD_4^+ 细胞下降和神经梅毒。

最新全球 HIV、病毒性肝炎和性传播疾病流行情况，见表 1-2。

表 1-2 全球 HIV、病毒性肝炎和性传播疾病流行情况

类别	HIV 感染（2020）	病毒性肝炎（2019）	性传播疾病（2020）
新发感染人数	150 万（100 万～200 万）人新发感染 HIV	● 150 万（110 万～260 万）人新发感染 HBV ● 150 万（130 万～180 万）人新发感染 HCV	● 1.28 亿（90 亿～1.74 亿）人新发感染沙眼衣原体 ● 8200 万（0.48 亿～1.30 亿）人新发感染淋病 ● 1.56 亿（0.96 亿～2.36 亿）人新发感染阴道毛滴虫病 ● 710 万（380 万～1030 万）人新发感染梅毒 ● 2016 年每 10 万活产儿中有 473（385～561）例先天性梅毒病例 ● 2020 年宫颈癌新增 60.4 万例
患病人数	3770 万（3020 万～4510 万）HIV 感染者	● 2.96 亿（2.28 亿～4.23 亿）慢性 HBV 病毒携带者 ● 600 万（400 万～1100 万）5 岁以下儿童 HBV 病毒携带者 ● 5800 万（4600 万～7600 万）慢性 HCV 病毒携带者	● 1.28 亿（1.07 亿～1.53 亿）沙眼衣原体感染病例 ● 2900 万（1900 万～4200 万）淋病奈瑟菌感染病例 ● 1.05 亿（0.83 亿～1.33 亿）阴道毛滴虫感染病例 ● 2230 万（1870 万～2590 万）梅毒感染病例
患病率	15～49 岁人群中 HIV 感染率 0.7%（0.6%～0.9%）	● 乙肝感染率 3.8%（3.0%～5.5%） ● 5 岁以下儿童乙肝感染率 0.9%（0.7%～1.6%） ● 丙肝感染率 0.8%（0.6%～1.0%）	15～49 岁人群中： ● 沙眼衣原体感染率 3.2%（2.7%～3.9%） ● 淋病患病率 0.7%（0.5%～1.1%） ● 阴道毛滴虫感染患病率 2.7%（2.1%～3.4%） ● 梅毒患病率 0.6%（0.5%～0.7%）
死亡人数	68 万（48 万～100 万）人死于 HIV 感染相关疾病	● 82 万（45 万～95 万）人死于乙肝相关疾病 ● 29 万（23 万～58 万）人死于丙肝相关疾病	● 2016 年有 20.4 万人死于先天梅毒 ● 2020 年有 34.1 万人死于宫颈癌

来源：Global progress report on HIV, viral hepatitis and sexually transmitted infections, 2021, 9789240030985-eng.pdf (who.int).

（二）消除母婴传播认证进展

未采取综合干预措施的情况下，艾滋病、梅毒和乙肝感染均可以通过母婴传

播导致胎婴儿感染。随着孕产期保健的广泛覆盖，诊疗技术的进步，尤其是抗病毒和青霉素治疗的有效干预等，艾滋病、梅毒和乙肝感染带来的母婴健康危害逐步降低。2007 年，WHO 首次提出消除梅毒母婴传播的全球倡议；2014 年，发行了第一版《消除艾滋病和梅毒母婴传播认证标准和流程》；2015 年，成立全球消除母婴传播认证咨询委员会；2016 年，制定了《终结病毒性肝炎的全球健康策略（2016—2021）》；2017 年，颁布了第二版《消除艾滋病和梅毒母婴传播认证标准和流程全球指南》；2020 年，《消除艾滋病、梅毒和乙肝母婴传播的管理指南》问世。2021 年，WHO 发行了第三版《消除艾滋病、梅毒和乙肝母婴传播认证标准和流程》。WHO 消除母婴传播指南、策略发布节点，见图 1-1。

目前，全球预防艾滋病、梅毒和乙肝母婴传播成效显著，儿童感染大幅下降。最新数据显示，现存儿童 HIV 感染人数从 2010 年的 250 万例，下降到 2020 年的 170 万例；先天梅毒报告发病率从 2012 年的 540/10 万活产，下降到 2016 年 473/10 万活产；5 岁以下儿童乙肝感染率从 20 世纪 90 年代早中期的 4.7%，下降到 2019 年的 0.9%。全球 90% 的国家赋予了消除 HIV、梅毒优先权。2015 年，古巴成为全球第一个通过 WHO 消除艾滋病、梅毒母婴传播认证的国家；次年，泰国成为亚洲第一个获得 WHO 消除艾滋病、梅毒母婴传播认证的国家。截至 2021 年，全球共 15 个国家或地区通过了 WHO 消除艾滋病和 / 或梅毒母婴传播认证。

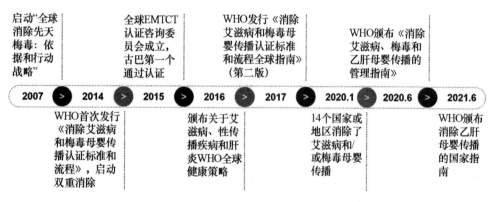

图 1-1　WHO 消除母婴传播指南、策略发布节点

（三）WHO 消除母婴传播认证标准

实现消除母婴传播，WHO 倡导为孕产妇提供常规的艾滋病、梅毒和乙肝筛查，为确诊感染的孕产妇提供及时治疗，为有生育意愿的感染孕产妇提供生育指导和

安全助产；为感染孕产妇分娩儿童提供儿童保健、喂养指导，尽早明确儿童感染状态、及时干预，促进暴露儿童健康；保障感染孕产妇及分娩儿童权益，倡导社区组织参与、非政府组织支持，营造良好的社会氛围，确保预防母婴传播服务的公平性、可及性和持续性。

WHO 制定了终结病毒性肝炎的公共卫生危害，消除艾滋病、梅毒母婴传播的认证标准，提出了具体指标要求。终结病毒性肝炎的公共卫生危害，要求至 2030 年，与基线（2015 年）比较减少 90% 的乙肝新发感染和 65% 的乙肝相关死亡，5 岁以下儿童乙肝表面抗原阳性检出率下降至 0.1%。2021 年 WHO 第三版标准，实现消除艾滋病、梅毒和乙肝母婴传播认证，主要过程指标分别是：≥ 95% 的孕产期保健覆盖，≥ 95% 的孕产妇接受 HIV、梅毒和乙肝筛查，≥ 95% 的 HIV 感染、梅毒感染孕产妇获得治疗，≥ 90% 的需要抗病毒治疗的乙肝感染产妇获得治疗，≥ 90% 的乙肝感染产妇分娩婴儿获得乙肝联合免疫；主要结局指标分别是：非母乳喂养人群 HIV 母婴传播率低于 1%，母乳喂养人群 HIV 母婴传播率低于 5%，或母婴传播 HIV 感染率 ≤ 50/10 万活产；先天梅毒感染率 ≤ 50/10 万活产；5 岁以下儿童 HBsAg 阳性检出率下降至 0.1%。

（四）消除母婴传播认证挑战

由于疾病流行强度、人口经济发展和医疗卫生水平的地区差异等因素，各国要实现艾滋病、梅毒和乙肝的源头控制，减少母婴传播和其他不良结局，仍然面临严峻的挑战。2019—2020 年，基于 119 个国家的调查发现，全球仍有小部分国家未出台相应政策支持孕产妇接受 HIV、梅毒筛查。相比艾滋病和梅毒的防控策略，孕产妇乙肝筛查更容易被忽视。2016—2021 年，全球估计仅 74% 的国家为孕产妇提供乙肝筛查。至 2019 年，来自 74 个国家的调查显示，孕产妇梅毒筛查覆盖率 ≥ 95% 和梅毒感染孕产妇治疗覆盖率 ≥ 95% 的国家不足 50%。2019 年，全球儿童乙肝疫苗覆盖率仅 85%，及时接种率仅 43%；至 2020 年，全球 HIV 感染孕产妇抗病毒治疗仅 85%，儿童 HIV 感染获得抗病毒治疗仅 54%。因此，鼓励对孕产妇的普遍性筛查，感染孕产妇和暴露儿童的及时干预，仍有较大的提升空间。

二、中国概况

（一）流行情况

我国人口基数大，艾滋病、梅毒和乙肝防治依然值得高度关注。2004—2016

年，全国艾滋病发病率总体呈上升趋势，疫情分布呈西南高东北低。至2020年底，我国现有103.5万报告存活的HIV感染者，累计报告死亡病例35.1万，新报告HIV感染病例数、晚发现、重点地区和特定人群HIV新发感染、HIV耐药传播等未见改善。梅毒是我国重点防控的性传播疾病之一。2017年，全国梅毒疫情评估显示，梅毒年发病率约为34/10万，东南部省份是疫情防控重点区域。一般人群HBsAg感染率为5%~6%，慢性HBV感染者达8600万例，感染人群集中在25~64岁年龄组。

总体而言，我国孕产妇HIV、梅毒和乙肝感染率、人群分布与一般人群近似。据报道，孕产妇HIV感染约0.02%，高发地区如凉山州部分区县孕产妇HIV感染率超过1%；部分地区孕产妇梅毒感染率为2%~3%，乙肝感染率为5%~7%。

（二）消除母婴传播工作进展

我国政府高度重视预防艾滋病、梅毒和乙肝母婴传播。人群乙肝疫苗接种是重要的预防措施，也是预防上述三种疾病母婴传播最早的国家级策略。新生儿是乙肝免疫预防的重点人群。1992年，我国是最早实施新生儿和婴儿乙肝疫苗普及接种计划的发展中国家之一。2002年开始，我国将乙肝疫苗纳入国家扩大免疫规划，并为婴儿提供免费乙肝疫苗接种。

2001年，我国政府启动预防艾滋病母婴传播试点工作。2004年，中央财政经费支持重点地区开展预防母婴传播工作，并颁布了《预防艾滋病母婴传播项目工作实施方案（试行）》。2010年，我国政府率先在全球提出整合预防艾滋病、梅毒和乙肝母婴传播策略，并纳入国家妇幼重大公共卫生项目。2011年，卫生部颁布《预防艾滋病、梅毒和乙肝母婴传播工作实施方案》，为所有孕产妇提供HIV、梅毒和乙肝筛查，为感染孕产妇提供治疗，为有生育意愿的孕产妇提供安全分娩，开展暴露儿童的检测和必要的干预，加强儿童保健和喂养指导。2015年，预防艾滋病、梅毒和乙肝母婴传播工作提质扩面，由试点区县转向全国全面覆盖。为了响应WHO消除母婴传播号召，2017年，我国启动国家卫生和计划生育委员会–联合国儿童基金会消除艾滋病、梅毒和乙肝母婴传播试点项目，浙江、云南和广东列为首批三个试点省。至此，我国于全球率先从国家级层面纳入消除艾滋病、梅毒和乙肝三种疾病母婴传播的高效整合。

2020年，国家卫生健康委下发《预防艾滋病、梅毒和乙肝母婴传播工作规范（2020年版）》（以下简称"工作规范"）。该工作规范以我国预防艾滋病、梅毒和乙肝母婴传播工作实践，消除上述三病母婴传播试点项目经验为基础，以实现 WHO 消除母婴传播认证为目标，结合艾滋病、梅毒和乙肝母婴传播疾病防治技术进展，明确制定了工作目标，完善了从生理、心理、社会支持预防母婴传播综合干预措施，强调了信息管理，倡导社区组织参与和全社会支持，以切实保障感染孕产妇及分娩儿童健康和权益。至此，中国从预防艾滋病母婴传播，迈步至消除艾滋病、梅毒和乙肝母婴传播新进程（图 1-2）。

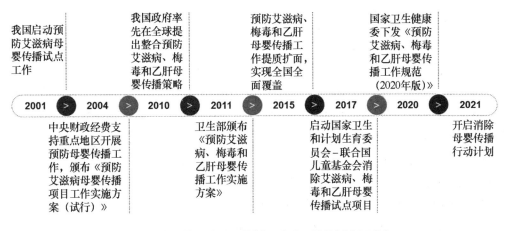

图 1-2　中国从预防母婴传播至消除母婴传播主要进程

（三）消除母婴传播阶段性成果

近二十年历程，中国预防重大疾病母婴传播工作经历了从无到有、从点到面、从单病到三病扩展整合的历程，正迈向以国际社会消除为目标的新征程。随着工作深入推进，我国母婴传播疾病防治取得了显著成效：建立了长效的工作机制、完善的服务体系，获得了制度保障和经费支持，有效降低了 HIV、梅毒和乙肝感染导致的母婴健康危害。

2011—2020 年，全国孕产妇 HIV 筛查率，以及孕产妇 HIV 产前筛查率分别从 92.9% 和 53.7% 上升到 99.9% 和 97.5%；HIV 感染孕产妇抗病毒治疗率从 74.1% 上升到 97.4%；HIV 母婴传播率从 7.4% 下降到 3.6%，下降幅度达 89.7%。同期，我国梅毒感染孕产妇治疗率从 48.0% 提高到 93.5%；先天梅毒报告发病率从 2011 年 79.1/10 万活产，下降至 2020 年的 11.9/10 万活产，下降幅度达到 85.0%；乙肝感染孕产妇所生儿童乙肝免疫球蛋白接种率持续维持在较高水平，2020 年新生儿乙肝免疫球蛋白注射率达 99.9%；5 岁以下儿童乙肝表面抗原携带率从 2006 年的 0.96% 降至 2014 年的 0.32%，下降幅度达 66.7%。近年来，我国结合国家脱贫攻坚的战略部署和艾滋病攻坚行动计划，把四川凉山地区、云南、广西、新疆等疫情高发的贫困地区作为预防母婴传播的攻坚重点区域，加大投入和支持力度。2016—2020 年，四川省凉山州 HIV 母婴传播率从 9.02% 下降到 3.44%，艾滋病攻坚行动取得了巨大成效。

（四）消除母婴传播面临的挑战

我国人口基数大，总体面临较重的孕产妇艾滋病、梅毒和乙肝感染疾病负担。由于各地感染者人群特征、疫情程度、社会经济水平和医疗卫生服务能力发展差异等因素，预防母婴传播服务提供不平衡、不充分现象依然存在，实现消除母婴传播认证目标仍有挑战。目前，全国孕产妇乙肝感染处于中等流行水平，感染人群绝对数体量大；孕产妇梅毒检出率仍有上升，从 2011 年 2.03‰ 上升到 2018 年 3.05‰，在全球范围内依然较高；部分地区孕产妇 HIV 感染疫情仍然突出；提升孕产妇早期检测、促进感染孕产妇及时治疗、保障流动人口服务利用、支持感染孕产妇心理保健、改善暴露儿童健康和发挥社会支持等有提升空间。以终结病毒性肝炎的公共卫生危害为例，中国服务覆盖与结局指标与 WHO 目标的差异，见表 1-3。

表 1-3　终结病毒性肝炎公共卫生危害的目标

目标区域	基准线		目标		
	全球（2015）	中国（年份）	WHO（2020）	WHO（2030）	中国（2020）
影响目标					
发病率：慢性乙肝新发病例	1.3%	0.3%（2014）	减少 30%	减少 90%	保持 <1%
死亡率：乙肝死亡病例	88.7 万	30.8 万（2016）	减少 10%	减少 65%	/
服务覆盖率目标					
乙肝疫苗：儿童接种覆盖率（第三剂量覆盖率）	82%	99.6%（2015）	90%	90%	维持 >95%

目标区域	基准线		目标		
	全球（2015）	中国（年份）	WHO（2020）	WHO（2030）	中国（2020）
预防乙肝母婴传播：乙肝病毒出生剂量、疫苗接种覆盖面或其他预防母婴传播的方法	38%	95.6%（2015）	50%	90%	维持 > 90%
血液安全：按照质量保证程序进行血液检测的百分比	89%	100%（2015）	95%	100%	核酸检测100%
安全注射：在医疗机构内外使用安全设计装置进行注射的百分比	5%	86.5%（2015）	50%	90%	/
减少危害：每人每年提供的无菌针头和注射器数量	20	208（2015）	200	300	/
乙肝诊断率	< 5%	19%（2016）	30%	90%	/
乙肝治疗率	< 1%	10% ~ 11%（2016）	500万人接受治疗	80%	/

（五）浙江省预防母婴传播工作概况

浙江省地处中国东南沿海长江三角洲南翼，全省陆域面积10.6万平方公里，是中国面积较小的省份之一。2020年底，全省常住人口为6400万。

1. 浙江省艾滋病、梅毒和乙肝流行情况 全省艾滋病流行情况在全国处于低流行态势。1985年，浙江省首次报告艾滋病病例。2015—2019年，新发HIV感染者中女性病例占比呈上升趋势，育龄女性占女性病例比例呈下降趋势，母婴传播病例占比保持低水平波动。全省梅毒疫情较严峻。2019年，浙江省全人群梅毒报告发病数达3.1万，位列全国第四；报告发病率为53.5/10万，位列全国第七；女性人群梅毒报告发病率为56.1/10万。全省乙肝疫情属于中等水平。根据2018年浙江省11个地市4193例健康人群抗体水平监测数据显示，0 ~ 59岁人群HBsAg

阳性率为 4.6%，其中女性 HBsAg 阳性率为 4.5%。

2. 从预防走向消除的母婴传播历程 2004 年，浙江省启动预防艾滋病母婴传播试点工作，舟山市普陀区、温州市鹿城区为首批国家级试点。2006 年，浙江省率先实现该项工作全省全覆盖，为所有孕产妇提供三种疾病的筛查，为确诊感染的孕产妇及分娩儿童提供预防母婴传播服务。2010 年，浙江将预防艾滋病、梅毒和乙肝母婴传播工作三病整合推进，其间设立省级项目示范区县。2010 年、2015 年相继根据全国工作实施方案调整，制定完善浙江省《预防艾滋病、梅毒和乙肝母婴传播实施方案》。2017 年，浙江列为国家卫生与计划生育委员会联合国儿童基金会首批消除母婴传播试点省份，杭州市临平区（原余杭区）、温州市瓯海区为首批国家级试点；同年，浙江省卫生与计划生育委员会下发《消除艾滋病、梅毒和乙肝母婴传播工作试点方案（2017—2020 年）》。2018 年，浙江省建立消除母婴传播重点病例评审制度，以进一步加强感染孕产妇及分娩儿童的早期检测、及时干预。2021 年，浙江省卫生健康委颁布《浙江省消除艾滋病、梅毒和乙肝母婴传播工作规范（2021 年）》，用于指导新时期全省消除艾滋病、梅毒和乙肝母婴传播工作。浙江省从预防母婴传播至消除母婴传播主要进程，见图 1-3。

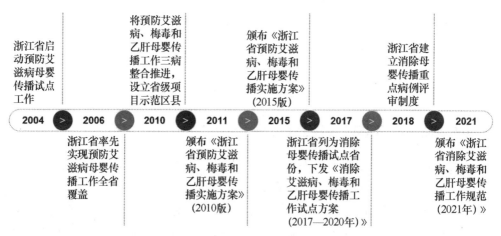

图 1-3 浙江省从预防母婴传播至消除母婴传播主要进程

3. 组织管理与成效 从预防走向消除，浙江省建立了由卫生健康行政部门领导部署，妇幼保健机构牵头实施，医疗卫生机构、疾病预防控制中心、社会组织、社区组织和志愿者共同参与的工作模式，聚焦国际消除母婴传播认证标准，健全组织管理与服务体系，构建政策支持、部门合作、社会友好的环境，加强人员能力建设，强化实验室质量管理和信息安全，培育社会组织参与支持，维护感染孕产妇及分娩婴儿权益。截至 2020 年，浙江省孕产妇 HIV、梅毒和乙肝筛查覆盖率达 99%，基本实现孕产妇应检尽检；HIV、梅毒感染孕产妇治疗率超过 95%，本地户籍和流动人口治疗差距逐步缩小，趋于一致，基本实现感染孕产妇应治尽治；母婴传播率控制在较低水平，有效避免了暴露婴儿感染；营造了良好的社会支持环境，以浙江省性病艾滋病防治协会、浙江省妇幼健康协会、七色光志愿者团队等为代表性的社会 / 区组织和志愿者团队参与，全方位、全流程确保感染孕产妇及分娩儿童获得同质、优质的预防母婴传播服务。

（张晓辉 陈银炜 林 聃）

参考文献

［1］ KORENROMP EL，ROWLEY J，ALONSO M，et al．Global burden of maternal and congenital syphilis and associated adverse birth outcomes-Estimates for 2016 and progress since 2012［J］．PLoS One，2019，14（2）：e0211720．DOI：10.1371/journal.pone.0211720．

［2］ THIO CL，GUO N，XIE C，et al．Global elimination of mother-to-child transmission of hepatitis B：revisiting the current strategy［J］．Lancet Infect Dis，2015，15（8）：981–985．DOI：10.1371/journal.pone.0211720．

［3］ TERRAULT NA，LEVY MT，CHEUNG KW，et al．Viral hepatitis and pregnancy［J］．Nat Rev Gastroenterol Hepatol，2021，18（2）：117–130．DOI：10.1038/s41575-020-00361-w．

［4］ SARIGÜL F，SAYAN M，İNAN D，et al．Current status of HIV/AIDS-syphilis co-infections：a retrospective multicentre study［J］．Cent Eur J Public Health，2019，27（3）：223–228．DOI：10.21101/cejph.a5467．

［5］ SINGH KP，CRANE M，AUDSLEY J，et al．HIV-hepatitis B virus coinfection：epidemiology，pathogenesis，and treatment［J］．AIDS，2017，31（15）：2035–2052．DOI：10.1097/ QAD．0000000000001574．

［6］ Collaborators PO．Global prevalence，treatment，and prevention of hepatitis B virus infection in 2016：a modelling study［J］．Lancet Gastroenterol Hepatol，2018，3（6）：383–403．DOI：10.1016/S2468-1253（18）30056-6．

［7］ 何纳．中国艾滋病流行病学研究新进展［J］．中华疾病控制杂志，2021，25（12）：1365–1368+1480．

［8］吕繁，陈方方. 艾滋病疫情估计及结果解读要点［J］. 中华流行病学杂志，2019，40（10）：1191-1196.

［9］田婷婷，侯雅宣，李雨晴，等. 中国梅毒发病率的时空分布特征分析［J］. 上海交通大学学报（医学版），2021，5（41）：648-652.

［10］刘芷希，汪业胜，王伟炳. 中国1990—2017年乙型肝炎疫情的变化趋势研究［J］. 中华流行病学杂志，2021，42（4）：613-619. DOI: 10.3760/cma.j.cn112338-20201026-01281.

［11］国家卫生健康委员会疾病预防控制局. 2020年全国法定传染病疫情概况［EB］. 2021. http://www.nhc.gov.cn/jkj/s3578/202103/f1a448b7df7d4760976fea6d55834966.shtml.

［12］王奇，司珂，马彦民，等. 河南省2002—2014年预防艾滋病母婴传播干预工作效果研究［J］. 河南医学研究，2017，26（09）：1537-1540.DOI: 10.3969/j.issn.1004-437X.2017.09.001.

［13］乔亚萍，王爱玲，王潇滟，等. 四川省凉山彝族自治州2008—2016年孕产妇HIV检测及感染情况分析［J］. 中华流行病学杂志，2020，41（04）：552-556. DOI: 10.3760/cma. J. cn112338-20190606-00408.

［14］王爱华，肖亚洲，熊黎黎，等. 湖南省2011—2015年孕产妇艾滋病、梅毒与乙肝检测结果分析［J］. 实用预防医学杂志，2017，24（7）：833-835. DOI: 10.3969/j.issn.1006-3110. 2017. 07.019.

［15］汤柳英，刘志芳，姚健，等. 2014年广东省孕产妇HBV阳性检出情况空间聚集特征分析［J］. 中国艾滋病性病，2017，23（9）：833-835. DOI: 10.13419/j.cnki.aids.2017.09.16.

［16］国家卫生健康委员会妇幼健康服务司. 预防艾滋病、梅毒和乙肝母婴传播工作规范（2020年版）［EB］. 2020. http://www.nhc.gov.cn/fys/s3581/202011/fc7b46b2b48b45a 69bd390ae3a62d065.shtml.

［17］QIAO Y, WANG X, WANG Q, et al. Screening and Treatment of Syphilis for Pregnant Women-China, 2011—2018［J］. China CDC Wkly. 2020, 2（26）：476-480. DOI: 10.46234/ ccdcw 2020.123.

［18］LIU J, LIANG W, JING W, et al. Countdown to 2030 : eliminating hepatitis B disease, China［J］. Bull World Health Organ. 2019, 97（3）：230-238. DOI: 10.2471/BLT.18.219469.

［19］王爱玲，宋莉. 守护生命起点保障母婴健康——中国预防艾滋病梅毒和乙肝母婴传播工作20年回顾与展望［J］. 中国艾滋病性病，2021，27（7）：677-679. DOI: 10.13419/ j.cnki. aids.2021.07.01.

［20］LIU J, WANG X, WANG Q, et al. Hepatitis B virus infection among 90 million pregnant women in 2853 Chinese counties，2015—2020：a national observational study［J］. Lancet Reg Health West Pac. 2021，16：100267. DOI：10.1016/j.lanwpc.2021.100267.

［21］李琳，蒋小青，张艳芳，等. 江苏省2013—2016年梅毒感染孕产妇的流行特征及不良妊娠结局［J］. 中国艾滋病性病，2018，24（12）：1226-1230. DOI：10.13419/j.cnki.aids.2018.12.13.

［22］何丹，蒲杰，许跃忠，等. 凉山州不同地区人类免疫缺陷病毒感染孕产妇社会支持与生命质量的调查［J］. 中国妇幼保健，2017，32（20）：5079-5081. DOI：10.7620/zgfybj.j.issn.1001-4411.2017.20.64.

［23］孙瑜，施卸丽，邱丽倩，等. 浙江省梅毒感染流动孕产妇预防母婴传播服务利用情况及其影响因素［J］. 中国公共卫生，2021，37（2）：238-243. DOI：10.11847/zgggws1123437.

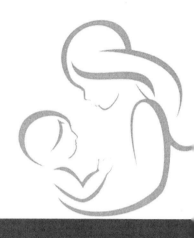

第二章

组织管理

第一节　工作机制

为了全面提升艾滋病、梅毒和乙肝感染孕产妇及分娩儿童健康管理服务水平和工作质量，保障感染孕产妇及分娩儿童获得全程、优质、公平、可及的母婴健康服务，促进可持续发展，需要建立长效工作机制。基于浙江省实践，推动该项工作有序运行，高质量发展的工作机制包括但不局限以下几方面。

一、协同保障机制

（一）背景和目的

艾滋病、梅毒和乙肝母婴传播健康管理是一个涉及多学科、多部门、多机构，全社会共同参与的系统性工程。因此，项目管理和实施过程中政府部门、妇幼保健院、疾病预防控制中心、传染病医院、综合医院、社会组织等各机构紧密配合和分工协作是项目运行的关键性因素。近年来，我国已经建立了卫生健康行政部门主导，妇幼保健机构牵头，医疗卫生机构为主体，社区卫生服务中心、乡镇卫生院为依托，第三方实验室、民营助产机构、社会组织为补充的协同工作机制。为了保障各项工作有序开展，实现"信息共享、沟通协同、服务增效"的目标，各级机构应建立协同保障机制，合力推动消除母婴传播工作进程。

（二）组织分工

1. 政府机构　具体以卫生健康行政部门牵头，负责该项工作的组织领导、政策制定、经费支持和综合协调等。妇女联合会、民政、财政等部门会同做好该项工作的经费支持和配套制度保障。

2. 妇幼保健机构　具体承担该项工作业务管理，开展母婴传播疾病防治的健康教育、宣传倡导、人员培训、技术支持、质量控制、物资招采、信息报送等。

3. 医疗卫生机构　具体提供预防母婴传播检测、咨询、诊治和干预服务，参与并接受相关技术指导和业务培训，按要求收集、上报信息资料。

4．疾病预防控制机构　在实施大疫情监测的基础上，协助开展孕产妇及分娩儿童感染状态评估、数据核对，会同临床检验中心等机构开展实验室质量控制，尤其是艾滋病、梅毒的筛查和确诊，做好检测人员的培训，按职责开展与儿童疫苗接种相关的工作。

5．基层卫生组织　社区卫生服务中心、乡镇卫生院协助开展感染孕产妇及分娩儿童健康管理，包括建立孕产期保健手册、催诊、随访、协助信息采集等。

6．其他　具有资质的第三方实验室、民营助产机构开展疾病相关筛查、诊断、治疗和安全助产服务。社会组织、志愿者团队、媒体等可承担社区支持、宣传倡导、科普公益等活动，提供便民服务、增强社会效应。

（三）工作内容

1．顶层设计和组织管理　由政府机构牵头，组织相关部门制定工作方案、实施计划、组织分工、质量控制、筹资保障等，并开展相关工作协调。

2．健康教育及健康促进　各级医疗卫生保健机构和社会组织应结合婚前保健、孕前保健、孕产期保健、儿童保健、青少年保健、性病防治、社区公共卫生服务等时机，开展形式多样的健康教育和宣传活动，提高群众认知水平，增强目标人群健康意识，促进健康行为。

3．检测与咨询服务　各级医疗卫生保健机构应为所有孕产妇（包括流动人口）尽早提供艾滋病、梅毒和乙肝检测，开展检测前后咨询。尤其是在初次产前检查时，告知预防母婴传播重要性、服务内容，增强服务对象的参与度和依从性。原则上告知感染孕产妇配偶，同时接受检测和干预服务。

4．干预和支持服务　各级医疗卫生保健机构应为感染孕产妇提供规范的孕前保健、孕产期保健、安全助产、产后保健、儿童保健等服务，加强孕期全程随访，加强避孕指导和咨询，减少非意愿妊娠和疾病传播，强化儿童生长发育监测、喂养指导、计划免疫等过程。预防母婴传播服务不仅要关注疾病，更要从营养、心理等大健康角度，将相关服务融入预防母婴传播工作的各个环节，为感染孕产妇及其家庭提供健康咨询、心理和社会支持等综合关怀服务。政府部门要积极倡导，媒体平台应积极支持，通过多种形式和渠道，呼吁尊重感染者合法权益，保护个人隐私，努力营造无歧视的社会氛围。特别要重视和发挥社会组织和社会工作者在感染孕产妇心理援助工作中的作用。

二、信息管理机制

（一）背景和目的

信息管理是妇幼健康服务中的基础性工作。全面、客观、准确、及时的信息采集是评价消除母婴传播工作绩效的重要依据，既是衡量工作进展和成效的尺子，也是聚焦目标发展的导向标。在消除母婴传播工作发展的新时期，要切实增强责任感和使命感，做好顶层设计，统筹兼顾，全面推进信息管理工作发挥的积极作用。

（二）组织分工

1. 卫生健康行政机构 牵头制定信息管理机制，负责组织领导和综合协调。依托区域艾滋病、梅毒和乙肝母婴传播信息管理平台、艾滋病性病防治平台等，全面动态掌握本省（区、市、县）感染孕产妇及所生儿童的健康状况与服务利用情况。

2. 妇幼保健机构、医疗机构、疾病预防控制中心 明确负责信息管理与数据分析工作的人员和岗位职责，结合婚前、孕前、孕产期和儿童保健等服务阶段，及时收集、整理、填报相关数据，并按要求进行网络报告。其中既包括我国常规的传染病报告，也包括预防母婴传播专项信息报告。

3. 医疗卫生保健机构 要结合高危孕产妇管理，将妊娠风险分级为"紫色"的孕产妇作为重点人群纳入母婴传播疾病防治专案管理，落实预防艾滋病、梅毒和乙肝母婴传播综合干预措施，确保做到"发现一例、登记一例、报告一例、管理一例、救治一例"。

（三）工作内容

1. 开展全程信息管理、加强数据多源对比 感染孕产妇母婴健康指导结合孕产期保健、儿童保健纳入全程信息管理，依托预防母婴传播直报系统、传染病信息报告系统等开展专案管理。建立多源数据比对机制，增强部门间、机构间信息共享和相互验证。

2. 强化数据质量控制，数字赋能高效管理 针对感染孕产妇及分娩儿童健康管理服务各环节开展信息采集，做好数据源头控制；注重实验室原始记录、病例记录、孕产期保健手册、儿童保健手册相关记录的规范填写、报送；加强从业人员业务培训，增强责任意识，不断提高数据质量。依托网络平台，开展数字化质控，辅以现场复核，提升管理工作效率。加强数据分析利用，做好决策支持。

3. 保障信息安全管理，提升数据分析运用　在持续推动妇幼健康大数据平台的同时，要完善网络安全管理制度，健全网络安全保障机制，切实保护感染者个人隐私，铸牢数据安全底线。加强数据的深度挖掘和分析，为完善消除母婴传播政策提供数据支持。

三、流动人群管理机制

（一）背景和目的

随着我国城镇化步伐加快，大中城市的流动人口日益增多，以农村流向城市、从经济欠发达地区向经济相对发达地区流动的劳务型流动为主，流动方式包括省内流动和跨省流动。流动人口中的感染孕产妇增加了消除母婴传播的管理难度，增加了儿童感染艾滋病、梅毒和乙肝的风险。因此，需加强流动人口感染孕产妇及分娩儿童母婴健康管理，切实保障流动人口感染妇女和儿童享有与本地人群同等、可及的预防母婴传播服务。

（二）组织分工

1. 政府部门　出台政策支持性文件，落实经费保障，重视消除母婴传播服务在流动人口中的覆盖比例和服务质量。

2. 妇幼保健机构　牵头以首诊报告、居住地管理、动态监测、全程互通的原则，建立包含流动人口感染孕产妇在内的全程管理制度，落实相关服务措施，做好信息转介。

3. 医疗机构和社区　为流动人口感染者提供预防母婴传播服务，开展追踪随访和信息监测，协助转介，开展动态分析。

（三）工作内容

1. 为流动人口感染孕产妇提供公平一致的预防母婴传播服务。同时，为其创造友好的基本公共卫生服务、产前筛查与诊断服务等，形成良好的妇幼健康服务环境与氛围。

2．加强流动人口感染孕产妇及儿童保健全程管理，评估流动感染孕产妇和儿童服务获取的及时性、规范性，评估其享有同等的卫生保健服务的效果，健康公平性和影响因素。

3．加强流动人口中的母婴传播疾病防治、妇幼健康知识宣传和健康教育，提高自我保健意识，增强服务利用的主动性，改善感染孕产妇和儿童健康状况。

四、多学科团队合作机制

（一）背景和目的

WHO 发布的《消除艾滋病和梅毒母婴传播认证标准和流程全球指南（2017年版）》提出了消除认证使用的结果指标和过程指标，同时强调了数据质量、实验室系统、人权、性别平等和社区参与的保障。我国在实现消除母婴传播目标的进程中，应对标 WHO 消除认证标准，组建辖区内该项工作领导组及技术指导组，建立多学科团队合作机制。

（二）组织分工

可以由业务管理机构牵头，负责区域内多学科合作和项目督导等方案制定和组织实施，组建辖区内该项工作多学科合作领导组及技术指导组。提供预防母婴传播服务的医疗卫生保健机构负责本机构的方案制定和组织实施。

由相关机构、相关部门主要负责人组成工作领导组，确保该项工作的组织实施和持续保障。成立由卫生管理、妇幼保健、妇儿临床、流行病学、统计学、实验室检测、法律、人权、社会科学、社会组织等相关领域专家组成的技术指导组，负责咨询指导、业务培训等工作。定期或不定期开展本机构的消除母婴传播工作督查，及时发现问题并整改。

（三）工作内容

各地区卫生健康行政部门或业务管理机构应每年对所在辖区内消除艾滋病、

梅毒和乙肝母婴传播工作开展一次整体评估。评估内容主要包括项目组织和服务情况、数据质量、实验室系统、人权、性别平等和社区参与。对于评估不合格的，要予以限时整改；整改结束后，再次组织有关专家进行整改验收，直至评估合格。评估、验收结果应由评估小组所有人员签字后留存备查。针对疑难病例组织多学科讨论，增强疾病的风险因素识别、干预措施制定的专业知识和技术水平。

五、案例评审机制

（一）背景和目的

国家卫生健康委实施艾滋病感染孕产妇所生儿童重点案例评审，对 2 岁以下暴露儿童中发生艾滋病感染或死亡的重点案例进行深入分析，发现问题并改进，不断提高预防母婴传播服务效果。因此，各地区应建立重点病例评审机制，积极开展个案调查，抓好重点环节，以问题为导向，切实降低暴露儿童艾滋病感染和死亡。重点病例评审对象可以结合辖区工作实际情况有针对性选择。

（二）组织分工

1. 卫生健康行政部门　牵头建立重点病例评审制度，确定评审组织形式，成立省（区、市）级评审专家组，统一组织开展本省（区、市）所有暴露儿童重点案例评审工作。

2. 业务管理机构　组建评审专家组，确定评审对象和实施标准，根据需要对有代表性的案例开展专题评审，并对辖区内评审工作进行监督指导。

3. 病例报告机构　重点病例由病例报告机构完成自评，可开展评审结果的逐级审核。分娩机构和抗病毒治疗机构等有关医疗单位需协助相关资料收集和评审工作开展。

（三）工作内容

1. 形成自评内容报告，内容须涵盖病例基本情况、孕产期保健服务、预防母婴传播服务利用情况，重点分析感染产妇未治疗、未规范治疗的原因，分析婴儿感染、死亡的原因，并提供必要的佐证资料（如检验报告单、抗病毒治疗记录、抗梅毒治疗机构、产时记录、原始病例资料、孕产期保健记录等）。

2. 评审专家组通过推断重点案例发生原因，分析相关影响因素和存在的问题，针对管理、检测、治疗和随访等各环节提出存在的问题及整改意见。

3. 重点病例所在机构和辖区管理机构针对评审发现的问题，及时落实整改。

六、约谈通报和问责机制

（一）背景和目的

为全面落实预防母婴传播工作的主体责任，规范做好消除母婴传播工作，切实维护感染孕产妇及所生儿童的健康权益，需建立健全约谈、督查和问责制度，强化消除母婴传播医疗诊治过程的责任落实和追究，及时解决工作中出现的问题，持续降低母婴传播率。

（二）组织分工

1. 政府部门　可以卫生健康行政部门牵头，负责组织领导、政策制定和综合协调。省（市、区）成立督查小组，掌握辖区感染孕产妇母婴健康和安全保障情况。

2. 业务机构　妇幼保健机构、医疗卫生机构负责具体落实，制定本机构约谈通报和问责机制，规范本机构消除母婴传播工作，掌握本机构预防母婴传播情况，动态评估工作成效，根据问题调整管理方案。其中辖区管理机构，协助卫生健康行政部门开展相关工作。

（三）工作内容

1. 对消除母婴传播成效突出的地区或机构要及时进行通报表扬，总结推广有效经验。

2. 对艾滋病、梅毒和乙肝母婴传播率呈现升高，母婴健康面临威胁挑战，工作严重滑坡的地区或机构，由卫生健康行政部门或业务管理机构及时派出专家组给予针对性指导，对指导过程中反馈的问题，被督查单位要将落实整改，并整改有成效。

3. 对连续发生感染孕产妇未治疗、未规范治疗，发生三病母婴传播或存在严重医疗质量安全隐患的医疗机构负责人，以及当事人进行约谈，视情节予以严肃处理。

4. 对上述责任不落实，整改不到位，发生"漏检测、漏管理、未整改"等严重问题，建立问责机制，视情节严重情况对有关责任人或医疗机构给予处理。

5. 紧盯重点地区和重点医疗机构，重点指导、重点督查、重点考核，督促建立问题清单，制订整改方案，逐条整改落实，确保整改到位。

（张晓辉　陈银炜）

第二节　服务流程

一、全程管理服务流程

（一）服务流程概述

预防艾滋病、梅毒和乙肝母婴传播服务以常规妇女保健、孕产期保健、儿童保健工作为基础，为育龄人群、孕产妇及所生儿童提供筛查、诊断、治疗、随访和必要的转会诊。针对育龄人群，尤其是孕产妇主要是为其提供艾滋病、梅毒和乙肝筛查，做好检测前后咨询；为确诊阳性的感染孕产妇提供治疗，做好治疗前后知情告知和疗效评估；为有生育意愿的感染孕产妇提供安全助产、产后保健、避孕节育和再生育指导。针对感染孕产妇分娩儿童，尽早明确感染状态，为确诊感染的儿童提供相应的干预和必要的转介，提供儿童喂养指导、生长发育监测等常规儿童保健。做好母婴传播疾病防治全程管理，需要明确各环节的服务实施主体，服务提供内容，尤其是确保服务环节之间的及时衔接，保障服务的延续性（图 2-1）。

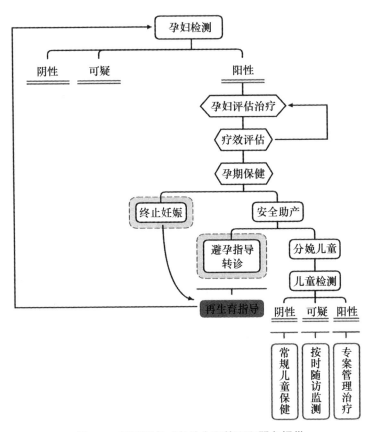

图 2-1 基于服务对象的全程管理和服务提供

（二）浙江省服务流程（图 2-2）

1. **筛查** 各级医疗卫生保健机构为初次建立孕产期保健手册的孕妇提供 HIV、梅毒和乙肝表抗筛查，提供检测前后咨询。

2. **诊断** HIV 感染由疾病预防控制中心进行确诊。梅毒、乙肝由符合资质的医疗卫生机构给予诊断。

3. **治疗** HIV 感染孕产妇由医疗卫生服务机构产科医生、会同抗病毒治疗机构给予治疗。原则上各级具有相对固定的艾滋病感染孕产妇接诊机构。梅毒、乙肝感染孕产妇及分娩儿童治疗由具备资质的医疗卫生保健机构治疗。

4. **安全助产** 原则上仅 HIV 感染孕产妇由相对固定的助产机构提供安全助产服务。

5. 保健服务　辖区妇幼保健机构提供孕产期保健和儿童保健服务。

6. 信息管理　首诊医疗机构填报个案，报送辖区妇幼保健机构预防母婴传播个案卡、工作月报，报送疾病预防控制中心艾滋病、性病个案。

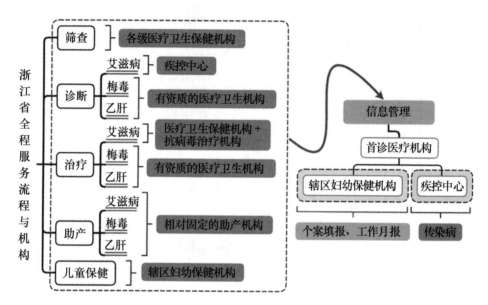

图 2-2　浙江省预防母婴传播全程服务流程与机构

（三）注意事项

预防母婴传播服务开展孕产期保健管理结合孕产期保健规范，落实专案管理，提供必要的转介。感染孕产妇进一步诊断，必要的治疗由具有资质的医疗机构完成。如首诊医疗机构不符合相应条件，需要提供必要的转介，并做好记录。

二、转会诊服务流程

（一）机构间转会诊

区域内应建立感染孕产妇及分娩儿童健康服务的转会诊网络及服务体系，制定转会诊流程。提供预防母婴传播服务的机构应该取得相应疾病筛查、诊断、治疗服务资质，为感染孕产妇提供产前筛查、产前诊断、终止妊娠、安全助产类母婴保健专项技术服务的机构应该取得母婴保健技术服务资质。不具备上述医疗卫生服务资质的医疗卫生保健机构，应该及时为服务对象提供转会诊服务。

预防母婴传播服务机构间的转会诊包括医疗卫生保健机构之间的横向转诊、基层医疗卫生保健机构与综合性医院、妇幼保健机构之间的纵向转诊、临床诊疗机构与疾病预防控制中心之间的转诊，以及涉及多学科会诊的机构间联系。

（二）机构内转会诊

落实预防母婴传播综合干预服务涉及多个亚专科。机构内应该建立跨学科合作机制，必要情况下，提供机构内转诊或多学科会诊。比如产科与感染科、产科与儿科、产儿科临床与妇女保健、儿童保健，以及有必要的内外科等科室。

原则上转会诊由经治医生提出申请，经上级医生或科室负责人同意，医务科或相关职能部门审批或者报备，转会诊接受科室同意，并反馈转出机构，切实做好闭环管理。

（三）注意事项

为感染孕产妇及分娩儿童提供转会诊服务应该高度关注母婴生命安全、感控管理和隐私保护。启动转会前需要告知服务对象或家属，转会诊的原因、实施方式和注意事项等。转会诊前转出机构或请会诊机构需要充分评估疾病，确保服务对象的医疗安全和信息安全。转会诊过程中的各项服务需要规范，完整记录转会诊信息，包括转会诊实施人员、诊疗建议等。接诊医疗机构和医务人员应保证转会诊服务对象获得及时、规范、专业的诊疗服务。转入、转出机构，会诊发起机构或参与机构，需要加强沟通交流，共同做好闭环管理，并建立紧急状态下的绿色通道。

三、应急状况下的服务流程

预防母婴传播辖区管理机构和提供服务的临床诊疗机构应建立应激状况下的服务流程，比如感染孕产妇临产服务流程，疫情、灾害等特殊情况下的服务提供流程，以切实应对未建卡、未接受孕产期系统保健、临产时或孕晚期、紧急情况下等寻求诊疗服务的感染孕产妇及分娩儿童健康指导（图2-3）。应急状况下的服务流程应该明确管理主体机构、服务提供机构、重要环节的释疑、联系人、联系方式，确保服务流程实施畅通。

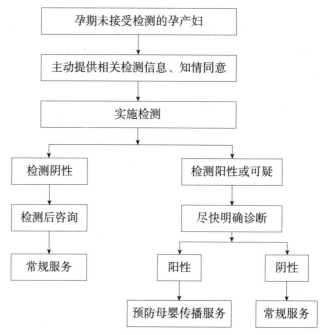

图 2-3　临产时预防母婴传播服务流程

（陈丹青　林　聘）

第三节　质量评估

预防艾滋病、梅毒和乙肝母婴传播是现阶段我国妇幼健康重大公共卫生项目，也是孕产妇基本公共卫生服务，结合常规孕产期保健、儿童保健工作开展。开展预防艾滋病、梅毒和乙肝母婴传播综合干预服务的质量评估，目的是建立完善的综合干预服务体系，确保服务提供规范、管理过程科学、可持续发展得到保障。该项工作的质量评估即包含诊疗服务质量，也包含对该项服务公共卫生属性的质量评估。

一、质量评估基本要求

质量评估内容应该全面覆盖艾滋病、梅毒和乙肝母婴传播疾病防治管理与业务，面向满足疾病防治需求，达到保障母婴健康等预定服务效果，有问题分析，有建议反馈，有改进成效。根据 WHO 消除母婴传播认证要求，评估内容建议包括但不限于项目服务、实验室检测、数据和数据质量、人权性别平等和社区参与。

质量评估对象为提供预防艾滋病、梅毒和乙肝母婴传播服务业务的各级医疗卫生保健机构，包含公立和民营医疗卫生机构（含助产机构、综合性医院、传染病医院、疾病预防控制中心等），第三方实验室，社区/乡镇基层卫生组织；承担预防艾滋病、梅毒和乙肝母婴传播项目管理的机构，包括政府部门、妇幼保健机构等；参与该项工作的社会组织、社区组织或志愿者团队。

二、质量评估指标体系

（一）建立原则

质量评估指标建立需要充分涵盖服务内容，体现服务管理和聚焦服务成效。为实现 WHO 消除母婴传播认证，各地、各机构制定评估指标可结合 WHO 消除母婴传播认证标准和区域工作实际情况。指标设定需要定义明确，包括数据来源、计算方式、考核频率、指标用途和适用范围等。质量评估可以用单一指标，聚焦某一具体工作；整体工作评估要基于复合指标，综合判别优劣。

（二）WHO 消除母婴传播认证核心指标

根据 WHO 消除母婴传播区域认证标准，核心指标分为过程指标和结果指标。以下标准参照 WHO 2021 年版《全球验证标准和程序指南：消除艾滋病、梅毒和乙肝母婴传播》。

1. 过程指标

（1）检测覆盖指标：孕产期保健覆盖率、孕产妇 HIV 检测覆盖率、孕产妇梅毒检测覆盖率、孕产妇乙型肝炎表面抗原（HBsAg）检测覆盖率。

（2）治疗指标：HIV 感染孕产妇抗病毒治疗率、梅毒感染孕产妇充分治疗率、高病毒载量的乙肝感染孕产妇抗病毒治疗率。

（3）计划免疫指标：乙肝表面抗原阳性产妇分娩儿童三剂次乙肝疫苗接种覆盖率、乙肝疫苗及时（出生后 24 小时内）接种率。

2. 结果指标　HIV 母婴传播率（母乳或非母乳喂养人群传播率）、先天梅毒报告发病率、5 岁以下儿童 HBV 感染率、乙肝疫苗及时接种率、乙肝母婴传播率。

3．维持时间　过程指标达到标准 2 年以上，结果指标达到标准 1 年以上。

WHO 建议消除母婴传播认证指标，见表 2-1。

表 2-1　消除艾滋病、梅毒和乙肝母婴传播的影响和过程 / 规划目标

消除目标	艾滋病 EMTCT	梅毒 EMTCT	乙肝 EMTCT
2030 世界卫生组织全球卫生部门战略以及联合国大会政治宣言目标	婴幼儿无新增感染，实现 95-95-95 目标	在 80% 的国家实现每 10 万活产婴儿 50 例先天梅毒	慢性 HBV 感染的发生率降低 95%
EMTCT 影响目标	母婴传播导致的艾滋病人口发病率为每 10 万活产婴儿 ≤ 50 例	病例率为每 10 万活产婴儿 ≤ 50 例	在 5 岁儿童中 HBsAg[a,b] 患病率 ≤ 0.1%
	非母乳喂养人群中 HIV 母婴传播率 < 2% 或在母乳喂养人群中 < 5%		额外目标母婴传播率 ≤ 2%（适用于使用针对性 HepB-BD[c] 及时出生剂量的国家）
EMTCT 过程 / 规划指标	ANC 覆盖率（至少一次）≥ 95% 孕妇 HIV 检测覆盖率 ≥ 95% HIV 感染孕妇抗逆转录病毒治疗覆盖率 ≥ 95%	ANC 覆盖率（至少一次）≥ 95% 梅毒检测率 ≥ 95% 梅毒感染孕妇接受充分治疗率 ≥ 95%	普遍使用及时出生剂量[c] 的国家：HepB3 疫苗覆盖率 ≥ 90%，HepB-BD 覆盖率 ≥ 90% 使用针对性及时出生剂量 HepB-BD 或者没有普遍使用及时出生剂量的国家：HepB3 疫苗覆盖率 ≥ 90%，HepB-BD 覆盖率 ≥ 90%，孕妇 HBsAg 检测率 ≥ 90%，HBsAg 检测的覆盖率 ≥ 90%，HBsAg 阳性孕妇提供抗病毒药物的覆盖率 ≥ 90%[d]

注：HBV = 乙型肝炎病毒；EMTCT = 消除母婴传播；ANC = 产前护理；HepB3 = 三剂乙型肝炎疫苗（婴儿疫苗接种）；HepB-BD 乙型肝炎出生剂量疫苗；HBsAg = 乙型肝炎表面抗原；a. 儿童期患病率是 HBV 发病率的一个替代指标；b. 根据现有的国家监测和数据收集活动，可以在 5 岁、1 岁或 1~5 岁的人群中测量出 ≤ 0.1% 的 HBsAg 患病率。对于那些长期以来乙肝疫苗接种覆盖率很高的地区和国家（例如：世卫组织美洲区域），并已经开展了基于学校的血清调查，可以灵活地对 5 岁大儿童进行血清调查；c. 及时出生剂量（HepB-BD）定义为出生后 24 小时内；d. 根据国家政策或世卫组织 2020 年关于对 HBV 的 PMTCT 使用抗病毒预防的指南。

4. 其他考量　由于不同国家面临疾病负担的差异，WHO 制定了金、银、铜三个层级的消除母婴传播实现路径（表 2-2）。

表 2-2　艾滋病、梅毒和乙肝母婴传播的消除认证路径过程指标和结果指标

等级	类别	结果指标（至少一年）	过程指标（至少两年）
铜级	艾滋病	• 在非母乳喂养人群中，HIV 母婴传播率＜2%，或在母乳喂养人群中，HIV 母婴传播率＜5% • 因母婴传播造成的儿童 HIV 新感染病例率为每 10 万名活产 ≤ 750 例	• 产前检查（就诊至少一次）（ANC-1）覆盖率 ≥ 90% • 孕妇 HIV 检测覆盖率 ≥ 90% • HIV 感染孕妇抗逆转录病毒治疗覆盖率 ≥ 90%
铜级	梅毒	• 每 10 万活产的先天梅毒病例率 ≤ 750 例	• 产前检查（就诊至少一次）（ANC-1）覆盖率 ≥ 90% • 参加产前检查的孕妇中梅毒检测覆盖率 ≥ 90% • 梅毒血清检测阳性孕妇的治疗覆盖率 ≥ 90%
铜级	乙肝	• 无	• 婴儿 HepB3 疫苗接种率 ≥ 90% • 全面及时实施 HepB-BD 政策
银级	艾滋病	• 在非母乳喂养人群中，HIV 母婴传播率＜2%，或在母乳喂养人群中，HIV 母婴传播率＜5% • 因母婴传播造成的儿童艾滋病毒新感染病例率为每 10 万名活产 ≤ 500 例	• 产前检查（就诊至少一次）（ANC-1）覆盖率 ≥ 90% • 孕妇艾滋病毒检测覆盖率 ≥ 90% • 艾滋病毒感染孕妇抗逆转录病毒治疗覆盖率 ≥ 90%
银级	梅毒	• 每 10 万活产的先天梅毒病例率 ≤ 500 例	• 产前检查（就诊至少一次）（ANC-1）覆盖率 ≥ 90% • 参加产前检查的孕妇中梅毒检测覆盖率 ≥ 90% • 梅毒血清检测阳性孕妇的治疗覆盖率 ≥ 90%
银级	乙肝	• 无	• 婴儿 HepB3 疫苗接种率 ≥ 90% • 及时实施 HepB-BD 覆盖率 ≥ 50% • 在公立机构提供产前 HBsAg 检测

续表

等级	类别	结果指标（至少一年）	过程指标（至少两年）
金级	艾滋病	● 在非母乳喂养人群中，HIV 母婴传播率＜2%，或在母乳喂养人群中，HIV 母婴传播率＜5% ● 因母婴传播造成的儿童 HIV 新感染病例率为每 10 万名活产≤250 例	● 产前检查（就诊至少一次）（ANC-1）覆盖率≥95% ● 孕妇 HIV 检测覆盖率≥95% ●HIV 感染孕妇抗逆转录病毒治疗覆盖率≥95%
	梅毒	● 每 10 万活产的先天梅毒病例率≤250 例	● 产前检查（就诊至少一次）（ANC-1）覆盖率≥95% ● 参加产前检查的孕妇中梅毒检测覆盖率≥95% ● 梅毒血清检测阳性孕妇的治疗覆盖率≥95%
	乙肝	● 无	● 婴儿 HepB3 疫苗接种率≥90% ● 及时实施 HepB-BD 覆盖率≥90% ● 产前 HBsAg 检测覆盖率＞30%

注：要求各国在地区层面实现高覆盖率，具体如下：所有级别的 HepB3 在所有地区的覆盖率≥90%，金级的 HepB-BD 在所有地区的覆盖率≥80%，银级的目标及时的 HepB-BD 在所有地区的覆盖率≥50%。

三、质量评估内容

（一）项目管理与服务

1. 项目管理　项目管理评估内容包含政策保障、资金保障、组织管理等。

（1）政策保障：各地、各机构是否有为感染孕产妇及分娩儿童提供预防母婴传播服务的政策支持，包括政府主导、领导和管理、部门合作、制度建设、工作机制、人员保障、能力建设、硬件投入、质量评估等。

（2）资金保障：各地、各机构是否有为感染孕产妇及分娩儿童提供预防母婴传播服务和工作开展的经费投入，评估经费支持覆盖的范围和对象，经费支持的落实形式，是否有预算管理、可持续发展等。

（3）组织管理：各地、各机构是否有为感染孕产妇及分娩儿童提供预防母婴传播服务的组织管理与服务落实工作方案、实施计划、明确的职责分工、过程管理、项目实施过程中指标监测、持续质量改进，实施过程受阻的备选方案等。

2. 项目服务 项目服务质量可从结构、过程和结果三个方面进行评价。结构质量是对卫生服务提供者的基本资质进行评价，反应机构提供卫生服务的规模和潜在能力。过程评价或称为环节质量评价主要是从科学、技术、社会道德和价值观念的角度制定出一系列标准实现卫生服务过程的管理制度化、操作程序化、服务规范化。结果评价也称终末质量评价，是从躯体、心理、社会与经济等多方面对卫生服务健康结果进行综合评价。

（1）结构评价：预防母婴传播服务中涉及检测服务、诊疗服务、孕产期保健服务、儿童保健服务、安全助产服务、终止妊娠服务机构的资质，资源配置的合理性，是否能满足区域服务对象需求，服务提供的可持续性等。

（2）过程评价：预防母婴传播综合干预措施落实情况，及全过程的质量保证。可从以下几个方面入手。①是否为孕产妇提供预防母婴传播健康教育，开展知识传播。②是否尽早为孕产妇提供检测。检测是为妇女自身及其家人的健康提供预防、治疗和护理服务以及预防母婴传播的切入点。WHO 建议对所有初次接受孕产期保健服务的孕妇提供艾滋病、梅毒和乙肝检测。③是否尽早为感染孕产妇提供治疗。WHO 建议艾滋病、梅毒感染孕产妇尽可能发现即治疗，降低孕晚期治疗比例，以保障预防母婴传播效果。④是否能为有生育意愿的感染孕产妇提供安全的终止妊娠或助产服务。⑤是否能为感染孕产妇分娩儿童提供儿童保健，尽早明确儿童感染状态。⑥是否能为感染孕产妇中的脆弱人群确保一致的服务。⑦是否能保障服务的各个环节有效衔接，服务获取的及时性。⑧服务过程中是否有保障孕产妇，尤其是感染孕产妇的权益，注重服务覆盖的公平性。

（3）结果评价：卫生服务系统所提供的服务是否达到了理想目标。预防母婴传播服务中的结果指标可参考 WHO 消除母婴传播认证标准。但是，针对感染数量较少的国家或地区需要额外考虑样本量的影响和区域特征。

3. 其他考量 除了公立机构的服务外，社会组织等，提供预防母婴传播服务也应该纳入质量评估体系，评价应包括获得、提供服务和支付环节，以及与公共机构的比较情况。

（二）实验室评估

实验室检测质量是正确进行 HIV 感染诊断的保障。为了加强实验室的标准化、规范化、科学化建设和管理，保证检测结果准确，保证临床诊治安全，必须建立持续改进的实验室质量体系。实验室质量体系应覆盖检测全过程，符合国家法律法规、行业标准和技术规范的要求。实验室质量体系相关文件应贯穿检测前、检测中和检测后整个过程，包括质量手册、程序文件、标准操作规程和记录。标准操作规程应涵盖样本管理，仪器与设备的使用、维护和校准，试剂的管理，检测技术与方法，检测质量控制，检测结果分析与记录，检测报告，安全与卫生，职业暴露的预防与控制等。

实验室质量必须符合质量控制和质量保证机制要求。实验室服务质量决定了实验室检测数据质量，低水平的服务质量会导致检测数据不可靠和错误诊断，影响诊断和治疗结果。为了确保实验室检测结果的准确性和可靠性，需要定期组织实验室质量评估，评估内容包括试剂质量、检测质量、数据质量。根据质量评审结果，对不符合质量控制和质量保证机制要求的实验室进行整改，整改后定期再评估，直至符合标准；对符合质量标准的实验室，要求维持实验室质量水平，定期检查，从而保证能提供长期可持续的检测质量。

1. 试剂质量　实验室试剂质量管理应建立和实施检测试剂与实验耗材的管理程序，包括试剂与耗材的生产商和供应商资质评估，试剂与耗材的评估、选购、确认、保存、使用、监控以及库存管理。试剂与耗材的生产商和供应商应具有国家法律、法规所规定的相应资质。选用的试剂与耗材应具有高灵敏性和特异性，并符合国内外相关行业标准，有充分的外部供给和质量保证服务，并对外部服务质量进行定期评审。由于检测试剂短缺可影响检测覆盖率，搭建完善便捷的运输供应链可确保检测试剂的全面覆盖。建立试剂的确认程序，包括实施确认的人员、方法、质量控制方法、接收标准。每批试剂投入使用前应抽检、确认。实验室还需建立试剂的库存管理程序，包括试剂的储存条件和库存量的监控。试剂应在有效期内使用。储存条件不当会影响试剂质量和检测结果，相关部门应定期检查试剂储存和管理情况，确保试剂质量。

2. 检测质量　严格遵从既定的检测程序。对检测过程进行监控，确保检测条件、人员、操作、设备运行、结果判读以及检测数据传输等符合既定要求。艾滋病、梅毒和乙肝相关检验人员必须经过理论及实践培训，能独立熟练地操作，考核合格，具备上岗资格。检验人员还应接受过实验室生物安全、检测技术和质量控制培训以及仪器厂家提供的培训，必须充分了解并严格遵守操作规程和掌握操作技能，确保检测服务质量。注重仪器开机和关机的维护和日常保养，确保仪器运行正常，根据仪器运行要求应用仪器生产厂家的质控品校准仪器，质控品通过测试后方可检测样本，每年由专业工程师进行至少一次的仪器校准或保养。使用外部质控品加强室内质控，出现失控时仔细分析和查找原因，及时纠正。定期参加上级部门组织的能力验证和室间质评，进行检测质量的相互参比，不断提高实验室检测能力。

3．数据质量　数据质量控制包括正确的数据分析、结果报告、数据储存及对数据的可靠性分析。应建立和实施检测报告签发的管理程序，对检测报告的责任人、检测结果分析、检测结论判定标准和检测报告的时间、方式和内容等做出明确规定。检测结果的分析和检测结论的判定应由经过艾滋病、梅毒和乙肝培训、评估可以胜任并得到授权的技术人员进行。应根据既定的检验结论判定标准，对每一份标本的检测结果进行正确判定。应对检测报告进行最后审核和签发，以保证检测报告正确和完整。根据有关规定，将艾滋病病毒抗体（抗 –HIV）筛查检测呈反应性的血液标本送交艾滋病检测确证实验室进一步确证。

（三）数据评估

建立健全预防艾滋病、梅毒和乙肝母婴传播管理信息系统，完善数字信息资料搜集，确保信息报告的及时性、完整性和准确性，提高各级数据分析利用能力，可以促进预防母婴传播工作整体得到发展。

1．管理机制和信息采集流程　各地、各机构均要有明确的数据收集、信息报告或管理制度，明确数据收集方式或工具、数据报告时间、采集指标内容、数据质量控制、数据安全、人员职责和分工、相关培训、数据分析利用对工作指导、多源数据比对机制、数据查重查漏机制等。

2．数据质量维度　数据的准确性、可靠性、精确性、完整性、敏感性、及时性、真实性和保密性。

（1）数据准确性：数据对预期目标进行测量，尽量减少错误，则认为数据准确或有效。

（2）数据可靠性：数据产生过程始终遵循标准化的方案和程序。

（3）数据精确性：数据收集细节详尽，可以反映群组和亚组的特性。

（4）数据完整性：数据可全面描述相关人员和事件。

（5）数据敏感性：系统识别的病例占总病例数比例。

（6）数据及时性：数据是最新的，生成没有过多延迟，并且可以在需要时及时提供。

（7）数据真实性：数据系统不存在蓄意偏倚或操控。

（8）数据保密性：服务对象相信他们个人信息不会被随意泄露，并且存在适宜的措施保护和电子安全。

3. 数据质量评估关键要求　评估服务提供、助产机构公共和非公共数据库；评估信息系统功能；评估指标测量方式和定义；评估不同亚人群组数据；针对感染数量较少的地区，科学估计。

（四）人权、性别平等和社区参与评估

预防母婴传播服务所采取的干预措施是否符合国际、区域和国家人权标准。人权标准包括自主决策、知情同意、尊重隐私和保密、不受暴力、虐待和强迫行为侵犯、参与价值等。发生严重侵犯人权的行为应当一票否决消除认证，如强制绝育、强制避孕或堕胎、强制性检测等。地区与机构均应建立人权保护体系确保人权得到尊重、保护和实现。WHO 发布的消除母婴传播指南提供了用于评估申请国人权、性别和社区参与实施情况的工具，评估工具包含一系列女性艾滋病感染者所面对的关键人权问题，可供各地区、各部门、各机构参考。

四、质量评估检查清单

根据评价指标体系，制定佐证材料清单。

1. 项目管理与服务　政策性文件、制度指南、工作规划、实施计划、经费记录凭证、咨询检测记录等。

2. 实验室评估　实验室管理说明、标准化流程、原始实验记录、实验室内部质控和外部评价、实验室信息系统、实验室设备、试剂和耗材管理等。

3. 数据质量评估　数据搜集报告的书面说明、数据搜集工具（各类登记表卡、病例记录、孕产期保健/儿童保健记录等）、多源比对记录、数据管理和人员培训记录、追踪随访记录、数据转化形式的说明等。

4. 人权、性别平等和社区组织参与　国家或地区性政策支持、自愿接受检测治疗等知情同意、各项活动记录、服务公平可获得性的支持记录等。

五、质量评估方法

定期开展质量评估，包括与自身、外部和相关标准进行比较。主要方法如下：

1. 访谈法　通过访谈服务提供的组织者、实施者和服务对象，全面了解预防

母婴传播服务的领导力和管理情况，主要资金来源和缺口保障，开展服务的人员配置和业务培训，药物试剂耗材的供应，指标采集途径和报告机制，服务对象服务利用情况与满意度等。

2. 数字化质控　基于国家级预防母婴传播信息管理平台、区域妇幼信息平台、医院信息管理系统（hospital information system，HIS）、实验室管理系统（laboratory information system，LIS）、医学影像存档与通信系统（picture archiving and communication system，PACS）等信息系统，建立基于信息化平台的数字化质量评估，通过报告数据的整理、统计和分析，发现异常值、离散值、错误值，分析过程指标和结果指标现状、变化趋势和影响因素。

3. 现场质控　通过深入服务提供的医疗卫生保健机构，走访门急诊、产科病区、产房、新生儿科、孕妇学校或健康教育中心、实验室、防保科、信息科、病案室等现场，查阅实验室检测记录、病例记录、母子健康手册记录等原始信息，了解服务提供质量。与医务人员交流，评估其业务知识和工作流程。

4. 满意度调查　通过问卷调查、电话回访、现场访谈或者家庭访视等多种形式，在服务对象中开展预防母婴传播服务利用和满意度调查，获悉服务对象对预防母婴传播知识的掌握、重要性认识、服务利用及服务接受过程中的满意度。

5. 案例分析　通过特殊事件、重点病例、突发事件等进行深入访谈、专案调查，全面了解事件或案例发生的原因、经过、服务对象经历和感受，以反映工作投入、过程管理和效果。案例分析侧重于问题分析的深度。

6. 小组讨论　根据工作管理与服务提供涉及内容，选择代表性人群开展小组讨论。该方法通常围绕1~2个特定的主题，获得关键的信息，有助于工作的设计、调整和评估。

7. 质量管理工具运用　对数据指标、不良事件、差错、事故等信息使用质量管理工具进行分析，根据分析结果进行质量改进，评价改进效果。

六、质量评估组织

1. 明确质量评估组织方　根据预防母婴传播服务的管理、实施和获益，明确质量评估执行者（主体）可分为管理方、服务提供方、服务接受方（服务对象）和第三方。

2. 确定质量评估环节　根据卫生服务实施可从设计、过程和结果三方面进行卫生服务质量评价。设计评价是反映整个工作的组织管理和可持续发展，构建预防母婴传播服务开展的工作规划、实施步骤、预期目标。过程评价又称为环节质量评价，主要是结合服务提供阶段和内容，制定出一系列标准，实现卫生服务过程的规范化。结果评价又称终末质量评价，是对卫生服务从躯体、心理、社会与经济等多方面，基于个体健康、群体健康、社会效应进行综合评价。

3. 设立质量评估工作组　参与质量评估的工作人员应该包括项目管理人员、医疗卫生保健机构服务提供人员、服务对象代表，甚至第三方代表。项目管理人员可以为政府组织实施方项目负责人，业务管理机构项目负责人。医疗卫生保健服务提供人员可包括保健服务、临床诊治、实验室检测技术、健康教育等领域。服务对象可以为广泛的受益人群，孕产妇、家属、儿童、社会团队，尤其包括主要服务对象感染者代表。此外，质量评估工作组需要充分考虑人员的专业背景、工作领域，可以包含公共卫生、行政管理、临床（如妇产科、儿科、感染科等）、实验室、社会学、法律等方面专家。

4. 其他需要说明的问题　质量评估是为其提供的服务质量科学准确地进行评价，建立一套完备、准确的评估体系是前提和基础。质量评估过程中需要结合评估目的，结合管理、技术的要求，使评估内容量化和可比性。评估过程中涉及的利益关系和回避原则。评估结束形成评估报告，反馈相关机构，有利于持续质量改进。

（张晓辉　张佳峰　林　聃）

参考文献

［1］ 王媛，程景民，武晋. 医院公共卫生服务评估标准研究［J］经贸实践，2018（3）：72-73.

［2］ 王临虹，韩孟杰. 预防艾滋病母婴传播督导与评估框架［J］北京：北京大学医学出版社，2011.

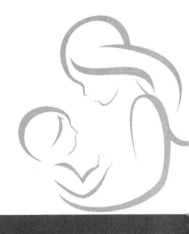

第三章

健康教育

"健康中国 2030"规划纲要明确提出，加强健康教育，提高全民健康素养。健康教育作为重要的公共卫生策略，是妇幼健康工作的重要内容之一，也是艾滋病、梅毒和乙肝母婴传播疾病防治工作的重要组成部分。国家卫生健康委下发的《预防艾滋病、梅毒和乙肝母婴传播工作规范（2020 年版）》明确要求，开展形式多样的健康教育和宣传活动；结合婚前保健、孕前保健、孕产期保健、儿童保健、青少年保健、性病防治、社区公共卫生服务等时机，开展预防母婴传播相关健康教育和咨询指导，提高青少年、育龄妇女特别是孕产妇及其家人对预防母婴传播的认知水平，增强其"健康第一责任人"的意识，促进健康行为。

第一节　健康教育方式

　　随着生活方式的转变，传播载体的日益丰富，服务对象的需求提升，健康教育方式多样、特色明显。近年来各地探索的健康教育方式常见的有路径模式下的健康教育、互动式健康教育、个体化健康教育、同伴健康教育，以及根据传播载体的差异分为新媒体健康教育和常规健康教育。

一、路径模式下的健康教育

　　健康教育路径是实施健康教育的有效方法，是一种运用科学和系统化的教育方法，为服务对象提供高品质、高效率、低成本的医疗卫生服务模式。目前，基于健康教育路径开展针对包含孕产妇在内的不同人群，不同疾病的健康教育已经广泛运用，并且效果明显。据报道，健康教育路径在妊娠合并梅毒感染孕产妇健康教育中较常规健康教育，感染孕产妇知识掌握得分提升，负面心理明显改善。路径模式下健康教育有助于促进抗病毒治疗乙肝感染孕产妇自我管理能力的养成，提高用药依从性，改善妊娠结局，提高母婴阻断成功率。

　　实施过程中，首先由管理者（或执行者）制定健康教育路径图。路径图可以参照预防艾滋病、梅毒和乙肝母婴传播干预服务节点，涵盖婚孕前、产前、产时、产后、儿童保健各阶段。根据各个阶段，明确健康教育重点人群、健康教育主要内容、健康教育具体形式。执行者可以按照路径内容及要求，对某一感染性疾病的育龄妇女、孕妇，或分娩儿童，按时科学宣教，督促服务对象自我管理。管理者可定期或随机检查健康教育进展情况。管理者或执行者需对健康教育效果进行评价，以不断优化路径设置和具体要求。

二、互动式健康教育

互动式健康教育模式，可以让服务对象在活动开展中感受、体验、领悟、学习、实践，培养疾病防治的认识，提升疾病防治知识，采纳有利于健康的行为和生活方式。互动式健康教育又称参与式健康教育，具有针对性、实践性、实效性，重视参与对象的经历、体验，可以调动参与对象的积极性、主动性。互动式健康教育已经广泛运用于孕产妇保健，对于提高自然分娩率，改善母婴结局，降低产妇产后抑郁发生风险，促进产后恢复有积极的作用。学校艾滋病防治工作中也广泛运用互动式健康教育。互动式健康教育是对传统"我说你听"灌输式教育方式方法进行改革，引入启发互动参与教学方法，与平等、尊重、关怀的理念，传播科学、文明、进步的健康观念，提高广大群众健康知识和行为。

实施过程中具体方法可以为游戏、参与式讨论、小故事以及小讲座等多种形式开展健康教育，将服务对象作为主导，医务人员作为引导辅助，使学生更愿意参与，教学氛围更加活跃，从而能够保证教育效果。

三、个体化健康教育

个体化健康教育是充分考虑服务对象的个体差异，针对不同人群的社会文化背景、疾病情况、所处服务阶段和不同需求，制定并实施健康教育计划。与一般性健康教育相比，个体化健康教育具有尊重个体、针对性强、效果明显的特点。

个体化健康教育具体形式包括候诊区健康教育、诊间健康教育、出院前健康教育、健康教育热线咨询、互联网医院咨询、上门访视等。个体化健康教育可以借助健康教育处方，传播自我保健、心理调试、疾病自我管理技能；新媒体健康传播中的场景化、分众化等，以满足个性化的受众需求。个体化健康教育流程包括个体化风险评估，结合不同个体需要改变的危险因素顺位不同，确定密切相关的危险因素；针对危险因素制定干预方案，创造支持性环境；坚持自我效能，明确目标和坚定信心；最后，对个体化健康教育进行评价。

四、同伴健康教育

同伴健康教育是具有相同背景、共同经历，或由于某种原因让具有共同语言的人在一起分享信息、观念和行为技能，以实现目标的一种教育形式。同伴健康教育干预成为医疗服务体系中的重要组成部分。同伴是指年龄相近，或具有相同背景，共同经验（病友），相似生活状况（如同事、同乡、邻居等），或由于某种原因具有共同语言，或具有同样生理、行为特征的人。同伴健康教育中同伴的选择建议是有影响力、有号召力、具备沟通技巧和表达能力，并有充裕时间愿意帮助别人进行有目的的培训，使其掌握一定的知识和技巧的人。通过培训后的同伴向周围的人传播知识和技能，甚至在更广泛的范围传播。在一些敏感问题，特殊人群，尤其是艾滋病防治方面，同伴教育通过听取或采纳同伴的意见和建议，能达到较好的健康教育和干预服务效果。同伴健康教育具体形式多种多样，例如开设心理讲座、团队辅导、网络教育等。

五、新媒体健康教育

新媒体时代为健康教育提供了新的技术和方式，以互联网和新媒体为基础的健康传播是健康教育富有生命力的新领域。基于数字技术、网络技术及其他现代信息技术或通信技术提供健康教育，具有即时性、交互性、分众化、多元化及碎片化等特点。各级医疗卫生保健机构等健康教育实施主体可以利用微信、微博、音视频等各类新媒体平台，开展健康教育活动。

六、常规健康教育方式

常规健康教育包括发放健康教育材料、建立科普宣传栏、提供健康教育咨询和举办健康教育讲座等。

1. 健康教育材料 是配合健康教育目的，围绕健康教育内容，制作的传播资料。实施者通过向社会大众、目标人群、服务对象发放健康教育材料，发挥健康知识传播的积极作用。健康教育材料主要包括平面资料和音像资料。平面资料一般指印刷资料，以纸质媒介作为健康知识传播载体的一类传播资料，常见有海报、传单、折页、健康教育处方、健康教育手册等。音像资料则是利用多媒体技术将健康知识或技能形成可视化的传播资料，常见有动漫、微视频、情景剧、纪录片等形式。

2. 健康教育宣传栏　是医疗卫生机构在室外、候诊大厅、走廊、健康宣教室等处设置的，可有明确"健康教育宣传栏"栏头，以健康知识、技能和国家卫生健康政策、资讯为主要内容的健康教育宣传阵地。宣传栏是健康传播的基本方式之一，设置简单、设计灵活、制作成本低、信息更新及时。随着社会发展，健康教育宣传栏逐步从固定实物形式，走向电子宣传栏。

3. 健康咨询服务　是针对患者或辖区居民的主要健康问题和健康教育需求答疑解难，帮助其澄清观念，做出正确的行为决策。健康咨询服务可结合卫生宣传日或健康主题日，面向服务对象或目标人群开展义诊、咨询、访谈等主题活动的健康教育形式；也可以通过热线电话、网络咨询等形式开展。

4. 健康知识讲座　是授课讲师借助课件、音像材料、模型等教学工具，运用讲座的方式向目标人群传播健康知识和技能的一种健康教育形式，是群众获得健康知识和技能的重要途径，广泛适用于医院、学校、社区、工作场所等各类场所。健康知识讲座具有参与人数多、易组织、内容系统、针对性强、信息量大、反馈及时等特点。授课讲师一般是医疗卫生保健机构的专业人员，对讲师的语言表达能力有较高的要求。

七、注意事项

1. 各种健康教育方式存在一定差异和交叉重叠，要充分利用优势互补，增强健康教育效果。

2. 母婴传播疾病在一定程度上属于敏感话题。该领域健康教育方式的选择、实施的场地和空间，均应该注重目标人群的接受度，充分尊重和保护隐私，以利于和谐的交流和指导。

3. 预防母婴传播服务的健康教育内容是系统性的贯穿于诊疗服务全过程，母婴健康全周期，需要注重各环节、环境，因地制宜开展健康教育。

4. 除外常规健康教育，需要充分利用新媒体、碎片化时间、主题日等，开展模式适宜的健康教育，增强健康教育覆盖和健康教育效果。

（张晓辉　林　聃）

第二节　健康教育内容

预防艾滋病、梅毒和乙肝母婴传播健康教育内容应覆盖生殖健康、母婴保健、婚孕前保健、艾滋病性病防治等领域，聚焦疾病发生的危险因素、母婴传播疾病危害、目标人群不良行为和生活方式、预防和控制措施、干预服务效果和国家或地区级卫生政策等。根据预防艾滋病、梅毒和乙肝母婴传播服务时点，主要健康教育内容如下。

一、婚孕前指导

为目标人群开展性与生殖健康、婚前保健、孕前保健、艾滋病性病防治等健康教育指导，以树立安全的性与生殖健康观念，加强母婴传播疾病防治、婚孕前健康检查重要性认识，坚持安全性行为，避免多性伴、吸毒、商业性性行为、临时性性行为、无保护性性行为等可能导致感染艾滋病、性传播疾病的危险因素，养成良好的行为和生活方式，促进主动接受婚孕前咨询和健康检查。

（一）健康教育主要内容

1. 婚孕前健康咨询和检查覆盖内容，目标疾病，如有异常的干预指导。
2. 感染艾滋病、梅毒和乙肝的危险因素，疾病传播的主要途径，预防措施。
3. 婚孕前接受艾滋病、梅毒和乙肝筛查的意义、方式，检出阳性的干预指导。
4. 如婚孕前已知感染，做好疾病评估，结合疾病与治疗情况，提供备孕指导。
5. 对于明确感染状态，尚无生育意愿的患者，提供避孕指导。
6. 对于配偶感染状态不一致，或者均为感染人群，给予针对性的健康教育指导。
7. 婚孕前咨询和健康检查的服务机构、服务信息、政策支持内容等。

（二）针对性的健康教育内容

1. HIV 检测窗口期　从 HIV 感染人体到感染者血清中的 HIV 抗体、抗原或核酸等感染标志物能被检测出之前的时期。根据检测试剂类型、感染者个体（免疫应答、感染途径）差异，窗口期可以为 2 周至 3 个月。

2. 艾滋病传播途径　主要是性传播（含同性传播、异性传播，尤其是无保护性的性行为）、血液 / 体液传播和母婴传播（妊娠、分娩和哺乳过程中）。

3. 育龄期女性 HIV 感染抗病毒治疗　一旦发现 HIV 感染，应尽早抗病毒治疗。建议在备孕及整个妊娠期间，病毒载量控制到低于检测下限。

4. 安全套使用　配偶双方或一方为 HIV 感染，性生活的有利保护措施是正确使用安全套，可以预防交叉感染、意外妊娠和感染其他性传播疾病的风险。

5. HIV 感染是否可以结婚生子　国务院 2006 年公布的《艾滋病防治条例》指出艾滋病病毒感染者，艾滋病患者及其家属享有婚姻的法律保护。因此，我国从法律层面 HIV 感染非婚姻禁忌。但是，艾滋病病毒感染者或者患者，不得以任何方式故意传播 HIV。因此，拟结婚登记的 HIV 感染者需要告知配偶。HIV 感染妇女或孕妇将病毒载量控制在低于检测下限，坚持规范的抗病毒治疗，安全助产和暴露婴儿的治疗，同样可以生育一个健康宝宝。

6. HIV 单阳家庭自然状态下的备孕建议　需要详细告知，HIV 单阳家庭可能存在阴性配偶感染、婴儿感染、由于疾病导致的无法抚养婴儿等风险。双方均应接受筛查，包括生殖道其他疾病。HIV 感染者需要持续抗病毒治疗，至病毒载量低于检测下限；这种情况下，性生活事实上没有传染性。但是，HIV 阴性一方仍然可以选择暴露前预防性应用抗病毒药物。目前，我国尚未实施对 HIV 单阳家庭的辅助生殖。

7. 梅毒感染女性的备孕建议　确诊梅毒感染的妇女接受抗梅毒治疗。建议备孕前梅毒非特异性血清学滴度控制在较低水平，一般低于 1∶4 为宜。

8. 慢性乙肝感染妇女的妊娠时机　慢性乙肝感染妇女计划妊娠前，最好由感染科或肝病科医师评估其肝脏的功能和全身状况，明确是否存在肝纤维化或肝硬化。

（1）无乏力、食欲减退等肝炎临床表现、肝功能正常、无肝纤维化或肝硬化者可正常妊娠。

（2）肝炎活动时，需暂时避孕，肝功能正常且稳定 3 个月后再妊娠。

（3）有生育需求但因乙肝活动需要抗病毒治疗时，需要咨询告知。

二、孕产期指导

1. 检测前后指导 对初次接受孕期保健服务的孕妇告知进行艾滋病、梅毒和乙肝筛查的重要性。为来自疫情相对较重地区的孕妇，或存在感染风险较高的孕妇，告知在孕晚期（孕≥28周）再次提供相关检测。对临产时才寻求孕产期保健服务的孕妇，告知需尽快检测。以上健康教育内容建议包含检测意义、检测方式、检测注意事项、检测结果解读。

2. 干预前后指导 为诊断感染的孕妇提供规范的抗病毒／抗梅毒治疗，用药前、用药期间进行必要的实验室检测等，根据感染孕产妇疾病状态、治疗方案、实验室检测结果等情况，告知其疾病分期、母婴传播风险、治疗方案注意事项、可能的副作用、安全助产等，促进其提升治疗依从性，保障母婴安全。

3. HIV感染孕妇针对性指导 针对HIV感染孕妇，应该立即给予抗病毒治疗和母婴传播风险评估，包括询问既往感染史、本次感染的危险因素、既往治疗情况、配偶检测与感染情况、生殖道其他疾病感染情况，告知其避免危险行为的发生，说明HIV感染的母婴健康危害，干预方式和注意事项。

（1）对HIV感染孕妇及家庭提供健康教育和咨询，提高其本人和家人对艾滋病母婴传播的认识，充分了解HIV感染对本人及胎儿、婴儿的危害；倡导家人对感染孕妇的关怀。

（2）HIV感染相关实验室检测的意义，尤其是确诊后、治疗前开展病毒载量检测，评估疾病状况。

（3）告知其配偶检测的重要性。

（4）告知其即刻抗病毒治疗的重要性，根据前期治疗情况、孕期及病毒载量水平等确定适宜的治疗方案。

（5）接受孕产期系统保健，通过产前检查、B超、生化检查等方法密切观察胎儿发育情况。

（6）告知抗病毒药物的获取方式和治疗机构；倡导住院分娩，尽早确定待产机构。

（7）孕产期其他注意事项。

4. 梅毒感染孕妇针对性指导 对诊断梅毒感染孕妇，应立即进行风险评估，询问既往梅毒感染和治疗情况，结合此次妊娠的临床表现和实验室检测结果，了解此次妊娠梅毒母婴传播的风险。对孕妇进行梅毒的健康教育，避免危险行为的发生，降低再次感染梅毒的概率。配偶／性伴应该同时接受梅毒检测，若发现感染，应给与及时规范的治疗。妊娠期间应尽量避免性生活，若有性生活时应该使用安全套。避免重复感染或感染其他性传播性疾病。梅毒感染的孕产妇应得到全程的孕产妇保健服务。针对孕期不同时期的特点，可能发生的危险因素、合并症及胎儿发育等情况，每个孕期保健重点不同，提供服务内容不同。

（1）对梅毒感染孕妇及家庭提供健康教育和咨询，提高其本人和家人对梅毒、先天梅毒以及母婴传播的认识，充分了解梅毒感染对本人及胎儿、婴儿的危害。

（2）孕妇梅毒感染尤其是早期梅毒感染，发生自然流产的可能性增加，应提醒孕妇及家人密切注意流产征兆。

（3）一旦确诊孕妇梅毒感染，尽早开始一个疗程的抗梅毒治疗；梅毒螺旋体血清学试验阳性、非梅毒螺旋体血清学试验阴性的孕产妇，也应给予1个疗程的抗梅毒治疗。向感染孕妇说明治疗的方案和注意事项。

（4）密切观察与梅毒感染有关症状和体征，定期开展随访和疗效评价。每月进行1次非梅毒螺旋体血清学试验定量检测，若3～6个月内非梅毒螺旋体血清学试验滴度未下降4倍（2个稀释度），或滴度上升4倍（2个稀释度），或检测结果由阴转阳，应当立即再给予1个疗程的抗梅毒治疗。

（5）通过产前检查、B超、生化检查等方法密切观察胎儿发育情况。

（6）充分咨询以使孕产妇及家庭了解住院分娩对保护母婴安全和母婴传播干预措施的作用；鼓励所有孕产妇住院分娩，以利于母婴传播措施的实施，并及早确定分娩医院。

（7）感染孕产妇分娩前必须进行非梅毒螺旋体血清学试验定量检测，以便与所生新生儿非梅毒螺旋体血清学试验定量检测结果进行比较，以此作为后续诊治的依据。

（8）孕期感染梅毒增加了围产儿死亡率，在孕晚期应定期进行胎儿监护，指导孕妇自我监测胎动，了解胎儿在宫内状况。

（9）梅毒感染孕产妇发生早产概率较高，应在孕晚期指导孕妇适当活动，尽早到医院待产。

（10）孕产期其他注意内容。

5. 乙肝感染孕妇针对性指导　除常规的孕期保健服务外，指导乙肝病毒表面抗原阳性的感染产妇进行肝功能检测，有条件的地区进行 HBV DNA 定量检测。依据感染孕产妇血清 HBV DNA、转氨酶水平和肝脏疾病严重程度，在医生的指导下进行抗病毒治疗或转诊，并给予营养指导。避免妊娠相关并发症发生，监测胎儿生长发育，如发现肝功能异常等情况及时进行干预，避免肝功能衰竭等严重并发症的发生。

三、产后保健指导

为感染孕产妇提供住院分娩、安全助产服务，提倡自然分娩，避免将感染作为剖宫产指征。实施标准防护措施，减少分娩过程中的疾病传播。

1. 一般性建议：充足睡眠、合理饮食、适当锻炼、增强体质、保持乐观积极的心态。

2. HIV 感染产妇产后保健：终身进行抗病毒治疗。

3. 梅毒感染产妇产后保健：产后随访与未孕梅毒患者一致，用非梅毒螺旋体试验复查抗体滴度评价疗效，观察临床表现，定期随访。

4. 乙肝感染产妇产后保健：需要监测肝病情况，产后 42 天复查肝功能、乙肝五项及 HBV-DNA。对于使用抗病毒药物治疗的孕产妇，产后需评估决定是否适合停药。如有特殊情况，建议转至相应专科。

5. 做好营养指导：建议妇女在产后应进食富含营养的饮食，以提高机体的免疫力。

6. 盆底保健指导，加强产后康复的关注。

7. 与孕妇及其丈夫探讨选择合适的避孕方式以避免非意愿妊娠。

8. 及时为产后的感染妇女提供关怀、随访和转介服务。

9. 经过产后 42 天复查，确认身体恢复正常后，可以恢复性生活。

10. 告知感染产妇分娩儿童的喂养指导。

四、避孕指导

感染妇女应当根据自身情况和自己的性伴侣共同接受咨询，选择适合自己的避孕方法。

1. 屏障工具避孕

（1）男用避孕套：适用于所有的感染者，具有避孕和防护的双重保护作用，目前被认为是预防性病／艾滋病感染的最好方法，同样适合乙肝感染的女性。建议双方共同接受咨询,掌握正确的使用方法和技巧,坚持全程使用。安全套并不能完全包裹所有的外生殖器、皮肤和黏膜,使用安全套梅毒大概的预防率为95%~99%。

(2)子宫颈帽、阴道隔膜:在使用阴道隔膜或子宫颈帽的妇女中,避孕效果与避孕套相似,但不能防止艾滋病、梅毒的传播,适用于乙肝感染者。

2. 口服避孕药物避孕　口服避孕药服用方便,避孕效果较好,如能正确使用,避孕效果可达99.9%。但对下生殖道感染则无防护作用,艾滋病、梅毒患者建议与安全套同用,还要注意激素药物与抗病毒药物之间的相互作用问题。乙肝患者因避孕药为激素类药物,需要在肝脏灭活,长期应用会损害肝功能,故首选避孕套、阴道隔膜、子宫颈帽等工具避孕。

3. 宫内节育器　这是一种有效、可靠且后遗症较少的避孕方法,有效率达86%,但对性病/艾滋病感染无防护作用,宫内节育器的应用可能增加目前患有性传播性疾病(sexually transmitted disease,STD)妇女发生盆腔炎的风险,乙肝患者可在医生评估下选择使用。

4. 输卵管结扎术　这是最有效的预防怀孕的方法,但不能预防性病/艾滋病感染。要预防性生活中感染性病、艾滋病,在性生活时应使用避孕套。对于没有生育要求的乙肝患者,可以选择。

五、产后康复

女性盆底功能障碍性疾病是影响妇女身心健康及生活质量的一个重要公共卫生问题。妊娠和分娩过程是盆底功能障碍性疾病发病的重要因素,多数女性产后表现为不同程度的肌力下降、器官脱垂、尿失禁、慢性盆腔痛及性功能障碍等常见症状及体征。产后是预防治疗盆底功能障碍性疾病的特殊有利时机。产后盆底康复强调基础性、广泛性人群覆盖,提倡产妇人人享有基本的盆底康复措施,把简单可行的康复措施作为妇女防治疾病的健康生活习惯。产妇盆底的自我适应性康复锻炼、自我康复训练是通过盆底肌适应性锻炼来为后续盆底康复作准备。

产后盆底筛查强调普遍性。每位感染者产后都建议进行盆底功能普查。通过系统规范的产后检查及评估,掌握产妇盆底功能的基础性信息,采取系统性防治流程进行干预性康复措施,帮助产妇学会正确的盆底肌锻炼方法,日后养成一种健康的生活习惯,促进持之以恒的坚持康复锻炼。指导产妇开展产后盆底康复操,关键在于需要向产妇强调，掌握动作要领才能使盆底肌得到合理锻炼。

康复干预措施及方案需要根据产后妇女不同时期生理特点加以选择。因此，将产后时间段划分为产褥期（产后 42 天内）、产褥后恢复期（产后 42 天后至产后 1 年内）。产后盆底功能康复理想情况是根据产妇具体情况制定个体化的康复方案，是康复人员根据产妇的病因、发病机制、电生理的改变、治疗需求、依从性等综合因素制定的个体治疗方案，内容包括适合产妇个人情况的治疗方法、设备参数、治疗时机、疗程等。计划的制定首先需要明确治疗的目标。在盆底康复治疗过程中包括以下具体的康复措施：手法按摩辅助、盆底肌锻炼、盆底康复器辅助训练、生物反馈、电刺激、综合技术应用等。

产妇应掌握科学的产后康复方法，促进身体恢复。缩肛运动可帮助促进产后康复。缩肛运动方法：将阴道、尿道肌肉绷紧进行收缩，持续 5 秒，然后放松。上述运动可不受时间和体位限制，每天 1 ~ 2 回，每回做 10 次。

（陈丹青　江静逸）

第三节　健康教育评价

健康教育评价是健康教育工作的重要组成部分。健康教育评价通过系统的收集、分析资料，不断修正改进健康教育工作计划和实施方案，判定健康教育工作是否实现预期目标、是否具有可持续性，明确健康教育工作的价值，为进一步工作方向及相关项目决策提供依据。医疗卫生保健机构应该就开展的预防艾滋病、梅毒和乙肝母婴传播健康教育开展效果评估，以扩大健康教育的覆盖率、促进健康教育对服务对象知识的提高、态度的转变和预防母婴传播等医疗卫生服务的利用。

一、评价内容

评价的核心原理是比较。在健康教育的不同阶段，都有与之对应的健康教育评价，包括形成评价、过程评价、效应评价、结局评价和总结评价。目前，基本公共卫生服务规范或一般健康教育活动中对健康教育服务的评价属于过程评价或效应评价（图 3-1 ）。

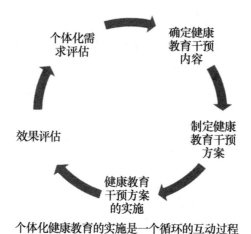

个体化健康教育的实施是一个循环的互动过程

图 3-1 健康教育效果评估

（一）过程评价

过程评价即通过评价健康教育的实施方案、工作流程、组织形式、健康教育内容、健康教育师资等，针对设计的合理性、配置的科学性、内容的科学性、目标的针对性，确保健康教育的效果；可设计具体指标和定性访谈，从数量和质量上分别进行分析。针对艾滋病、梅毒和乙肝母婴传播疾病防治管理，过程评价可以针对区域内或机构内开展不同层级的评估，确保服务提供的公平性、可及性和一致性。过程管理的主要指标可以是：直接指标健康教育覆盖率、健康教育服务人数、健康教育内容阅读量、健康教育的满意度、健康教育活动的进度等；间接体现该工作的过程指标可以是：孕产妇产前检查覆盖率，孕产妇 HIV、梅毒和乙肝检测率，感染孕产妇治疗率等。该项评价也可以设定定性内容，比如健康教育过程中的问题和建议。

（二）效应评价

效应评价用于评估健康教育效果是否达到，包括目标人群健康相关信念、行为及影响因素的变化、疾病管理目标的变化、生活质量的改善、社会效应的变化等。具体定量指标可包括卫生知识得分、卫生知识知晓率、信念持有率、行为改变率等指标。针对艾滋病、梅毒和乙肝母婴传播疾病防治管理，效应评价包含活动达到的结果指标，母婴传播疾病防治知识掌握情况、母婴传播率、暴露婴儿死亡率等；也可包含活动达到的社会效应，比如感染孕妇的社会歧视感知、社会支持环境等。

二、评价方法

常用的评价方法有查阅档案资料、目标人群调查和现场观察。

1. 查阅档案资料　健康教育活动实施方案、工作计划、执行进度、目标人群参与情况、活动记录等。

2. 目标人群调查　目标人群健康教育活动中的满意度，健康教育活动实施前后相关医疗卫生保健知识知晓率、行为改变率等。

3. 现场观察　通过现场观察目标人群在健康教育活动中的体验情况，评估健康教育活动执行情况，服务对象满意度等。

评价工具多以自行设计的调查评分表进行量化，根据评价内容设定分值和评分标准；也可以辅以一定的定性访谈，深度了解执行情况、遇到的问题和改进建议。此外，可采取适宜的统计学方法进行科学评价。

三、影响因素

健康教育效果因人群特征、覆盖内容、实施方式可能存在一定差异。不同人群特征，如地区、年龄、文化程度、职业、家庭收入、医保等，不同健康教育方式如个体化健康教育、群体健康教育、传授式健康教育、参与式健康教育、传统健康教育、新媒体健康教育等；覆盖内容为单一内容、整合内容等均会影响健康教育活动效果。因此，分析健康教育效果需要充分考虑健康教育的具体方式、目标人群特征的影响，注重不同健康教育评估的可比性。

目前，大多数健康教育效果评估采用单一指标、重复内容的简单评价，考虑影响因素之间的相互关系，多维度分析评价结果仍欠缺。评价指标选择的可测量性、科学性、延续性等，比如相同内容、相同活动、相同对象的健康教育评价应该有可供选用的统一指标，指标的选择符合健康教育活动特点；评价设计的合理

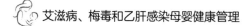

性、严谨性，比如是否设立对照等，均会影响评价结果的客观、科学。

（张晓辉　江静逸）

参考文献

［1］ 孟祥青. 健康教育路径在妊娠合并梅毒孕产妇护理中的应用［J］. 中国继续医学教育，2019，11（19）：191-192.

［2］ 许小燕. 路径式健康教育在乙型肝炎孕产妇抗病毒治疗中的应用效果［J］. 国际流行病学传染病学杂志，2019（3）：219-223.

［3］ 王乐霞. 互动式干预在产妇孕晚期健康教育中的应用价值［J］. 医学理论与实践，2020，33（19）：3311-3312.

［4］ 罗枫. 参与式健康教育传播模式在中学生艾滋病健康教育中的应用效果［J］. 中国校医，2018，32（1）：15，17.

［5］ 朱婧，丁丽萍，许振锻，姚炯. 同伴健康教育及其方法探讨［J］. 医院管理论坛，2018，35（2）：76-77，80.

［6］ 唐静. 健康教育联合同伴教育对艾滋病患者治疗依从性的影响［J］. 皮肤病与性病，2018，40（2）：197-198.

［7］ 吕书红. 健康教育评价中存在的问题与对策［J］. 中国健康教育，2003（8）：71-72.

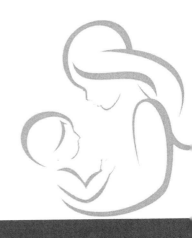

第四章

艾滋病感染孕产妇及
分娩儿童健康管理

艾滋病仍然是全球一个严重的公共卫生问题。HIV 病毒可以在孕期、产时和哺乳的过程中由感染女性传播给胎婴儿。未经综合干预措施的情况下，HIV 母婴传播可达 15%～40%，90% 以上的儿童 HIV 感染经过母婴传播。做好 HIV 感染孕产妇及分娩儿童健康指导应该综合考虑以下原则：HIV 感染孕产妇生命安全优先、降低 HIV 母婴传播率和暴露儿童死亡率、提高 HIV 感染的产妇分娩儿童总体健康水平，并关注远期健康效应。HIV 感染孕产妇及分娩儿童健康指导包含孕产妇 HIV 筛查与诊断、HIV 感染孕产妇治疗与安全助产、HIV 感染孕产妇分娩儿童健康管理。

第一节　孕产妇 HIV 筛查与诊断

一、HIV 检测

参照《艾滋病和艾滋病病毒感染诊断》（中华人民共和国卫生行业标准 WS293—2019）和《全国艾滋病检测技术规范》（2020 年修订版）开展 HIV 检测，包括筛查试验与补充试验。为了做好预防 HIV 母婴传播，建议扩大检测对象，检测关口前移。

（一）检测对象与时机

1. 拟结婚登记和 / 或备孕妇女　建议于婚前检查、孕前检查时主动接受 HIV 抗体筛查。

2. 所有妊娠女性　建议应在首次接受孕产期保健时接受 HIV 抗体筛查；临产时首次就诊的孕产妇，建议即刻接受 HIV 抗体筛查。

3. 高危女性妊娠　妊娠期间诊断出性传播疾病，孕前、孕期与多个性伴侣有无保护性行为，或与之发生性行为的性伴侣有多个性伙伴，或来自艾滋病高发地区、有吸毒史等女性；建议在孕晚期或临产时再次接受 HIV 抗体筛查。

4. 配偶　建议同时接受 HIV 抗体筛查，尤其具有多个性伴侣、高危性行为、吸毒男性，以及高危女性或女性 HIV 感染者的配偶。

（二）检测方法

HIV 感染检测存在窗口期，即从 HIV 感染人体到感染者血清中的 HIV 抗体、抗原或核酸等感染标志物能被检测出之前的时期。根据检测试剂类型和感染者个体差异，窗口期可以达 2 周至 3 个月。实验室检测需根据情况综合应用抗体检测和核酸检测手段，并结合流行病学史和临床病史综合判断。检测方法包括 HIV 抗体筛查试验和 HIV 补充试验，适用于包含孕产妇在内的所有人群。

1. HIV 抗体筛查试验（HIV antibody screening test） 一类初步了解机体血液或体液中有无 HIV 抗体的检测方法，也包括同时检测 HIV 抗体和抗原的方法。

（1）实验方法：检测 HIV 抗体或抗原有反应或无反应的结果。常用的检测方法有酶联免疫吸附试验（ELISA）、化学发光或免疫荧光试验、免疫凝集试验、免疫层析试验、免疫渗滤试验等。

（2）结果报告：用抗体检测试剂进行筛查，结果无反应，由实施检测的实验室出具"HIV 抗体阴性"报告；使用抗体抗原检测试剂进行筛查，结果无反应，报告"HIV 抗体阴性，HIV-1 p24 抗原阴性"。筛查试验结果有反应，不能向受检者出具 HIV 抗体阳性报告，进入 HIV 抗体复检试验。复检试验均无反应，根据检测试剂出具"HIV 抗体阴性"或"HIV 抗体阴性，HIV-1 p24 抗原阴性"报告；复检试验有反应（均有反应或一个有反应一个无反应），报告为"HIV 感染待确定"，不能出具阳性报告，进一步做补充试验。

2. HIV 补充试验（HIV supplementary test） 在获得筛查试验结果后，为了准确判断，继续检测机体血液或体液中有无 HIV 抗体或核酸的方法，包括抗体确证试验和核酸试验。

（1）HIV 抗体确证试验：抗体确证试验包括免疫印迹试验、条带 / 线性免疫试验、免疫层析试验、免疫渗滤试验及特定条件下的替代试验。

1）试验结果判读

● HIV-1 抗体阳性（+），需符合以下标准之一：至少有 2 条 env 带（gp41 和 gp160/gp120）出现，或至少 1 条 env 带和至少 1 条 gag 或 pol 带同时出现；符合国家批准的 HIV 抗体确证试剂盒提供的阳性判定标准。

● HIV-2 抗体阳性（+），需符合以下标准之一：至少有 2 条 env 带（gp36 和

gp140/gp105）；符合国家批准的 HIV 抗体确证试剂盒提供的阳性判定标准。

● HIV 抗体阴性（–）：无 HIV 抗体特异条带出现。

● HIV 抗体不确定（±）：出现 HIV 抗体特异条带，但不足以判定阳性。

2）试验结果的处理

● 符合 HIV-1 抗体阳性判断标准，报告"HIV-1 抗体阳性"，并按规定做好检测后咨询和疫情报告。符合 HIV-2 抗体阳性判断标准，报告"HIV-2 抗体阳性"，并按规定做好检测后咨询和疫情报告。

● 符合 HIV 抗体阴性判断标准，报告"HIV 抗体阴性"。如疑似"窗口期"感染，建议进一步做 HIV-1 核酸检测，或 2~4 周后随访尽早明确诊断。

● 符合 HIV 抗体不确定判断标准，报告"HIV 抗体不确定"，建议尽早做核酸检测或"2~4 周后复检"。

（2）HIV 核酸试验：HIV 核酸试验分为核酸定性试验和核酸定量试验，均可用作 HIV 感染诊断。HIV 核酸检测主要基于靶核酸扩增，最常采用实时荧光 PCR 方法。

1）核酸定性试验：检测结果有反应报告本次实验核酸阳性，检测结果无反应报告本次实验核酸阴性。

2）核酸定量试验：应严格按照实验标准操作程序的结果判断标准进行结果判定。

● 当样本检测值小于试剂盒所规定检测下限时，报告低于检测限。

● 当样本检测值 > 5000 CPs/ml（或 IUs/ml）时，报告检测值。

● 当样本检测值 ≤ 5000 CPs/ml（或 IUs/ml），需严格按照核酸检测的要求，尽早再次采样、检测，如样本检测值 > 5000 CPs/ml（或 IUs/ml），报告检测值。

● 如样本检测值 ≤ 5000 CPs/ml（或 IUs/ml），报告检测值，结合临床及流行病史、CD4+T 淋巴细胞检测值或者 HIV-1 抗体随访检测结果等进行诊断。

（3）免疫学检测 免疫学检测是分析 HIV 感染者免疫状态，进行临床分期及疗效评价的指标，主要采用 CD4+T 淋巴细胞检测，分 CD4+T 淋巴细胞计数和百分比两类。

1）CD4+T 淋巴细胞计数：适用于成人及 5 岁以上儿童和青少年。

● CD4+T 淋巴细胞计数 ≥ 500/μl，提示无免疫缺陷。

● 350～499/μl，提示轻度免疫缺陷。

● 200～349/μl，提示中度免疫缺陷。

● <200/μl，提示重度免疫缺陷。

2）CD4$^+$T淋巴细胞百分比：适用于5岁及以下儿童。

● CD4$^+$T淋巴细胞在外周血T细胞中百分比>35%（<12月龄），或>30%（12～36月龄），或>25%（37～60月龄），提示无免疫缺陷。

● 30%～35%（<12月龄），或25%～30%（12～36月龄），或20%～25%（37～60月龄），提示轻度免疫缺陷。

● 25%～29%（<12月龄），或20%～24%（12～36月龄），或15%～19%（37～60月龄），提示中度免疫缺陷。

● <25%（<12月龄），或<20%（12～36月龄）或<15%（37～60月龄），提示重度免疫缺陷。

（三）孕产妇HIV检测流程

1．对初次接受孕产期保健的孕产妇，应首先进行HIV抗体或HIV抗体抗原筛查试验。筛查试验按照流程分为初筛试验与复检试验。初筛试验结果无反应，依据检测试剂出具"HIV抗体阴性"或"HIV抗体阴性，HIV-1 p24抗原阴性"报告。

2．初筛试验有反应者进入复检试验，复检试验均无反应依据检测试剂出具"HIV抗体阴性"或"HIV抗体阴性，HIV-1 p24抗原阴性"报告，复检试验有反应者尽快进行补充试验，并依据补充试验结果进行报告（图4-1）。

3．对临产时才寻求孕产期保健服务、HIV感染状况不明确的孕产妇，尽快同时应用两种不同厂家或不同原理的检测试剂进行筛查（要求30分钟内出检测结果），根据筛查检测结果及时提供后续服务（图4-2）。

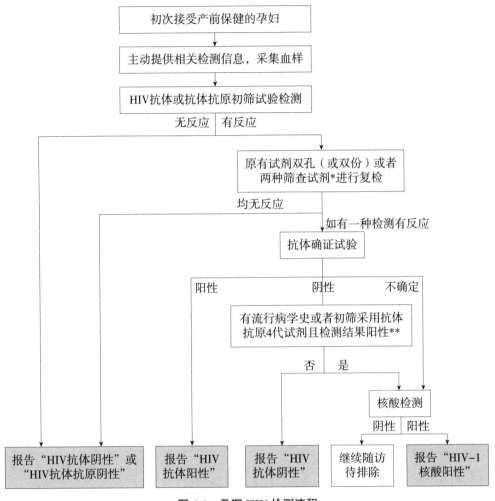

图 4-1　孕期 HIV 检测流程

注：＊两种试剂可以是原有试剂加另一种试剂，也可以是两种不同试剂；＊＊"有流行病学史、筛查采取抗体抗原 4 代试剂且检测结果为阳性"；两者有其一为"是"即为"是"，两者均为"否"才为"否"。

艾滋病、梅毒和乙肝感染母婴健康管理

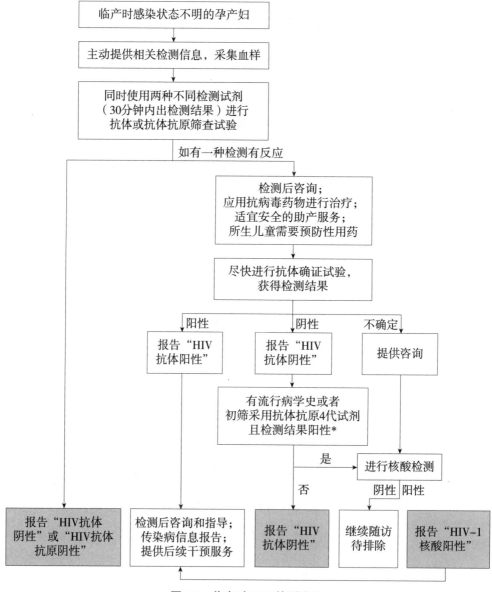

图 4-2 临产时 HIV 检测流程

注：*"有流行病学史、筛查采取抗体抗原 4 代试剂且检测结果为阳性"；两者有其一为"是"即为"是"，两者均为"否"才为"否"。

64

二、诊断

（一）诊断原则

HIV/AIDS 的诊断原则是以实验室检测为依据，结合临床表现和参考流行病学资料综合进行。HIV 抗体和病原学检测是确诊 HIV 感染的依据，流行病学史是诊断急性期和婴幼儿 HIV 感染的重要参考，CD4$^+$T 淋巴细胞检测和临床表现是 HIV 感染分期诊断的主要依据，AIDS 的指征性疾病是 AIDS 诊断的重要依据。

（二）诊断依据

1. 流行病学史　患有性病或有性病史，不安全性行为（包括同性和异性性接触），有共用注射器吸毒史，有医源性暴露史，有职业暴露史，HIV/AIDS 患者的配偶或性伴侣，HIV/AIDS 母亲所生子女。

2. 临床表现（成人及 ≥ 15 岁青少年）

（1）急性 HIV 感染综合征（acute HIV infection syndrome）：初次感染 HIV 1 个月内出现的发热、咽痛、皮疹、肌肉关节痛、淋巴结肿大、头痛、腹泻、恶心、呕吐等的一组临床表现。

（2）持续性全身性淋巴结病（persistent generalized lymphadenopthy，PGL）：HIV 感染者无其他原因的腹股沟以外两处或两处以上的淋巴结肿大，直径 > 1cm，持续 3 个月以上。

（3）HIV 消耗综合征（HIV wasting syndrome）：HIV 感染者或 AIDS 患者在半年内出现体重减少超过 10%，伴有持续发热超过 1 个月，或者持续腹泻超过 1 个月、食欲差、体虚无力等症状和体征。

（4）HIV 相关神经认知障碍（HIV associated neurecognitive disorders）：由感染 HIV 所引起的感知和运动神经元的异常，影响日常工作，表现为健忘、注意力难以集中、思维缓慢、抑郁、细微运动功能损害等。

3. HIV 感染的临床表现分类　成人及 ≥ 15 岁青少年的临床表现分为 A 组、B 组和 C 组。

（1）A 组临床表现：该组临床表现在免疫系统轻度缺陷时出现，包括如下任一项。

● 不明原因体重减轻，不超过原体重 10%。

- 反复发作的上呼吸道感染，近 6 个月内 ≥ 2 次。

- 带状疱疹。

- 口角炎、唇炎。

- 反复发作的口腔溃疡，近 6 个月内 ≥ 2 次。

- 结节性痒疹。

- 脂溢性皮炎。

- 甲癣。

（2）B 组临床表现：该组临床表现在免疫系统中度缺陷时出现，包括如下任一项。

- 不明原因体重减轻，超过原体重 10%。

- 不明原因的腹泻，持续超过 1 个月。

- 不明原因的发热，间歇性或持续性超过 1 个月。

- 持续性口腔念珠菌感染。

- 口腔黏膜毛状白斑。

- 肺结核病（现症的）。

- 严重的细菌感染（如肺炎、体腔或内脏脓肿、脓性肌炎、骨和关节感染、脑膜炎、菌血症等）。

- 急性坏死性溃疡性牙龈炎、牙周炎或口腔炎。

- 不明原因的贫血（血红蛋白 < 80g/L）和中性粒细胞减少（中性粒细胞数 < 0.5 × 10^9/L）或血小板减少（血小板数 < 50 × 10^9/L），时间持续超过 1 个月。

（3）C 组临床表现：该组临床表现在免疫系统重度缺陷时出现，为 AIDS 指征性疾病，包括如下任一项。

- HIV 消耗综合征。

- 肺孢子菌肺炎。

- 食管念珠菌感染。

- 播散性真菌病（球孢子菌病或组织胞浆菌病）。

- 反复发生的细菌性肺炎，近 6 个月内 ≥ 2 次。

- 慢性单纯疱疹病毒感染（口唇、生殖器或肛门直肠）超过 1 个月。

- 任何的内脏器官单纯疱疹病毒感染。

- 巨细胞病毒感染性疾病（除肝、脾、淋巴结以外）。

- 肺外结核病。

- 播散性非结核分枝杆菌病。
- 反复发生的非伤寒沙门菌败血症。
- 慢性隐孢子虫病（伴腹泻，持续 > 1 个月）。
- 慢性等孢球虫病。
- 非典型性播散性利什曼病。
- 卡波西肉瘤。
- 脑或 B 细胞非霍奇金淋巴瘤。
- 浸润性宫颈癌。
- 弓形虫脑病。
- 马尔尼菲青霉病。
- 肺外隐球菌病，包括隐球菌脑膜炎。

4．HIV 感染

（1）成人、青少年及 18 个月龄以上儿童符合下列一项者即可诊断。

- HIV 抗体筛查试验有反应和 HIV 抗体确证试验阳性。
- HIV 抗体筛查试验有反应和核酸定性试验阳性。
- HIV 抗体筛查试验有反应和核酸定量试验 > 5000CPs/ml。
- 有流行病学史或艾滋病相关临床表现，两次 HIV 核酸检测均为阳性。
- HIV 分离试验阳性。

（2）18 个月龄及以下儿童符合下列一项者即可诊断。

- 为 HIV 感染母亲所生和两次 HIV 核酸检测均为阳性（第二次检测需在出生 4 周后采样进行）。
- 有医源性暴露史，HIV 分离试验结果阳性或两次 HIV 核酸检测均为阳性。
- 为 HIV 感染母亲所生和 HIV 分离试验阳性。

5．AIDS

（1）成人及 ≥ 15 岁以上青少年符合下列一项者即可诊断：

- HIV 感染和 CD4$^+$T 淋巴细胞计数 < 200/μl。
- HIV 感染和伴有至少一种成人 AIDS 指征性疾病。

（2）15 岁以下儿童符合下列一项者即可诊断。

- HIV 感染和 CD4$^+$T 淋巴细胞百分比 < 25%（< 12 月龄），或 < 20%（12 ~ 36 月龄），或 < 15%（3 ~ 60 月龄），或 CD4$^+$T 淋巴细胞计数 < 200/μl（5 ~ 14 岁）。
- HIV 感染和伴有至少一种儿童 AIDS 指征性疾病。

三、检测前后咨询

（一）检测前咨询

检测前咨询需要充分告知服务对象检测意义、检测时机和注意事项、影响检测结果的因素、检测结果的获取时间和获取方式等。咨询要点：

1. 实验室检测的原则　对于艾滋病疑似病例进行实验室检测，按照"初筛－复检－补充试验"的检测流程。

2. 影响窗口期的因素　HIV 感染至出现 HIV 特异性的、可检测的靶向标志物需要一定时间。宿主基础免疫状况、感染途径、试剂灵敏度、暴露后或急性期服用抗病毒药物会延长 HIV 检测窗口期，但一般不超过 3 个月。

3. 检测结果获取时间　HIV 抗体筛查结果一般能在 24 小时内获得检测结果。但是，由于每个医院采用的检测方法不同，就诊患者人数不同，获取检测结果的时间存在一定差异。急诊病例，需要 30 分钟内出具检测结果。

如果 HIV 抗体筛查结果为阳性，需要送至艾滋病检测确证实验室进行补充试验，HIV 抗体确证检测报告一般在收到样本后的 5 个工作日内发出。HIV 抗体不确定者建议进一步做 HIV-1 核酸检测或者 2～4 周后复检，根据复检结果进行诊断。

4. 试验结果的不确定性　受检测方法、试剂类型和免疫应答动态影响，任何实验室检测均有一定盲区。妊娠女性受生理特征影响，容易出现实验室检测疑似病例增多。因此，遇到初筛有反应、确证阴性或不明确的孕产妇病例，结果判断和处理需要慎重。

（二）检测后咨询

1. 根据检测结果判读标准，科学解释感染状态，包括可能存在的假阳性、假阴性。

2. HIV 母婴传播时机及危险因素。HIV 母婴传播主要发生在妊娠、分娩和哺乳三个阶段，即宫内传播、产时传播和产后传播。以下因素可增加母婴传播的风险。

（1）孕产妇因素。①病情进展：HIV 感染后抑制细胞免疫功能，CD4$^+$T 淋巴细胞数量的下降，病情进展进入艾滋病发病期，母婴传播率几乎呈直线上升趋势；

②孕妇的病毒载量水平：HIV 阳性孕妇血液及生殖道分泌物中的病毒载量是发生垂直传播最直接的风险因素，母体中病毒载量越高，母婴传播概率越大；③治疗和耐药：未行规范抗病毒治疗导致病毒耐药，病毒持续复制状态，高病毒载量母婴传播概率高；④不良的行为：如吸烟、吸毒、多性伴侣及孕期无保护性行为可增加母婴传播风险；⑤产妇相关疾病：合并性传播疾病、绒毛膜羊膜炎、胎盘早剥、感染性因素等，以及各种导致胎盘炎症或破损的诱因均可增加母婴传播概率；⑥孕期有创性操作：如羊水穿刺、胎儿镜检查等，可能增加胎儿的 HIV 感染概率。

（2）胎盘因素。在妊娠过程中，胎儿可以通过不同的途径与母体细胞和体液接触，炎症等因素引起的胎盘损伤可以促进 HIV 的传播。

（3）分娩过程。①侵袭性操作：分娩过程中反复阴道检查，宫口扩张术，会阴侧切术、产钳或吸引器助产等，都可能增加胎儿的 HIV 感染概率；②胎膜早破：胎膜早破时间越长，母婴传播发生率越高；③产程过长：产程越长，使得胎儿与产道接触的时间越长，感染 HIV 概率越高；④分娩方式：HIV 病毒感染孕产妇并不是剖宫产指征，未经规范抗病毒治疗阴道分娩增加感染概率；⑤其他产科方面的高危危险因素：早产、低体重儿、胎膜感染、滞产、产时出血即血性羊水等也具有传播 HIV 的高危险性。

（4）产后喂养。①喂养方式：母婴未规范抗病毒预防、治疗，产后哺乳可增加 HIV 垂直传播风险；②乳腺疾病：当产妇患有乳腺炎、乳头破裂、乳房脓肿时，母婴传播的概率明显增加。

3. 其他母婴健康不良结局 HIV 感染孕产妇孕期未经规律抗病毒治疗导致病毒耐药，病毒持续高复制状态，孕产妇可出现免疫系统受损，CD4$^+$T 细胞持续低水平。一方面，耐药或病毒高复制可增加母婴传播概率；另一方面，随着疾病进展，感染孕产妇获得性机会性感染增加，可能发生孕期感染肺结核、肺部真菌感染、肿瘤等，容易导致流产、早产、胎儿生长受限，甚至胎死宫内等风险、母婴不良妊娠结局增加。

（张素英 张佳峰 许利军）

第二节 HIV感染孕产妇治疗与安全助产

一、HIV感染孕产妇治疗

所有计划妊娠的HIV感染妇女都应接受抗病毒治疗（ART），即使孕前血浆病毒载量低于检测下限。在选择或评估ART时，应考虑到方案的有效性、患者的乙型肝炎病毒（HBV）、丙型肝炎病毒（HCV）合并感染状况、患者依从性、方案中药物的潜在致畸风险，以及对母亲和胎儿可能产生的不良后果。在开始ART前，应充分考虑和评估ART方案的精神不良反应，在保证疗效的情况下，选用相对精神不良反应更少、依从性更好的ART方案。

（一）母婴传播风险分级

符合以下条件之一为母婴传播高风险孕产妇，其余为普通风险孕产妇：

1. 感染孕产妇孕晚期HIV病毒载量 > 50CPs/ml。
2. 感染孕产妇无孕晚期HIV病毒载量检测结果，孕期抗病毒治疗不足12周。
3. 孕产妇临产时或分娩后HIV初筛试验阳性。

高风险孕产妇分娩儿童为高暴露风险儿童，其余为普通风险暴露儿童。

（二）孕产妇抗病毒治疗

1. ART药物方案　无论孕产妇HIV病毒载量或$CD4^+T$淋巴细胞计数如何，所有HIV感染孕妇应在妊娠期尽早启动ART预防母婴传播。在为孕妇选择ART方案时，必须充分考虑多种因素，包括不良反应、药物相互作用、药代动力学、单用药物和组合药物的方便性、妊娠期间使用这些药物的经验以及患者的耐药性检测结果和并发症。

（1）孕期发现HIV感染孕产妇，应立即给予抗病毒治疗。根据国家卫生健康委《预防艾滋病、梅毒和乙肝母婴传播工作规范（2020年版）》，可选择以下三种方案中的任意一种。

方案一：替诺福韦（TDF）+ 拉米夫定（3TC）+ 洛匹那韦 / 利托那韦（LPV/r）。

方案二：替诺福韦（TDF）+ 拉米夫定（3TC）+ 依非韦伦（EFV）。

方案三：齐多夫定（AZT）+ 拉米夫定（3TC）+ 洛匹那韦 / 利托那韦（LPV/r）。

（2）根据《HIV 阳性孕产妇全程管理专家共识》可选择表 4-1 方案。

表 4-1 HIV 感染孕产妇 ART 方案

方案	2 种 NRTIs	第三类药物
首选	TDF/FTC（或 TDF + 3TC 或 ABC[a]/3TC 或 ABC + 3TC）	+ LPV/r 或 RAL
替代	TDF/FTC（或 TDF + 3TC 或 ABC/3TC 或 ABC + 3TC 或 AZT/3TC 或 AZT + 3TC）	+ EFV 或 DTG[b] 或 RPV[c] 或 NVP[d]

注：TDF：替诺福韦；ABC：阿巴卡韦；3TC：拉米夫定；FTC：恩曲他滨；AZT：齐多夫定；EFV：依非韦伦；LPV/r：洛匹那韦 / 利托那韦；RAL：拉替拉韦；NVP：奈韦拉平；RPV：利匹韦林；DTG：多替拉韦。

a：用于 HLA-B*5701 阴性者；b：2019 世界卫生组织指南指出孕期使用 DTG 预期获益大于风险，如果已充分告知 DTG 的潜在神经管畸形风险（从受孕时至第一孕期末），可以为有生育需求的女性处方 DTG。2020DHHS 再次更新指南指出取消在妊娠早期和计划怀孕的妇女使用 DTG 的限制，DTG 被列为是妊娠期间首选的抗反转录病毒药物之一，也是女性计划怀孕的备选抗反转录病毒药物。c：RPV 仅用于病毒载量 < 10^5 CPs/ml 和 CD4 细胞 > 200/µl 的患者；d：对于基线 CD4 细胞 > 250/µl 的患者要尽量避免使用含 NVP 的治疗方案，合并丙型肝炎病毒感染患者避免使用含 NVP 的方案。

（3）孕前已接受抗病毒治疗的孕产妇，根据病毒载量检测结果进行病毒抑制效果评估。如病毒载量 < 50 CPs/ml，可保持原治疗方案不变；否则，酌情调整抗病毒治疗用药方案。

（4）孕晚期（≥ 28 周）启动的 ART，尽可能快速降低孕妇的 HIV 病毒载量，尽量确保分娩时 HIV 病毒载量维持在检测不到的水平，以减少母婴传播的风险。可优先选择含整合酶抑制剂的 ART 方案，以尽快降低 HIV 病毒载量，确保 HIV 病毒载量在分娩时期检测不到。有条件的情况下推荐使用方案：替诺福韦（TDF）+ 拉米夫定（3TC）/ 恩曲他滨（FTC）+ 整合酶抑制剂。

如果女性患者的 HIV 病毒载量在妊娠晚期仍然可以测到，实施耐药测试，如果尚未使用整合酶抑制剂的话，可考虑改为或增加整合酶抑制剂（RAL 或 DTG），以达到 HIV 病毒载量的快速下降。

（5）分娩期启动的 ART。分娩前已接受 ART 的孕妇应在分娩期间或择期剖宫产术前尽可能按原方案继续治疗。孕妇血中 HIV 病毒载量 > 1000CPs/ml 或 HIV 病毒载量未明者应于临产前给予表 4-1 中 ART 方案。HIV 病毒载量介于 50 ~ 999 CPs/ml 的孕妇可考虑给予表 4-1 中 ART 方案。原已接受 ART、依从性好且孕晚期和临产前血中 HIV 病毒载量 < 50 CPs/ml 的孕妇继续原来的方案治疗。

（6）其他。HBV/HIV 合并感染妇女的 ART 应包括 TDF + 3TC（或 FTC）。

2. 注意事项

（1）在肌酐清除率 < 60ml/min 时应避免使用 TDF；严重药物毒性、妊娠剧烈呕吐、手术或药物短缺可能导致停药。无论出于何种原因，应同时停用所有抗 HIV 药物，并在条件允许时尽快重新开始 ART。

（2）当孕产妇血红蛋白低于 90g/L，或中性粒细胞低于 0.75×10^9/L，建议不选或停用 AZT。应用 TDF 前需进行肾脏功能评估。

（3）整合酶抑制剂应选择可应用于孕产妇的整合酶抑制剂。具体治疗方案参见最新版《预防艾滋病母婴传播技术指导手册》《国家免费艾滋病抗病毒药物治疗手册》。

（三）相关检测

孕产妇抗病毒用药前、用药过程中应进行相关检测，评估孕产妇感染状况，确定用药方案和监测治疗效果。

1. 用药前　进行病毒载量、$CD4^+$ T 淋巴细胞计数及其他相关检测（包括血常规、尿常规、肝功能、肾功能、血脂、血糖等）。有条件的地区可对感染孕产妇进行耐药检测。

2. 用药中　按规定进行 $CD4^+$ T 淋巴细胞计数及其他相关检测（同前）。

3. 孕晚期　进行 1 次病毒载量检测，在分娩前获得检测结果。

4. 耐药检测　有条件地区，孕产妇用药前、用药期间建议耐药检测。对于 HIV 病毒载量超过耐药性检测阈值（即 500 ~ 1000CPs/ml）的妇女，应在启动 ART 或病毒学失败时进行 HIV 耐药检测。在耐药检测结果回报之前启动 ART，然后根据耐药结果调整 ART 药物。

5. HIV 核糖核酸（RNA）监测　包括产前监测、启动 ART 或改变 ART 方案后 2 ~ 4 周、然后每月监测 1 次直至 < 50CPs/ml；在妊娠期间每 3 个月监测一次。

此外，在妊娠 34～36 周时检测 HIV 病毒载量水平，以决定分娩方式以及新生儿预防方案。

6. CD4$^+$T 淋巴细胞检测　对于 ART ≥ 2 年的患者，如果病毒持续抑制且 CD4$^+$T 淋巴细胞计数持续 > 300/μl，妊娠期间不必重复 CD4$^+$T 淋巴细胞监测。ART < 2 年、CD4$^+$T 淋巴细胞计数 < 300/μl，以及依从性不佳和 / 或可检测到 HIV 病毒载量的妇女，在妊娠期间应每隔 3～6 个月检测一次 CD4$^+$T 淋巴细胞计数。

7. 其他　所有 HIV 感染孕产妇都应接受 HBV 和 HCV 感染筛查，除非已知现症感染。所有 HIV 感染而乙肝五项阴性的孕产妇应接种 HBV 疫苗。HIV 合并 HBV 或 HCV 共感染的妇女在开始 ART 后 1 个月应检测肝功能，随后妊娠期间至少每月评估一次。HCV/HIV 合并感染的妇女所生婴儿应进行 HCV 感染评估。

（四）抗病毒药物的副反应

1. 替诺福韦　应用 TDF 前需进行肾功能评估。可加重肾功能损害，对肾功能不全患者慎用。

2. 阿巴卡韦　不推荐用于 HLA-B*5701 阳性患者，可导致严重的超敏反应。

3. 齐多夫定　有骨髓抑制作用，血红蛋白 < 90g/L，或中性粒细胞 < 0.75 × 10^9/L，建议不选或停用 AZT。

4. 整合酶抑制剂　首选拉替拉韦钾片（RAL）和多替拉韦（DTG），不良反应小。

5. 多替拉韦　根据药物说明书，该药物的 FDA 妊娠分级为 B 级：在动物繁殖研究中（并未进行孕妇的对照研究），未见到药物对胎儿的不良影响。或在动物繁殖性研究中发现药物有副作用，但这些副作用并未在设对照的、妊娠首 3 个月的妇女中得到证实（也没有在其后 6 个月具有危害性的证据）。2020DHHS 再次更新指南指出取消在妊娠早期和计划怀孕的妇女使用 DTG 的限制，DTG 被列为是妊娠期间首选的抗反转录病毒药物之一。

6. 洛匹那韦 / 利托那韦（LPV/RTV）　引起腹泻、恶心、呕吐等消化道症状。

7. 依非韦伦　对于 HIV RNA > 500 000 CPs/ml 患者抗病毒效果较差，不推荐。另外该药有导致产后抑郁风险。

8. 奈韦拉平　不良反应较多，可能引起剥脱性皮炎和严重肝毒性的风险，只可以用于 CD4$^+$T 淋巴细胞计数 < 250/μl 的女性。

二、安全助产

1. 尽早确定分娩机构　安全助产是减少母婴传播的重要环节。HIV 感染孕产妇纳入高危妊娠管理体系，提供充分的咨询、病情评估、抗病毒治疗，帮助感染孕产妇及其家人尽早确定分娩医院，及时住院待产。

2. 分娩方式选择　HIV 感染不作为实施剖宫产的指征。

（1）对于孕早、中期已经开始抗病毒治疗、规律服药、没有艾滋病临床症状者；或孕晚期病毒载量 < 1000CPs/ml；或已经临产的孕产妇，不建议施行剖宫产，包括避免紧急剖宫产。

（2）对于临产前 HIV 病毒载量 > 1000CPs/ml，无论孕期是否接受过 ART，建议在妊娠 38 周时进行择期剖宫产，以尽量减少母婴传播。

（3）对于孕期接受 ART 且临产前 HIV 病毒载量 ≤ 1000CPs/ml 的孕产妇，建议阴道分娩。如果需要进行剖宫产或引产，应按照产科适应证的标准进行。

（4）值得注意的是，HIV 病毒载量 > 1000CPs/ml 或病毒载量未知且产程自然发动或胎膜破裂的孕产妇，没有足够证据确定剖宫产可降低围生期 HIV 传播的风险。

3. 注意事项　产前检查和分娩过程中尽量避免可能增加母婴传播风险的损伤性操作，包括会阴侧切、人工破膜、反复阴道检查、宫内胎儿头皮监测、使用胎头吸引器或产钳助产等。应严密观察并积极处理产程，避免产程延长。

4. 新生儿处理遵循标准防护原则　清理新生儿呼吸道时操作轻柔，避免咽部深部吸引，及时清除新生儿体表的母亲血液、羊水及分泌物，减少接触的时间和机会，新生儿需要静脉抽血或在其他有创操作检查时必须彻底消毒穿刺部位，避免感染。

三、产后管理

HIV 感染产妇产后必须继续 ART，不可停药或减量；如原方案已达到病毒学抑制，一般不需要更改治疗方案；如经抗病毒治疗后病毒仍处于复制状态，CD4$^+$T 淋巴细胞不升，建议病毒耐药基因位点检测，排除病毒耐药，联合专业艾滋病抗病毒治疗机构重新评估，调整抗病毒方案，同时提高患者服药依从性，产后 42 天转相应机构系统追踪管理。

（张素英　陶承静）

第三节　HIV 暴露儿童健康管理

理论上，HIV 感染孕产妇分娩的新生儿均存在感染 HIV 的风险，因此如何进行合理和科学的母婴阻断，促进暴露儿童健康非常重要。在确定新生儿治疗方案前，需要对新生儿进行暴露风险的评估，依据孕产妇抗病毒治疗、实验室检测结果等情况，将 HIV 感染孕产妇分娩的新生儿分为高暴露风险儿童和普通暴露风险儿童。根据儿童健康管理要求，并结合可能的 HIV 感染风险进行暴露儿童随访。此外，对于 HIV 感染孕产妇分娩儿童计划免疫方案，需要提供科学有据的咨询和解释。

一、HIV 母婴传播高暴露风险定义

HIV 感染孕产妇，分娩儿童符合以下条件之一者，为艾滋病高暴露风险儿童；全不符合者，为普通暴露风险儿童：

1. HIV 感染孕产妇，孕晚期 HIV 病毒载量 > 50CPs/ml。

2. HIV 感染孕产妇，无孕晚期 HIV 病毒载量检测结果，且孕期抗病毒治疗不足 12 周。

3. 孕产妇临产时或分娩后 HIV 初筛试验阳性。

二、儿童抗病毒用药方案

所有 HIV 感染孕产妇分娩的新生儿均需要进行抗病毒治疗，根据儿童暴露风险，分别采用普通暴露风险儿童治疗方案和高暴露风险儿童治疗方案。

（一）普通暴露风险儿童治疗方案

新生儿应在出生后 6 小时内尽早开始服用抗病毒药物，可以选择以下两种方

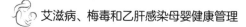

案中的任意一种（表 4-2 和表 4-3）。如选择母乳喂养，建议首先选择 NVP 方案。

表 4-2　普通暴露风险儿童预防用药建议剂量：奈韦拉平（NVP）

出生体重	用药剂量	用药时间
≥ 2500g	NVP 15mg（即混悬液 1.5ml），每天 1 次	婴儿应服药至出生后 4 周
< 2500g 且 ≥ 2000g	NVP 10mg（即混悬液 1.0ml），每天 1 次	
< 2000g	NVP 2mg/kg（即混悬液 0.2ml/kg），每天 1 次	

表 4-3　普通暴露风险儿童预防用药建议剂量：齐多夫定（AZT）

出生体重	用药剂量	用药时间
≥ 2500g	AZT 15mg（即混悬液 1.5ml），每天 2 次	婴儿应服药至出生后 4 周
< 2500g 且 ≥ 2000g	AZT 10mg（即混悬液 1.0ml），每天 2 次	
< 2000g	AZT 2mg/kg（即混悬液 0.2ml/kg），每天 2 次	

（二）高暴露风险儿童治疗方案

新生儿应在出生后 6 小时内尽早开始服用三联抗病毒药物至出生后 6 周（表 4-4）。

1. 出生后 2 周内：齐多夫定（AZT）+ 拉米夫定（3TC）+ 奈韦拉平（NVP）。

2. 出生 2 周后至 6 周：齐多夫定（AZT）+ 拉米夫定（3TC）+ 洛匹那韦 / 利托那韦（LPV/r）。

表 4-4　高暴露风险儿童预防用药建议剂量

项目 年龄 体重	AZT		3TC		NVP	LPV/r
	胎龄 < 35 周（2mg/kg）	胎龄 ≥ 35 周（4mg/kg）	< 4 周龄（2mg/kg）	≥ 4 周龄（4mg/kg）	< 2 周龄（6mg/kg）	≥ 2 周龄（16/4mg/kg）
每天 2 次，每次用药剂量						
2kg ~	1ml	2ml	1ml	–	2ml	1ml
3kg ~	1ml	2ml	1ml	–	3ml	1ml

续表

项目	AZT		3TC		NVP	LPV/r
年龄 体重	胎龄＜35周 （2mg/kg）	胎龄≥35周 （4mg/kg）	＜4周龄 （2mg/kg）	≥4周龄 （4mg/kg）	＜2周龄 （6mg/kg）	≥2周龄 （16/4mg/kg）
	每天2次，每次用药剂量					
4kg ~	2ml	3ml	2ml	3ml	3ml	1ml
5kg ~	2ml	3ml	2ml	3ml	–	1.5ml
6 ~ 6.9kg	2ml	4ml	–	3ml	–	1.5ml

注：应根据胎龄、儿童周龄和体重变化及时更换药物和调整药物剂量。

（三）抗病毒药物副反应监测

对于 HIV 感染孕产妇所生高暴露风险儿童，采用联合抗反转录病毒治疗，应注意药物副反应问题，消化系统临床表现是接受联合抗反转录病毒治疗最常见的副反应，症状包括恶心、呕吐、腹痛、腹泻等。这些不良症状可能会增加家长的担忧，影响药物的连续使用。联合用药可能会出现骨髓抑制，特别是贫血和粒细胞计数减少。药物的肝毒性表现一般较轻，可能出现谷草转氨酶轻度升高。应用 NVP 后部分儿童会出现皮疹，发生率在 30% 左右，停用 NVP 后皮疹消退，儿童发生罕见重症多形性红斑概率较小，一旦发生必须积极处理。接受抗病毒治疗的新生儿，建议在其服药后 2 周及 4 周时进行血常规、肝功能和肾功能检测。如随访过程中发生异常，需要及时进行处理。

三、婴儿喂养咨询与指导

医务人员应根据 HIV 感染孕产妇及其家人对婴儿喂养的知识和技能、可接受性、可负担性、可持续性、获得专业指导的可及性等条件进行综合评估，给予科学的喂养指导，保障婴儿健康饮食和营养充足。

对选择人工喂养的，指导正确冲泡配方奶以及清洁消毒器具方法。对选择母乳喂养的，要做好咨询指导，强调喂养期间母亲应坚持服用抗病毒药物，指导正确的母乳喂养和乳房护理。目前不建议采用母乳和配方奶混合喂养方式。

四、儿童艾滋病感染状况监测

1. 早期诊断　对所生儿童于出生后 48 小时内、6 周和 3 个月时，分别采集血标本，进行婴儿 HIV 感染早期诊断检测（核酸检测）。

（1）两次核酸检测结果阳性，可诊断为 HIV 感染。

（2）早期诊断检测结果为阴性或未进行早期诊断检测的儿童，应于 12 月龄时进行 HIV 抗体筛查。

2. 抗体筛查　12 月龄婴儿 HIV 抗体筛查，筛查结果阴性者，排除 HIV 感染；筛查结果阳性者，应随访至满 18 月龄，并再次进行 HIV 抗体检测，如抗体检测结果仍为阳性者应及时进行补充实验，明确 HIV 感染状态。

儿童 HIV 感染早期诊断与 HIV 抗体检测服务流程（图 4-3）。

3. 随访管理　HIV 感染孕产妇所生儿童都应纳入高危儿管理，在儿童满 1、3、6、9（8）、12 和 18 月龄时，分别进行随访和体格检查，观察有无感染症状出现。对于确诊 HIV 感染的儿童需要进行传染病报告，尽快给予干预治疗，加强随访。

五、预防接种注意事项

根据 HIV 感染母亲所生儿童的 HIV 感染状况分为 HIV 感染儿童、HIV 感染状况不详儿童和 HIV 未感染儿童。由医疗机构出具儿童是否为 HIV 感染、是否出现症状，或是否有免疫抑制的诊断。根据上述情况进行预防接种评估。其中，HIV 感染母亲所生小于 18 月龄婴儿在接种前不必进行 HIV 抗体筛查，按 HIV 感染状况不详儿童进行接种。

1. HIV 感染母亲所生儿童在出生后暂缓接种卡介苗，当确认儿童未感染 HIV 后再予以补种；当确认儿童 HIV 感染，不予接种卡介苗。

2. HIV 感染母亲所生儿童如经医疗机构诊断出现艾滋病相关症状或免疫抑制症状，不予接种含麻疹成分疫苗；如无艾滋病相关症状，可接种含麻疹成分疫苗。

3. HIV 感染母亲所生儿童可按照免疫程序接种乙肝疫苗、百白破疫苗、A 群流脑多糖疫苗、A 群 C 群流脑多糖疫苗和白破疫苗等。

4. HIV 感染母亲所生儿童除非已明确未感染 HIV，否则不予接种乙脑减毒活疫苗、甲肝减毒活疫苗、脊灰减毒活疫苗，可按照免疫程序接种乙脑灭活疫苗、甲肝灭活疫苗、脊灰灭活疫苗。

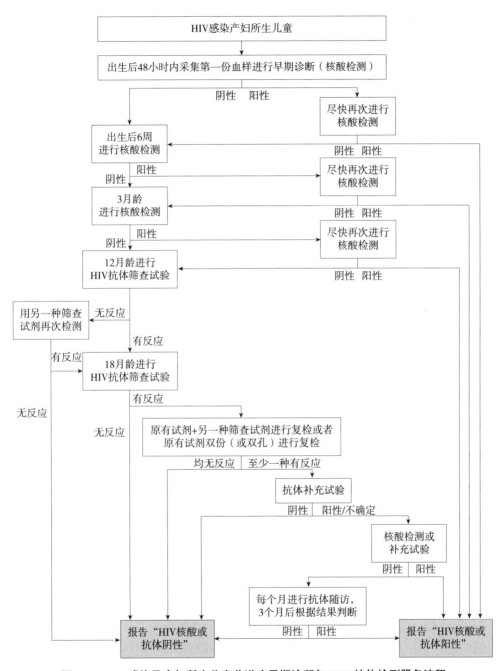

图 4-3 HIV 感染孕产妇所生儿童艾滋病早期诊断与 HIV 抗体检测服务流程

5. 对不同 HIV 感染状况儿童接种国家免疫规划疫苗的建议，见表 4-5。

表 4-5　HIV 感染母亲所生儿童接种国家免疫规划疫苗建议

疫苗种类	HIV 感染儿童		HIV 感染状况不详儿童		HIV 未感染儿童
	有症状或有免疫抑制	无症状和无免疫抑制	有症状或有免疫抑制	无症状	
乙肝疫苗	√	√	√	√	√
卡介苗	×	×	暂缓接种	暂缓接种	√
脊灰灭活疫苗	√	√	√	√	√
脊灰减毒活疫苗	×	×	×	×	√
百白破疫苗	√	√	√	√	√
白破疫苗	√	√	√	√	√
麻腮风疫苗	×	√	×	√	√
乙脑灭活疫苗	√	√	√	√	√
乙脑减毒活疫苗	×	×	×	×	√
A 群流脑多糖疫苗	√	√	√	√	√
A 群 C 群流脑多糖疫苗	√	√	√	√	√
甲肝减毒活疫苗	×	×	×	×	√
甲肝灭活疫苗	√	√	√	√	√

注："√"表示"无特殊禁忌"，"×"表示"禁止接种"；暂缓接种：当确认儿童 HIV 抗体阴性后再补种，确认 HIV 抗体阳性儿童不予接种。

六、儿童近远期健康

越来越多的数据表明，与未接触艾滋病毒（HIV-unexposed/HIV-uninfected，HUU）的婴儿相比，宫内接触艾滋病毒但未感染的婴儿（HIV-exposed/HIV-uninfected，HEU）发病和死亡风险增加并且会影响其早期生长发育状况。

（一）不良出生结局

研究表明，未接受 ART 治疗的 HIV 感染孕产妇发生自然流产、死胎死产、早产、分娩小于胎龄儿、低出生体重儿的风险增加。虽然抗逆转录病毒药物的使用可以改善 HIV 产妇的健康状况，但与未感染孕产妇比较，上述不良出生结局的风险仍明显增长。此外，研究表明，孕前抗逆转录病毒治疗也可能增加不良出生结局的风险，如分娩小于胎龄儿发生率增加。目前认为，这些不良出生结局可能与 HIV 孕产妇较高水平的可溶性内皮素、较低水平的胎盘生长因子、胎盘中 mtDNA 含量显著减少，氧化应激增加，凋亡增加等相关。

既往的研究表明，围产期 HIV 和 ART 暴露不会增加先天性心脏病风险。然而，最近一项临床研究发现，妊娠早期 AZT 暴露与先天性心脏病（室间隔缺损）和女孩出生后心肌重塑等有关，建议对 ART 暴露 HEU 婴儿心脏功能障碍的长期风险进行随访；此外，AZT 暴露可能增加小肠和其他消化系统缺陷风险、大动脉缺损和其他心脏畸形风险、足部缺损风险等。有文献提示，整合酶抑制剂存在潜在的神经管缺陷风险，但尚未得到充分评估。虽然人们非常关注 ART 药物暴露的潜在后果，但 HEU 婴儿的不良后果并不是由单一因素导致的，应该全面评估多方面因素。此外，与对照人群相比，未予 ART 的 HIV 感染婴儿的主要先天畸形患病率显著增高。

（二）HIV 感染母亲所生儿童生长发育

HIV 感染母亲所生儿童无论是否感染相较健康儿童而言，出生体重与身高均较低。接受孕期 ART 治疗的孕产妇所生儿童出生体重、出生头围、出生身长均较健康儿童低。且各种抗逆转录病毒药物对生长参数也可能有不同的影响，研究发现在 26 周时，接受洛匹那韦 / 利托那韦治疗的婴儿比接受拉米夫定的婴儿体重增加更差；替诺福韦对儿童一般生长发育没有显著影响，但对 HIV 感染者的骨骼发育存在有害影响，因此建议开展不同抗逆转录病毒药物对 HEU 儿童骨发育影响的长期随访。高效抗反转录病毒治疗（highly active antiretroviral therapy，HAART）对儿童的生长和智力发育无明显影响。

目前，有关 HEU 早产儿生长发育，以及 HAART 对早产儿的影响情况的相关文献较少。结论也不一致。HEU 早产儿，部分早产儿发生早期生长发育落后，其与 12 个月龄发育迟缓风险增加有关。部分早产儿却出现超重状态（身高和体重 Z

评分＞2）（分别为 16% 和 18%），具体机制不详。

（三）神经心理发育

鉴于一些常用的抗逆转录病毒药物具有神经精神副作用。在评估 HEU 婴儿神经心理发育异常风险相关的文献中，有些研究表明，HEU 儿童神经发育评分明显低于正常儿童，主要体现在认知和运动评分较低，但由于存在多种混杂因素，如经济贫困、营养状况差、母亲教育水平低、早产和围产期 ART 暴露等，需要进一步评估和论证。部分研究发现，HEU 儿童存在患孤独症谱系障碍（ASD）风险高于正常人群患病率，推测线粒体功能障碍可能是导致 HEU 儿童患 ASD 风险增加的原因。需要注意的是，HEU 婴儿神经发育异常在出生后 6 个月内表现可能不明显，建议进行较长时间的随访。

（四）感染与免疫

与正常婴儿比较，HEU 婴儿和儿童的死亡风险增加。在出生后的前 2 年，HEU 儿童在各年龄层的死亡风险增加 60%～70%；即使预防母婴传播普及后，死亡率差异仍然存在，导致死亡率增加的原因是多因素的，可能与 HIV 相关免疫抑制、产妇健康状况较差、经胎盘母体 IgG 抗体转移状况较差以及喂养方式的差异等有关。炎症和免疫激活也可能是导致 HEU 儿童死亡率增加的影响因素，有研究推测，线粒体功能障碍和代谢过程改变是导致 HEU 婴儿炎症免疫反应和免疫功能改变的潜在机制。

目前文献支持，HIV 病毒载量与儿童结局关系密切。血液 HIV 病毒载量大于 10^6CPs/ml 与感染性严重不良事件发生率增加存在明确相关性，提示 HIV 病毒在 HEU 婴儿不良结局发生中起直接作用。文献提示孕前抗逆转录病毒治疗降低儿童感染相关住院的风险，这样从另一层面证实上述观点。无论母亲是否接受 ART，即使存在母体病毒学抑制（无法检测到 HIV-1 RNA 水平），通过母乳传播 HIV 的风险仍然存在（6 个月和 12 个月时分别为 0.3% 和 0.6%）。

（五）代谢综合征与癌症风险

研究表明，线粒体 DNA 改变和功能失调与机体代谢有关。这些变化是否会影响儿童生长发育，是否影响代谢综合征（如肥胖或糖尿病）发生率，需要进一步研究。

目前尚未发现，接受抗逆转录病毒治疗儿童，儿童期癌症发病率增高；虽然，随着这些儿童进入成年期，仍需要对其进行持续的癌症风险监测。

因此，尽管抗逆转录病毒疗法大大减低 HIV 的母婴垂直传播风险，但是，围产期 HIV 病毒暴露，以及 ART 治疗对机体长期影响，有待于进一步观察研究。

（袁天明　何寒青）

参考文献

［1］ BRENNAN AT，BONAWITZ R，GILL CJ，et al. A meta-analysis assessing all-cause mortality in HIV-exposed uninfected compared with HIV-unexposed uninfected infants and children［J］. AIDS，2016，30（15）：2351-2360.

［2］ SIBIUDE J，LE CHENADEC J，BONNET D，et al. In utero exposure to zidovudine and heart anomalies in the ANRS French perinatal cohort and the nested PRIMEVA randomized trial［J］. Clin Infect Dis，2015，61（2）：270-280.

［3］ ECKARD AR，KIRK SE，HAGOOD NL. Contemporary Issues in Pregnancy（and Offspring）in the Current HIV Era［J］. Curr HIV/AIDS Rep，2019，16（6）：492-500.

［4］ 国家卫生健康委员会. 预防艾滋病、梅毒和乙肝母婴传播工作规范（2020 年版）［EB］. http：//www.nhc.gov.cn/fys/s3581/202011/fc7b46b2b48b45a69bd390ae3a62d065.shtml.

［5］ DESMONDE S，GOETGHEBUER T，THORNE C，et al. Health and survival of HIV perinatally exposed but uninfected children born to HIV-infected mothers［J］. Curr Opin HIV AIDS，2016，11：465-476.

［6］ EVANS C，JONES CE，PRENDERGAST AJ. HIV-exposed，uninfected infants：new global challenges in the era of paediatric HIV elimination［J］. Lancet Infect Dis，2016，16（6）：92-107. DOI：10.1016/S1473-3099（16）00055-4.

［7］ LANE CE，BOBROW EA，NDATIMANA D，et al. Determinants of growth in HIV- exposed and HIV-uninfected infants in the Kabeho Study［J］. Maternal & Child Nutrition，2019，15：e12776. DOI：10.1111/mcn.12776.

［8］ NDIAYE A，SUNESON K，NJUGUNA I，et al. Growth patterns and their contributing factors among HIV-exposed uninfected infants［J］. Maternal & Child Nutrition，2020，e13110. DOI：10.1111/mcn.13110.

［9］ 孙丽君，王爱玲，张福杰，等. HIV 阳性孕产妇全程管理专家共识［J］. 中国艾滋病性病，

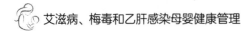
2020, 26（3）: 335-338.

［10］葛宪民, 杨文敏, 沈智勇, 等. HIV阳性母亲接受预防艾滋病母婴传播对其所生18月龄儿童体格发育的影响［J］. 中华传染病杂志, 2020, 41（3）: 354-357.

［11］李珊, 许振宇, 何艳, 等. 高效抗反转录病毒治疗药物对新生儿及儿童生长发育的影响［J］. 中华传染病杂志, 2019, 37（8）: 473-477.

［12］李辉霞, 郑剑飞, 黄广文, 等. 湖南省2011—2017年孕产妇HIV感染者早产、低出生体重和小于胎龄儿发生率及其影响因素分析［J］. 中华传染病杂志, 2018, 39（10）: 1368-1374.

［13］韦秋芬, 潘新年, 阮毅燕, 等. 母亲感染人类免疫缺陷病毒婴幼儿出生体格发育及免疫功能分析［J］. 中华实用儿科临床杂志, 2019, 34（5）: 364-367.

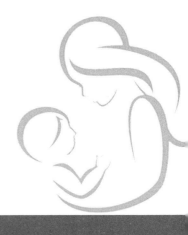

第五章

梅毒感染孕产妇及
分娩儿童健康管理

梅毒（syphilis）是由梅毒螺旋体（苍白密螺旋体）（treponema pallidum，TP）感染引起的一种慢性、系统性、全身性的性传播疾病，不仅可以侵犯皮肤和黏膜，还可导致全身性、多脏器的严重并发症。为所有孕产妇提供梅毒筛查，为确诊梅毒感染的孕产妇尽早提供规范的抗梅毒治疗，为梅毒感染孕产妇分娩儿童提供先天梅毒筛查和必要的干预治疗，有助于改善梅毒感染孕产妇及分娩儿童健康结局。

第一节　孕产妇梅毒筛查与诊断

一、筛查

　　妊娠梅毒以潜伏梅毒最常见，70%的孕妇无特异性临床表现，通常靠血清学检测发现。

（一）筛查对象与时机

　　1. 为做好预防梅毒母婴传播关口前移，建议拟结婚登记或备孕女性均接受梅毒筛查。

　　2. 对于所有妊娠女性，建议在首次接受孕产期保健服务时接受梅毒筛查。

　　3. 妊娠期间诊断出性传播疾病、与多个伴侣有无保护性行为、与之发生性行为的单个伴侣有多个性伴侣、居住在梅毒高发地区、有吸毒等高危行为女性，建议分别在孕晚期（28~32周）和分娩时重复梅毒筛查。

　　4. 妊娠期从未进行梅毒筛查的女性，或妊娠20周后曾分娩死胎的女性，建议即刻进行梅毒筛查。

　　5. 梅毒感染孕产妇，性伴侣建议同时接受检测。

（二）实验室检测方法

　　1. 梅毒病原学检测　取皮损组织、渗液或淋巴结穿刺液，通过暗视野显微镜、镀银染色、荧光检查等直接找到梅毒螺旋体；或采用核酸扩增试验，检测到病变组织梅毒螺旋体核酸阳性。

2. 梅毒血清学检测　包括非梅毒螺旋体血清学试验和梅毒螺旋体血清学试验。由于直接病原学检测的局限性，以及70%的妊娠梅毒都是潜伏梅毒，故妊娠梅毒的筛查方法常用的是梅毒血清学检测。

（1）非梅毒螺旋体试验：包括甲苯胺红不加热血清试验（toluidine red unheated serum test，TRUST）、快速血浆反应素环状卡片试验（rapid plasma regain，RPR）等，为国内最常用的方法。非梅毒螺旋体试验敏感性高而特异性差，可以有假阳性反应和假阴性反应：①假阳性反应。例如病毒感染，霉浆菌感染和疟疾，一般持续6个月内会自然消失；自体免疫疾病包括系统性红斑狼疮、结缔组织病、风湿热等，麻风和老化，非梅毒螺旋体试验效价常常会持续6个月以上，但上述很少会超过1∶8。②假阴性反应。一般梅毒螺旋体感染人体5~7周产生非特异性类抗体。因此，在此之前的检测，检测结果可为阴性。比如：

● 一期梅毒20%~30%感染者会出现假阴性。如果一期梅毒感染不足2~3周，该试验结果阴性，可以于感染4周后复查。

● 极少数晚期梅毒（三期梅毒）、极少数神经梅毒晚期、少数隐性梅毒晚期，以及感染期间直接或间接使用过抗生素的梅毒患者，有可能呈阴性反应。

但是，由于非梅毒螺旋体试验价格低廉、易于操作、结果指标能量化，通常用来作为梅毒初筛、监测疾病活动与疗效判断的指标。

（2）梅毒螺旋体试验：包括梅毒螺旋体抗体颗粒凝集试验（treponema pallidum particle agglutination，TPPA）、酶联免疫吸附试验（enzyme linked immuno-sorbent assay，ELISA）、化学发光免疫试验（chemiluminescence immunoassay，CLIA）、快速检测（RT）等。梅毒螺旋体试验敏感性和特异性高，当非梅毒螺旋体试验结果阳性时，将梅毒螺旋体试验用作梅毒的确诊性检查。该检查局限性在于：①只能定性检查，无法评估感染水平，患者一旦感染梅毒螺旋体，此试验结果通常终生阳性，治愈后也无法转阴，因此，该指标不能评估患者治疗效果；②存在假阴性，一般梅毒螺旋体感染人体4周才能产生特异性抗体，如感染不足4周，该试验可为阴性，一期梅毒极早期可出现假阴性，高危人群阴性者应于感染

4 周后复查。

（3）结果判读：非梅毒螺旋体试验和梅毒螺旋体试验两种试验可相互确诊：①患者非梅毒螺旋体试验和梅毒螺旋体试验均阳性，诊断梅毒感染。对孕妇来说，如果梅毒检测报告仅是非梅毒螺旋体试验阳性，而梅毒螺旋体试验阴性，不能诊断梅毒，需要检测一些免疫指标以排除其他疾患；②梅毒螺旋体试验阳性，而非梅毒螺旋体试验阴性，考虑极早期梅毒感染、部分晚期梅毒和既往感染。

（4）注意事项：有梅毒感染史的孕妇，初次接受孕产期保健时应将既往梅毒感染、治疗与随访的详情告诉医生，以便医生尽早明确诊断、评估分期及分析可能对胎婴儿的影响。梅毒感染孕妇建议同时进行 HIV、HBV 检测。

（5）性伴侣检测：对孕期首次诊断梅毒感染的孕妇，建议性伴侣同时接受检测。一期梅毒应通知近 3 个月的性伴侣；二期梅毒应通知近 6 个月的性伴侣；早期潜伏梅毒应通知近 2 年的性伴侣；晚期潜伏梅毒应通知过去数年的性伴侣。

（三）孕产妇梅毒检测流程

对于初次接受孕产期保健的孕妇，应当采用梅毒螺旋体血清学试验进行初筛。初筛结果呈阳性者，应用非梅毒螺旋体血清学试验进行复检，同时进行定量检测（图 5-1）。有条件的地区应当同时采用梅毒螺旋体血清学试验和非梅毒螺旋体血清学试验两类检测方法进行筛查（图 5-2）。当梅毒螺旋体血清学试验（未采用 TPPA）结果为阳性、非梅毒螺旋体血清学试验结果阴性时，需采用 TPPA 进行复检。梅毒感染孕产妇在治疗随访过程中，特别是孕晚期或分娩前，应进行非梅毒螺旋体定量检测，作为治疗效果评价和诊断孕妇所生儿童为先天梅毒儿的依据。

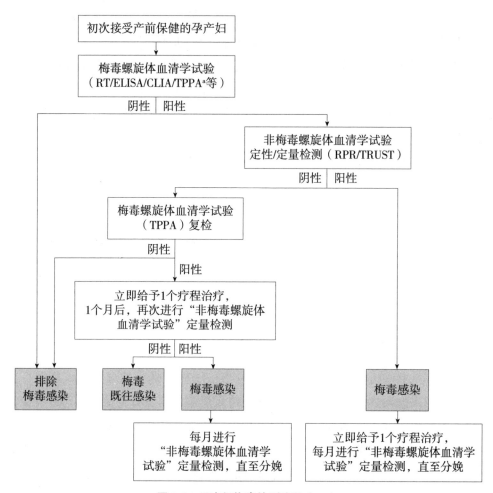

图 5-1　孕产妇梅毒检测流程（一）

注：ª 若用 TPPA 进行初筛阳性，不需要再复检。

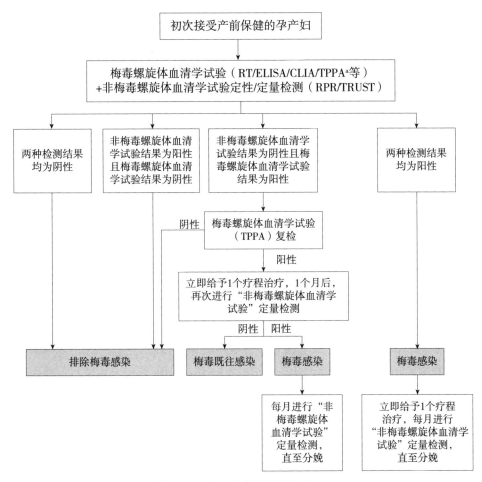

图 5-2　孕产妇梅毒检测流程（二）

注：ᵃ 若用 TPPA 进行初筛阳性，不需要再复检。

二、梅毒诊断

1. 流行病学史　有明确高危性行为史、多个性伴侣、性伴侣明确梅毒感染史、有输血史、吸毒史等。

2. 临床表现　大部分梅毒感染者无明显临床症状与体征。梅毒早期可表现为皮肤黏膜损害、全身皮疹、外生殖器出现硬下疳、淋巴结肿大等，晚期可累及全身主要器官。

3. 实验室检查 各期梅毒均可通过血清学和脑脊液检查来明确诊断。有皮肤黏膜损害的，可取渗出物行暗视野显微镜梅毒螺旋体检查和直接荧光抗体检查。妊娠期梅毒多为隐性（潜伏）梅毒，诊断主要为实验室检查：非梅毒螺旋体检测阳性，且梅毒螺旋体检测阳性。有条件时可进行脑脊液检查，隐性梅毒脑脊液无异常。

4. 诊断 符合流行病学史，临床表现及实验室检查。若患者有性病接触史，典型临床表现为疑似病例，若同时血清学试验阳性，或暗视野显微镜检查发现梅毒螺旋体即可确诊。若脑脊液检查阳性为神经梅毒。

三、梅毒分期

（一）一期梅毒

主要表现为硬下疳。梅毒感染的首发症状是梅毒螺旋体侵入部位皮损，最初为斑点，数小时沿淋巴管到达附近淋巴结，2～3 日入侵血液循环，经过 3 周潜伏期在入侵部位形成硬下疳。表现为一种边缘隆起和硬化的 1～2cm 无痛性溃疡，大多位于生殖器，但也可能位于生殖器外，如口唇、乳房等。1～2 周后，该溃疡物伴有轻度至中度局部淋巴结肿大，大小不等，多为单侧，可表现为双侧，无痛、较硬、不化脓、不溃破、不粘连。即使不经治疗，硬下疳也会在 2～8 周（多在6～8 周）内自行愈合，不留痕迹或遗留浅表瘢痕。硬下疳需要与软下疳、女阴溃疡、固定性药疹、龟头红斑增生等鉴别。硬下疳初期，大部分患者反应素未形成，梅毒血清学反应呈阴性，到 7～8 周开始转阳性。

（二）二期梅毒

常见为皮肤黏膜损害，表现为皮肤梅毒疹。梅毒未经治疗，梅毒螺旋体血行播散，形成全身表现，进展为二期梅毒。特征表现除外累及全身的皮肤黏膜损害，还可伴有全身性的淋巴结肿大，可出现脱发、发热、头痛、不适、视力下降、厌食、咽痛、肌痛以及体重减轻等，造成内脏、肌肉骨骼、神经系统、眼、耳等多脏器损害。一般发生在感染后的 7～10 周或硬下疳出现后的 6～8 周。

二期梅毒大部分梅毒螺旋体可被机体产生的抗体杀灭。小部分进入潜伏期，如果未经治疗，或治疗不彻底，当患者免疫力低下，梅毒螺旋体可进入血液循环，再现二期梅毒症状，称为二期复发性梅毒。二期复发性梅毒皮疹较少，分布局限，有集中倾向，好发肛周、脐窝、阴囊及掌跖。

1. 皮疹　含有大量梅毒螺旋体，传染性强；具有多形性，包括斑疹、丘疹、斑丘疹、脓疱疹等；常泛发对称，持续 2~6 周可自然消退。

2. 湿疣　多见于皮肤相互摩擦和潮湿的外阴及肛周。其中，扁平湿疣为扁平性丘疹聚合形成，境界清晰，隆起皮面，损害面糜烂湿润，有菲薄假膜，分泌物中含有大量的梅毒螺旋体，传染性强。

3. 白斑　斑疹消失后，留下色素沉着；期间又有色素脱失，呈网状，多见于颈部。

4. 脱发　头部可出现虫蚀状脱发，主要发生在头颞、枕部。

（三）晚期梅毒（三期梅毒）

主要表现为永久性皮肤黏膜损害，并可侵犯多种组织器官危及生命。梅毒感染 2 年后，未经治疗或治疗不规范，经过 3~30 年潜伏期，1/3 会发展到晚期梅毒。孕妇妊娠期一般 38~40 周，新发感染的影响时间有限，较少发展成晚期。若妊娠前已知梅毒感染，常伴有一定的后遗症。

1. 皮肤黏膜损害　表现为结节性梅毒疹、梅毒性树胶肿、关节炎；常见于面部、四肢等处，可自然消失，遗留萎缩瘢痕，或发生浅溃疡，愈后留有浅瘢痕，边缘部出现新损害。

2. 骨梅毒　表现为骨髓炎、关节炎、鞘膜炎等。

3. 眼梅毒　表现为虹膜炎、虹膜睫状体炎、视网膜炎、角膜炎等。

4. 晚期心血管梅毒　表现为主动脉炎、主动脉瓣关闭不全、主动脉瘤。

5. 晚期神经梅毒　表现为梅毒性脑膜炎、脑血管梅毒、麻痹性痴呆、脊髓痨、视神经萎缩。

（四）隐性梅毒（潜伏梅毒）

通常无临床症状和体征。

1. 早期隐性梅毒病程在 2 年内。2 年内有高危行为；2 年内有符合一期、二期梅毒的临床表现，但当时未得到诊断和治疗；2 年内性伴有明确梅毒感染史。

2. 晚期隐性梅毒病程在 2 年以上。

（五）神经梅毒

无症状的神经梅毒，无明显的神经系统症状和体征。

1. 脑膜神经梅毒　表现为发热、头痛、恶心、呕吐、视乳头水肿等。

2. 脑膜血管梅毒　表现为闭塞性脑血管综合征，比如偏瘫、截瘫、失语、癫痫样发作等。

3. 脑实质梅毒　可出现精神和神经系统损害表现，包括麻痹性痴呆、情绪变化、妄想、智力减退、肌无力等；若梅毒螺旋体引起脊髓损伤，称为脊髓痨，可表现为闪电样痛、触痛、温度觉、位置觉障碍。

（杨小福　朱晓军）

第二节　梅毒感染孕产妇治疗与安全助产

一、治疗

（一）一般原则

妊娠梅毒一般治疗原则为尽早、足量青霉素治疗。妊娠早期抗梅毒治疗有可能避免胎儿感染，孕妇于妊娠中晚期确诊梅毒感染，需要排除胎儿感染和畸形，中晚期治疗可以使受感染胎儿在分娩前治愈。妊娠梅毒治疗建议至少于分娩前30天进行，首选青霉素。治疗后要定期随访观察。性伴侣若确诊梅毒感染，应同时进行治疗。

（二）治疗方案

1. 推荐方案　孕产妇一旦发现梅毒感染，即刻开始治疗，可选择以下任意一种治疗方案。

（1）苄星青霉素240万U，分两侧臀部肌内注射，每周1次，连续3次为1个疗程。

（2）普鲁卡因青霉素 80 万 U/d，肌内注射，连续 15 日为 1 个疗程。

2. 替代方案 对于青霉素过敏的孕妇，目前尚无最佳替代治疗方案。因此，首先建议探究青霉素过敏史的可靠性，必要时重复青霉素皮试，或者脱敏治疗。

（1）明确青霉素过敏，但无头孢曲松过敏史的情况下可使用头孢曲松，需注意头孢曲松与青霉素可能存在交叉过敏。头孢曲松 1g/d，肌内注射或静脉注射，连续 10 天为 1 个疗程。

（2）梅毒螺旋体对大环内酯类药物普遍耐药，若存在青霉素和头孢曲松交叉过敏时，可在确保无耐药的情况下使用红霉素。红霉素每次 500mg，4 次 / 日，口服，连续 15 日为 1 个疗程。红霉素不能通过胎盘，因此，对胎儿无治疗作用。

（3）由于致畸性，孕期禁用四环素和多西环素。

3. 注意事项

（1）规范治疗的定义：使用青霉素治疗，按照治疗方案要求全程、足量治疗，治疗应在分娩前 1 个月完成。

（2）临产时确诊梅毒感染的孕妇，应立即启动并完成 1 个疗程的治疗。

（3）梅毒螺旋体血清学试验阳性、非梅毒螺旋体血清学试验阴性的孕产妇，应给予 1 个疗程的治疗。

（4）苄星青霉素治疗期间，若中断治疗超过 1 周，均应重新开始计算疗程并继续治疗。采用其他药物（如普鲁卡因青霉素、头孢曲松或红霉素）治疗期间，若遗漏治疗 1 日或超过 1 日，均应重新开始计算疗程并继续治疗。

（5）使用红霉素治疗的孕妇，治疗期间应加强临床观察和血清学随访，在分娩后应变更多西环素复治：多西环素，100mg，2 次 / 日，连服 15 日，治疗期间不能哺乳。

（6）因头孢曲松尚缺乏充分的有效性数据证实预防母婴传播疗效，红霉素不能完全通过胎盘屏障，均不能有效治疗胎儿。因此，使用头孢曲松或红霉素治疗孕妇所生的新生儿，应按照先天梅毒治疗方案给予相应的治疗。

（7）治疗后定期随访：在分娩前应每 1 个月行非梅毒螺旋体血清学试验定量检测，若高滴度患者治疗后 3～6 个月内非梅毒螺旋体血清学试验滴度上升 4 倍（2 个稀释度），或未下降 4 倍（2 个稀释度），或检测结果由阴转阳，应当立即再给予 1 个疗程的梅毒治疗。

（8）血清固定：少数梅毒患者在正规治疗后，非梅毒螺旋体抗体滴度下降至一定程度（一般 ≤ 1∶8）即不再下降，而长期维持在低滴度（甚至终生）的现象称为血清固定。如孕妇梅毒血清学试验阳性，又不能排除梅毒时（即非梅毒螺旋体试验存在假阴性及血清学固定），尽管曾接受过抗梅毒治疗，为保护胎儿，应再次接受抗梅毒治疗。

（9）有梅毒感染史者，即使已经接受正规治疗和随访，为消除梅毒母婴传播，梅毒螺旋体试验阳性、非梅毒螺旋体试验阴性的孕妇，应给予一个疗程的治疗。

（10）用青霉素治疗时应注意胎儿宫内监测和预防吉海反应。吉海反应发生于首次抗梅毒治疗后，主要表现为畏寒、发热、肌肉及骨骼疼痛，严重的吉海反应可诱发子宫收缩、早产和 / 或胎心率异常。建议早期梅毒孕妇给予住院治疗，可在治疗前 1 天口服泼尼松减轻反应，每日 20 ~ 30 mg，分 2 次给药，2 ~ 3 天后停用。

（11）性伴治疗：梅毒孕妇的所有性伴侣都应进行检查和相应的治疗。如果性伴侣的梅毒血清学检查阳性，应该立即开始治疗；如果为阴性，推荐在 4 周后每月复查，连续 3 次。如果不能保证其后的随访检查，建议立即进行预防性治疗。早期梅毒传染性强，因此，3 个月内的性伴侣均建议进行预防性治疗。预防性治疗方案为苄星青霉素 240 万 U，分两侧臀部肌内注射，共 1 次。

（12）妊娠梅毒合并 HIV 感染是否加大抗梅毒治疗剂量和延长疗程尚不明确，一般认为和没有合并 HIV 感染的患者的剂量及疗程相同。但是，建议妊娠梅毒合并 HIV 感染接受脑脊液检查。

二、安全助产

梅毒感染不是终止妊娠的指征。孕早期发现梅毒感染，及时治疗可以治愈孕妇和避免胎儿感染。若在妊娠 20 周后首次诊断为梅毒，规范治疗同时应进行胎儿梅毒诊断，尤其注意是否存在胎儿先天性梅毒征象，如胎盘增大变厚、胎儿水肿、肝脾肿大、腹水、胎儿生长受限等。治疗能阻止其进一步恶化，不能够完全恢复已有损害。如提示预后不良，可考虑终止妊娠。

目前，研究认为剖宫产和经阴道分娩发生梅毒母婴传播的概率大致相同，梅毒感染产妇分娩方式应根据产科指征来决定。为避免一些产科因素造成的新生儿感染，以及医护人员的职业暴露，在分娩过程中实施标准预防。

1. 孕妇临产后进入隔离产房待产与分娩，助产人员采取严格的防范措施，防止血液、羊水大面积喷溅导致皮肤或眼结膜污染。

2. 尽量缩短破膜后产程，避免实施对胎儿有损伤的手术操作，增加胎儿暴露于血液和体液风险，如会阴侧切术、产钳助产术、胎头吸引术等。

3. 分娩过程中，防止新生儿皮肤与黏膜损伤，吸尽新生儿口腔羊水，迅速清洁新生儿全身的羊水和血迹，尽量保护新生儿少受母血及产道分泌物的污染。

三、产后随访

建议随访 2~3 年。产后随访与未孕梅毒患者一致，包括应用非梅毒螺旋体试验复查抗体滴度评价疗效，和全身体检观察临床表现。早期梅毒第 1 年每 3 个月随访 1 次，以后每 6 个月随访一次。早期梅毒应在 3 个月后血清学下降 2 个稀释度，6 个月后下降 4 个稀释度。多数一期梅毒 1 年内，二期梅毒 2 年内血清转阴。如果非梅毒螺旋体试验由阴转阳，或滴度较前期升高 4 倍以上，属血清复发；若出现临床症状，需考虑再感染可能。该种情况在除外神经梅毒后，应重新启动一个疗程治疗。晚期梅毒治疗后抗体滴度下降缓慢，治疗 2 年后仍有约 50% 未转阴。少数晚期梅毒抗体滴度低水平持续 3 年以上，即血清学固定。出现血清固定，建议全身检查；如临床无复发，除外心血管、内脏梅毒，可不必再治疗，但要定期复查血清学反应滴度，随访 3 年。心血管、神经梅毒由专科医生终身随访。神经梅毒治疗后，每 3~6 个月复查一次，包括血清学和脑脊液检查。

（陶承静 杨小福）

第三节 梅毒暴露儿童健康管理

梅毒螺旋体可以由母体经过胎盘造成胎儿宫内感染，导致先天梅毒的发生，是妊娠合并梅毒的严重后果之一。此外，妊娠梅毒未经治疗或治疗不彻底，还可导致暴露子代自然流产、死产、非免疫性胎儿水肿、早产和围产期疾病发生及死亡，甚至影响存活儿童的生长发育及神经心理发育。落实梅毒暴露儿童健康管理是全面促进儿童健康的重要内容之一。

先天梅毒，又称胎传梅毒。分为早期先天梅毒、晚期先天梅毒和隐性先天梅毒。早期先天梅毒一般在 2 岁以内发病，常见在出生后 3 周至 3 个月发生，类似二期梅毒。晚期先天梅毒一般在 2 岁或以后发病，类似于晚期梅毒，出现炎症性损害或标记性损害。隐性先天梅毒即未经治疗的先天梅毒，多无临床症状，梅毒血清学试验阳性，脑脊液检查正常。年龄＜2 岁者为早期隐性先天梅毒，≥2 岁者为晚期隐性先天梅毒。近年来，我国开展了消除艾梅乙母婴传播项目，先天梅毒的发生率已明显下降。

一、临床表现

1. 早期先天梅毒（＜2 岁）2 岁以内发病，类似二期梅毒。患儿出生后可无明显临床症状和体征，仅表现为营养不良、消瘦。约 2/3 病例在出生 3 ~ 8 周开始出现以下临床症状。

（1）淋巴结肿大：20% ~ 50% 患儿淋巴结肿大，特点为不融合、可活动、质硬、无触痛。20% 患儿存在滑车上淋巴结肿大，是早期先天性梅毒的特征性体征。

（2）黏膜损害：梅毒性鼻炎是最常见的早期症状，最初鼻分泌物呈水样，以后逐渐变黏稠，呈脓性及血性，影响呼吸和哺乳。分泌物中可查到很多梅毒螺旋体。梅毒黏膜损害可发生在口腔，形成黏膜斑；可引起喉炎出现声音嘶哑。

（3）皮肤损害：33% ~ 58% 患者发生皮肤损害，症状多在生后 6 周左右出现，表现为全身广泛性、对称性、多形性皮肤损害。梅毒性天疱疮好发于面部（口及鼻周围）、尿布区及掌跖部，表现为水疱 – 大疱型皮损，是先天性梅毒特征性皮疹，系严重疾病的表现。疱疹浆液或脓性渗出物中可找到梅毒螺旋体，具有传染性。疱疹破溃后可发生结痂，脱屑，或呈对称性分布的红铜色皮疹，表现为斑丘疹及丘疹鳞屑性损害。红铜色皮疹好发于掌跖、外生殖器、臀部。皮肤损害发生在潮湿部位，如肛门周围皮肤，可出现糜烂，形成与扁平湿疣类似皮肤损害；皮损发生在口角、鼻孔及肛门周围部位，还可出现线状皲裂性损害，愈合后成为特征性的放射状瘢痕。此外，梅毒患儿皮肤还可呈干皱状，如老人貌；可出现头皮两侧及后侧片状脱发；睫毛及眉毛脱落具有特征性；还可发生甲沟炎、甲床炎等。因此，梅毒皮疹又被称为皮肤损害的"经典图谱"。

（4）骨骼损害：多发生在 6 个月内。最常见的是长骨骨软骨炎，其引起四肢疼痛、压痛、关节肿胀，稍一牵动四肢即引起啼哭，儿童因害怕疼痛呈现四肢瘫瘢样表现，称之梅毒性假性瘫痪，X 线检查出现：长骨骨骺增大、变宽及不规则的骨骺线；骨干骺端远端出现暂时钙化带，呈不规则的锯齿状。有些儿童可并发骨膜炎。梅毒骨骼损害可发生在手指，表现为手指梭状肿胀。

（5）眼梅毒：先天梅毒可发生脉络膜视网膜炎，表现为眼底边缘产生花椒盐状色素斑，这是晚期先天梅毒的标记之一。

（6）其他：可出现贫血及血小板减少；10% 的患儿可发生神经梅毒，以脑膜血管神经梅毒为多见，部分神经梅毒患儿，可表现视神经萎缩、偏瘫、完全性麻痹及脑膜炎等。肝脾肿大是先天性梅毒常见临床表现，约 90% 患儿发生脾肿大，约 40% 患儿发生肝大，少数有梅毒性肾炎。梅毒螺旋体可侵袭肺组织，导致肺部间质性浸润性改变，临床称为"白色肺炎"。

2. 晚期先天性梅毒（＞2 岁）　2 岁以后发病，类似于获得性三期梅毒。患儿可发生典型梅毒标志性损害，临床上已经十分罕见。可以表现为额头隆起、上颌骨短、腭弓高、哈钦森牙、鞍鼻、胸锁关节骨质肥厚、间质性角膜炎、感音神经性耳聋、克勒顿关节炎等。

3. 潜伏梅毒　亦称隐性梅毒，指存在梅毒感染史，无临床症状或临床症状已消失，除梅毒血清学阳性外无任何阳性体征，且脑脊液检查正常者。其可能与机体免疫力较强或药物治疗剂量不足，仅暂时抑制梅毒螺旋体有关。在诊断潜伏梅毒时，需要注意明确母亲梅毒感染病史，同时排除其他可以引起梅毒血清反应阳性的自身免疫性疾病。由于患儿机体内存在梅毒螺旋体，当机体抵抗力降低时，仍有一定概率出现临床表现。临床表现出现。

二、诊断和鉴别诊断

先天梅毒诊断应根据病史、临床症状、体检、实验室检查综合分析，需注意各期梅毒临床表现不同，也注意孕产妇基本情况，详细了解梅毒史和具体治疗情况。

（一）诊断标准

梅毒感染孕产妇所生儿童符合下列任何一项，可诊断为先天梅毒：

1. 儿童的皮肤黏膜损害或组织标本病原学检查阳性。病原学检测方法包括暗视野显微镜、镀银染色镜检和核酸扩增试验。

2. 出生时梅毒螺旋体 IgM 抗体检测阳性。

3. 出生时非梅毒螺旋体血清学试验定量检测结果阳性，滴度大于等于母亲分娩前滴度的 4 倍（2 个稀释度），且梅毒螺旋体血清学试验结果阳性。

4. 出生时不能诊断先天梅毒的儿童，任何一次随访过程中非梅毒螺旋体血清学试验结果由阴转阳或上升 4 倍滴度（2 个稀释度），且梅毒螺旋体血清学试验阳性。

5. 18 月龄前未能诊断先天梅毒的儿童，18 月龄后梅毒螺旋体血清学试验仍阳性。

（二）鉴别诊断

先天梅毒的症状和体征与其他新生儿感染相似，包括弓形虫病、单纯疱疹、巨细胞病毒、风疹和新生儿败血症等。根据梅毒感染孕产妇的临床表现、梅毒治疗情况、体格检查和实验室检查有助于作出诊断。

三、宫内感染

宫内感染主要根据母体的疾病临床特征，以及胎儿器官、组织的变化，超声诊断结合血清检查进行诊断。研究证实梅毒感染孕妇孕 6 周左右，梅毒螺旋体即可感染胎儿，引起死胎。孕 16～20 周梅毒螺旋体可通过血液、淋巴液等循环系统扩散至胎儿全身，致使胎儿的器官、组织病变。解剖学显示侵袭后的胎盘，可发生肿大、缺血、绒毛膜呈局部性炎症并发生分散性坏死。胎儿宫内感染的超声图像提示胎儿肝脾肿大、腹水、全身水肿、宫内窘迫等，其中肝脾肿大比例高达 80%、水肿超过 50%。

梅毒螺旋体表面的黏多糖以及黏多糖酶，通过与含有黏多糖基的组织发生结合实现感染，造成组织黏多糖基质分解引起组织损伤。常见的含有黏多糖基的组织除皮肤、主动脉、肝脏以外，胎盘和脐带是主要部位。因此，梅毒螺旋体对胎盘和脐带都有侵袭作用，容易导致组织受损引起感染。此外，梅毒螺旋体能够感染蜕膜细胞，通过趋化因子进入胎儿循环系统，进入循环系统后一般会在妊娠 42 天左右感染胎儿，严重者引起死胎。妊娠梅毒如果在孕 12 周以前确诊，给予及时治疗，可以显著改善不良妊娠结局。

四、不良结局影响因素

妊娠梅毒可导致死胎、早产、低出生体重、先天梅毒等不良妊娠结局发生，可能与下列因素有关：

（一）梅毒感染的时间

传统观念认为，妊娠 20 周以前梅毒螺旋体不通过胎盘。这个观点已经被越来越多的研究否定。现有研究提示，妊娠 6 周开始，梅毒螺旋体即可感染胎儿；妊娠 16 ~ 20 周后，梅毒螺旋体可直接通过感染胎盘，播散到胎儿全身各脏器。孕周延长，胎儿暴露梅毒螺旋体环境时间延长，感染风险可增加。

（二）梅毒分期

因妊娠期孕产妇机体免疫系统暂处于抑制状态，导致妊娠期梅毒多为潜伏梅毒，临床症状不明显。潜伏梅毒分为早期潜伏梅毒（感染 2 年内）和晚期潜伏梅毒（感染 2 年以上）。早期潜伏梅毒的传播强度较症状性梅毒稍弱，但仍有一定传染性。晚期潜伏梅毒及三期梅毒的传染性较弱。未经治疗的一期、二期梅毒母婴传播率可超过 80%。

（三）孕产妇梅毒血清滴度

孕产妇梅毒血清滴度是影响妊娠结局的重要危险因素。既往研究指出，孕产妇梅毒血清滴度 ≥ 1：8，梅毒母婴传播风险明显增加；滴度越高，其发生自然流产、死胎、早产、低出生体重和先天梅毒的概率越高。有文献报道，梅毒孕产妇如果 TRUST 滴度 < 1：4，不良妊娠结局的发生率为 16.7%，如 TRUST 滴度 ≥ 1：8，不良妊娠结局比例高达 60% 以上。

（四）妊娠期梅毒治疗

预防梅毒母婴传播最有效的手段是尽早、足量和足疗程的青霉素治疗。首剂青霉素治疗时间越晚，妊娠结局及新生儿预后越差。妊娠晚期进行治疗虽可阻止进一步病变，但对已发生的出生缺陷无任何治疗作用，病变也难以恢复。未经治疗的妊娠梅毒总体不良结局发生率可高达 70%，非规范治疗孕产妇，20% ~ 30% 发生不良妊娠结局。

五、梅毒产妇分娩儿童治疗

（一）治疗方式决定因素

1. 母亲梅毒病情与治疗情况。

2. 母亲对治疗的血清学反应。

3. 母亲和婴儿血清学滴度的比较。

4. 婴儿的体格检查和实验室检查结果，如脑脊液检查、血常规、长骨 X 线、胸片、肝功能、神经影像学检查、眼科检查和听觉脑干反应等。存在下列情况之一提示梅毒母婴传播失败发生先天梅毒可能性增加：早期梅毒（病程小于 1 年）；产妇治疗时间距离分娩不足 30 天；超声提示胎儿有异常的影像学征象。

（二）儿童预防性治疗

1. 治疗对象　所有梅毒感染孕产妇所生的新生儿。

2. 治疗方案　苄星青霉素，5 万 U/kg，1 次肌内注射（分两侧臀肌）。

（三）先天梅毒治疗

有条件的地区应进行脑脊液检查，包括常规检查及脑脊液梅毒血清学试验，以判断是否有神经系统损害。确诊先天梅毒可以选择以下任意一种方案，治疗期间如果遗漏治疗，需重新计算治疗疗程，再次开始治疗。

1. 青霉素　每次 5 万 U/kg，每 8 小时 1 次（7 日内新生儿，每 12 小时 1 次），静脉滴注，连续 10～14 日。

2. 普鲁卡因青霉素　每次 5 万 U/kg，每日 1 次，肌内注射，连续 10～14 日。

六、儿童感染状况监测和随访

梅毒感染孕产妇所生儿童自出生开始，定期进行梅毒血清学检测和随访，直至排除或诊断先天梅毒。一般情况，婴儿需在 3、6、9、12、15 月龄和 18 月龄时随诊，并加强儿童保健（图 5-3）。

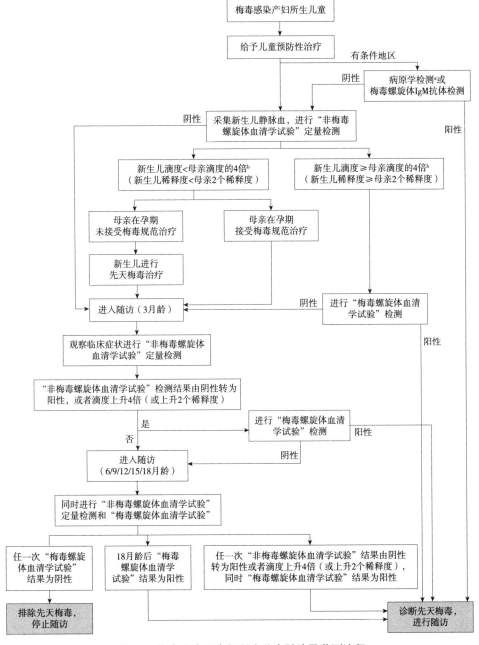

图 5-3　梅毒感染孕产妇所生儿童随访及监测流程

注：ᵃ 病原学检测方法包括暗视野显微镜、镀银染色镜检和核酸扩增试验；ᵇ 若母亲滴度未知，应尽快进行非梅毒螺旋体血清学试验定量检测。

（一）经充分治疗的梅毒感染孕产妇所生儿童随访

1. 一般情况下，未获感染婴儿，自3月龄起，非梅毒螺旋体抗体滴度应逐渐下降，至6月龄消失。若婴儿出生时非梅毒螺旋体血清学试验、梅毒螺旋体血清学试验均阳性，应每3个月复查1次；6个月为阴性且无临床表现，一般可排除先天梅毒。

2. 若发现非梅毒螺旋体血清学检测结果由阴转阳，或滴度上升2个稀释度，则应对患儿重新进行梅毒螺旋体试验，若阳性按先天梅毒治疗。

3. 出生时婴儿非梅毒螺旋体血清学试验滴度≥母亲的4倍，或有先天梅毒临床表现（无论其梅毒血清学试验结果如何），均应按照先天梅毒治疗并密切随访。

4. 对于婴儿6、9、12、15月龄及18月龄的任一次随访，梅毒螺旋体血清学试验结果为阴性者，可排除先天梅毒，停止随访。

5. 18月龄后梅毒螺旋体试验结果阳性者，诊断为先天梅毒，并进行随访。

6. 无条件进行随访的婴儿，给予预防性梅毒治疗方案。

（二）未经充分治疗的孕产妇所生婴儿的随访

1. 婴儿出生时非梅毒螺旋体血清学试验阴性，或阳性且滴度小于母亲的4倍，应给予预防性梅毒治疗后随访。

2. 婴儿出生时非梅毒螺旋体血清学试验阴性，或阳性且滴度小于母亲的4倍，但有先天梅毒的临床表现，应给予先天梅毒治疗后随访。

3. 婴儿出生时非梅毒螺旋体血清学试验滴度大于等于母亲的4倍，按照先天梅毒处理后随访。

（三）儿童血清学滴度变化

梅毒产妇分娩儿童梅毒血清反应结果要综合评估，母血梅毒抗体可在婴儿体内存留，需定期复查血清学。梅毒产妇分娩新生儿血清分析，TRUST和TPPA同时阳性可达25%；TRUST和TPPA的阳性率分别可达47%和97%。梅毒感染产妇分娩儿童RPR、TPPA、ELISA三种方法检测，转阴月龄中位数估计值分别为2～3个月、5～7个月、11个月；转阴高峰时间为3月龄。非先天梅毒儿童，12月龄梅毒RPR、TPHA、ELISA结果基本全部阴性。母亲的血清学低滴度血清反应结果是儿童低滴度和快速转阴的保护因素。

七、儿童远期健康

　　梅毒感染孕产妇分娩儿童，生后 3 个月内主要易患上呼吸道感染、腹泻。先天梅毒患儿上述疾病患病率高于暴露但未感染儿童（47.5% vs. 36.6%）。先天梅毒患儿在按照标准指南治疗后，8 ~ 60 月龄评估，大多数患儿总体预后良好，约 13.3% 患儿存在后遗症，主要表现为精神运动发育迟缓、严重贫血、面瘫、癫痫、小头畸形、生长激素缺乏、听力异常和肝功能异常等。梅毒感染产妇如接受充分治疗，所生儿童生长发育和疾病预后总体良好。

八、计划免疫

　　根据《国家免疫规划疫苗儿童免疫程序及说明（2021 版）》等规定，梅毒感染不作为疫苗接种禁忌。梅毒感染孕产妇分娩儿童原则上按照免疫程序进行疫苗接种。如婴儿发生先天性梅毒感染，则需要根据感染和具体发病症状情况进行判断和安排后续疫苗接种。急性发病期或正在用药，暂缓接种；如有先天性脏器损害，则根据损害程度进行评估后安排接种。

九、感染控制和预防

　　建议所有患者采取标准预防措施，包括疑似或证实患有先天梅毒的婴儿。当护理患有先天性、原发性和继发性梅毒并伴有皮肤和黏膜病变的患者时，应佩戴手套，直到患者接受治疗时间超过 24 小时。未接受治疗的所有梅毒患者，其潮湿的开放性病变、分泌物和血液均有一定传染性。

　　所有在确定疾病之前或治疗前 24 小时内与早期先天梅毒患者密切无保护接触的人，应在接触后 2 ~ 3 周进行临床检查，以确定是否存在病变。应在接触后 3 个月或出现症状时尽早进行血清学检测并重复检测。应评估有梅毒风险或感染梅毒的婴儿及其母亲是否患有其他性传播疾病，如乙型肝炎、淋病、衣原体和艾滋病毒。

（袁天明　徐春彩）

参考文献

［1］ 中国国家卫生健康委员会. 预防艾滋病、梅毒和乙肝母婴传播工作规范（2020 年版）［EB］. www.nhc.gov.cn/fys/s3581/202011/fc7b46b2b48b45a69bd390ae3a62d065.shtml.

［2］ 王千秋, 刘全忠, 徐金华. 性传播疾病临床诊疗与防治指南［M］. 上海科学技术出版社, 2014.

［3］ HARTER C A, BENIRSCHKE K. Fetal syphilis in the first trimester［J］. American Journal of Obstetrics & Gynecology, 1976, 124（7）: 705-711.

［4］ 陈颖, 刘洋, 刘宁, 等. 妊娠期梅毒患者胎儿宫内感染的超声诊断［J］. 中国皮肤性病学杂志, 2017, 31（B3）: 2.

［5］ 门杰, 曾宁, 张宇, 等. 孕期梅毒妇女胎儿宫内感染的超声影像研究［J］. 中华医院感染学杂志, 2017, 27（14）: 4.

［6］ 戴红艳, 王昊珏, 徐燕. 不同滴度的妊娠梅毒患者的治疗结局分析［J］. 中国性科学, 2017, 26（11）: 100-102.

［7］ 胡芳, 卢建军, 华宁宣, 等. 广州市 2012—2019 年不同青霉素治疗疗程对梅毒感染孕妇不良妊娠结局的影响［J］. 中国艾滋病性病, 2021, 27（5）: 5.

［8］ 李辉霞, 郑剑飞, 黄广文, 等. 妊娠梅毒治疗与不良妊娠结局的关联性研究［J］. 中华传染病杂志, 2019, 37（1）: 7.

［9］ RAC MW, REVELL PA, EPPES CS. Syphilis during pregnancy: a preventable threat to maternal-fetal health［J］. Obstetric Anesthesia Digest, 2017, 216（4）: 352-363.

［10］ 李宇, 刘意, 娄金丽, 等. 201 例感染梅毒的孕妇分娩的婴儿血清学转归分析［J］. 中国艾滋病性病, 2018, 24（11）: 4.

［11］ 张丽芬, 钟娜, 陈琴, 等. 1152 例梅毒孕妇及所产新生儿的梅毒血清学试验结果分析［J］. 中国艾滋病性病, 2019（9）: 3.

［12］ 张凡, 李波, 黄印宗, 等. 157 例妊娠梅毒孕妇规范治疗后新生儿血清学追踪观察［J］. 皮肤性病诊疗学杂志, 2019, 26（1）: 4.

［13］ 李林林, 王金红. 隐性梅毒孕妇所产新生儿梅毒血清检测结果及其转阴情况分析［J］. 临床检验杂志（电子版）, 2017, 6（2）: 328-329.

［14］ WALKER GJ, WALKER D, MOLANO FRANCO D, et al. Antibiotic treatment for newborns with congenital syphilis［J］. Cochrane Database Syst Rev, 2019, 2（2）: CD012071.

［15］李阳，李冰莹，古亦斌，等. 上海市梅毒感染孕产妇分娩子女健康情况及儿童保健服务利用调查［J］. 中华流行病学杂志，2020，41（3）：337-342.

［16］LAGO EG，VACCARI A，FIORI RM. Clinical features and follow-up of congenital syphilis［J］. Sex Transm Dis，2013，40（2）：85-94.

［17］LUO H，QIU L，WU Y，ZHANG X. Growth in syphilis-exposed and -unexposed uninfected children from birth to 18 months of age in China：a longitudinal study［J］. Scientific reports，2019，9（1）：4416.

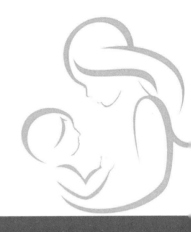

第六章

乙肝感染孕产妇及
分娩儿童健康管理

乙型肝炎病毒（hepatitis B virus，HBV）感染是全球性的健康问题，据统计全世界有 2.57 亿慢性 HBV 感染者，2015 年全球范围内因 HBV 感染相关疾病死亡的人数高达 88.7 万。2016 年 5 月世界卫生大会通过了《全球卫生部门病毒性肝炎战略（2016—2021）》，这一战略提出至 2030 年消除病毒性肝炎公共卫生威胁的目标（在 2015 年数据的基础上将新发病毒性肝炎感染率降低 90%，并将病毒性肝炎引起的病死率减少 65%）。其中，消除乙型肝炎（简称乙肝）对公共卫生威胁需要将 5 岁儿童的乙型病毒性肝炎感染率降至 0.1%。我国是乙肝的中高流行区，育龄妇女的乙肝总体阳性率为 5%~6%。

HBV 是引起乙肝的病原体，属嗜肝 DNA 病毒科。孕产妇接受乙肝筛查，有利于及时发现乙肝感染者，为其尽早提供必要的干预指导，避免乙肝母婴传播和其他不良妊娠结局。

第一节　孕产妇乙肝筛查与诊断

一、HBV 感染的相关指标

（一）HBV 血清学标志物

HBV 血清学标志物包括 HBsAg、抗 HBs、HBeAg、抗 HBe、抗 HBc、抗 HBcIgM。

1. HBsAg 阳性表示 HBV 感染，HBsAg 可由 cccDNA 转录为 mRNA 翻译产生，也可由整合人宿主基因组的 HBV DNA 序列转录翻译而来。

2. 抗 HBs 为血清保护性抗体，阳性表示具备 HBV 免疫力，见于乙型肝炎康复期及接种乙型肝炎疫苗者。

3. 抗 HBc 主要是抗 HBcIgG，只要感染过 HBV，不论病毒是否被清除，此抗体多为阳性。

4. HBeAg 阳性表示存在病毒复制、传染性强。

5. 抗 HBcIgM 阳性多见于急性乙型肝炎，慢性 HBV 感染急性发作多表现为低水平阳性。

（二）HBV 病毒核酸

HBV DNA 主要用于评估 HBV 感染者病毒复制水平，是抗病毒治疗适应证选择及疗效判断的重要指标。

（三）血清生物化学

1. ALT 和 AST　血清谷丙转氨酶（alanine aminotransferase，ALT）和谷草转氨酶（aspartate aminotransferase，AST）可在一定程度上反映肝细胞损伤程度，特别是长期病毒抑制患者 ALT 和 AST 升高，应进一步分析原因。1% 的肝细胞坏死时，血清 ALT 水平可升高 1 倍。

2. 总胆红素　与胆红素生成、摄取、代谢和排泄有关，升高的主要原因为肝细胞损伤、肝内外胆管阻塞、胆红素代谢异常和溶血。胆红素持续上升而转氨酶下降，称为胆酶分离，提示肝细胞坏死严重。肝衰竭患者总胆红素可 > 171μmol/L，或每天上升 > 17.1μmol/L。

3. 血清白蛋白　反映肝脏合成功能，肝硬化和肝衰竭患者可有血清白蛋白水平下降。白蛋白水平同时也受到营养状况等的影响。

4. PT、PTA 和 INR　凝血酶原时间（prothrombin time，PT）、凝血酶原活动度（prothrombin activity，PTA）、国际标准化比值（international normalized ratio，INR）反映肝脏凝血因子合成功能，对判断疾病进展及预后有重要价值。PTA 的正常值为 80% ~ 100%，若 PTA < 40%，提示肝细胞大片坏死。

5. AFP　甲胎蛋白（alpha fetoprotein，AFP）升高可见于肝癌等多种恶性肿瘤，以及妊娠期、性腺来源的肿瘤。甲胎蛋白在妊娠期间均有升高，对于监测乙肝患者进展为肝硬化和肝癌的判断，参考意义不大。

（四）肝纤维化无创诊断指标

谷草转氨酶与血小板计数比值指数、基于 4 因子的纤维化指数（fibrosis 4 score，FIB-4）、肝脏硬度值测定用于评估肝硬化的程度。若 > 30 岁人群中 FIB-4 ≤ 0.7，排除乙型肝炎肝硬化的阴性预测值可达 96%。细胞外基质成分如透明质酸、Ⅲ型前胶原肽、Ⅳ型胶原、层粘连蛋白等均可反映肝纤维化发生情况，但尚缺乏可供临床应用的统一诊断界值。肝脏硬度值测定包括瞬时弹性成像和磁共振弹性成像。

二、孕产妇的乙肝筛查与咨询

（一）妊娠早期

1. 检测前后咨询 医务人员应该为所有孕妇在妊娠早期提供乙肝表面抗原筛查，有条件的地方可提供乙肝五项检测；为接受检测的孕妇，提供检测前后咨询。确诊感染的孕妇，建议接受肝功能检测、超声肝脏检查，以进一步评估病情。

检测前，医务人员应该详细了解孕妇的疾病史、家族史、生育史等，尤其是乙肝感染的危险因素、既往感染情况、治疗情况等，告知妊娠期乙肝筛查的重要性，本次检测内容，检测结果获取时间和获取方式等。检测后，医务人员应对孕妇检测结果进行解读，为确诊乙肝感染的孕妇提供干预指导或者必要的转诊。

2. 分类指导

（1）孕妇 HBsAg 阴性，表明该孕妇无 HBV 感染，给予常规妊娠期保健服务。此外，建议了解其丈夫有无 HBV 感染。若丈夫是慢性 HBV 感染者，建议孕妇根据自身是否存在抗 HBs 抗体及抗体水平在孕期做好预防。接种乙肝疫苗是预防HBV 感染最有效的方法，未感染过 HBV 的妇女在妊娠期间接种乙肝疫苗是安全的，乙肝抗体低下者可予接种乙肝疫苗加强针，乙肝抗体阴性者发生意外暴露请及时注射乙肝免疫球蛋白进行保护。

（2）孕妇 HBsAg 阳性，表明该孕妇已经 HBV 感染。医务人员需详细询问病史，内容包括：父母及家庭成员感染情况、既往 HBV 感染情况、既往肝功能是否稳定、HBV DNA 水平、既往相关的辅助检查、既往是否治疗、治疗药物及药物的更改情况等。如为经产妇，医务人员须询问孩子感染与否，若尚未知晓其孩子HBsAg 情况，建议其孩子检查乙肝三系。若丈夫无 HBV 感染，建议丈夫接种乙肝疫苗。对慢性 HBV 感染者应避免与他人共用牙具、注射器及取血针，并定期接受医学随访。

（3）若孕妇在肝病科已诊断为肝硬化，接诊医生或保健人员应建议其终止妊娠。强烈要求生育者，在总体情况较好条件下（白蛋白 > 35g/L、血小板 >100×10^9/L 等），请肝病科会诊，再决定是否继续妊娠；对有其他内科合并症的慢性 HBV 感染孕妇，建议与相关专科医生共同管理。

3. 肝功能检测 慢性 HBV 感染者，在妊娠早期必须检测肝功能。若肝功能异常，需排除妊娠剧吐、饮食少引起的肝损害，排除丙肝、丁肝等其他病毒性肝炎引起的肝损害，排除自身免疫性肝病引起的肝损害，还需排除其他可能引起肝功能异常的疾病。少数 BMI 指数较高者，可伴有 ALT 轻微升高，须询问孕前是否已存在 ALT 低水平升高，若孕前已存在，而 HBV DNA 低于检测值，考虑脂肪肝可能，建议控制体重。若 ALT 升高显著，同时伴胆红素升高，且 HBV DNA ≥ 2×10^5IU/ml，建议感染科会诊，必要时予抗病毒治疗，避免发生重型肝炎。

4. HBV DNA 定量检测　孕妇 HBsAg 阳性，需检测外周血 HBV DNA 水平，即病毒水平，可反映病毒复制是否活跃。通常认为 HBV DNA ≥ 2×10^5IU/ml，病毒复制活跃，称高病毒水平，也称高病毒载量。HBV DNA 水平低于检测下限者，并不是没有病毒，只是检测方法不够灵敏，不能检测到低水平的病毒，而不是真正"阴性"。

5. HBeAg 与 HBV DNA 水平的关系　若不能进行 HBV DNA 检测或无检测结果，可依据 HBeAg 阳性结果推测 HBV DNA 水平。HBeAg 阳性孕妇提示病毒复制活跃，其 HBV DNA 水平 > 2×10^5IU/ml 的可能性为 90%，中位 HBV DNA 的水平为 $10^7 \sim 10^8$IU/ml；HBeAg 阴性孕妇，病毒复制不活跃，其 HBV DNA 水平 > 2×10^5IU/ml 的可能性为 1%，HBV DNA 中位水平 < 10^3IU/ml。因此，可视 HBeAg 阳性为高病毒水平。

6. 肝脏超声检查　孕早期超声检查，观察肝脏、脾脏及胆囊情况，注意有无出现肝硬化。

（二）妊娠中晚期

1. 检测前后咨询　如果孕妇为妊娠中晚期首次接受乙肝筛查，告知内容同妊娠早期孕妇，同时需了解未接受孕早期 HBV 筛查的原因。如果检测结果为乙肝感染，需要询问 HBV 感染者有无恶心、呕吐、腹泻、疲劳等症状，有症状者需进一步分析原因。详细了解目前是否有特殊用药，如低分子量肝素、阿司匹林、泼尼松、替诺福韦等，所用药物的起始时间与剂量，查阅妊娠早期的化验报告及肝脏 B 超结果，注意 HBV DNA 水平。

2. 肝功能检测　妊娠中晚期的常规检查中，须注意血小板、凝血功能、肝功能有无异常。如果仅出现 ALT、AST 升高，无胆红素升高，需排除导致 ALT 升高的其他相关因素（如药物和脂肪肝等）。在生理情况下，肝脏负担在妊娠 14 周左右明显加重，因此少部分孕妇可表现为 ALT、AST 升高。首次检测肝功能正常者，无肝炎症状时，每 2 个月复查 1 次。若孕妇 ALT、AST 水平 < 2 倍参考值上限（upper limit of normal value，ULN），且不伴胆红素升高，且 HBV DNA 稳定，无须治疗，但需休息，间隔 1 ~ 2 周复查肝功能。若孕妇 ALT、AST 水平 > 2ULN，但无胆红素升高及肝炎症状，可告知孕妇不必焦虑，经休息等保守治疗后能好转或完全恢复，间隔 3 ~ 5 天复查；若孕妇 ALT、AST 水平 > 2UNL，且伴胆红素升高或肝炎症状，需请感染科或肝病科医师会诊，必要时需住院治疗。

3. HBV DNA 定量检测　该检测用于指导孕妇抗病毒治疗。孕妇高病毒水平是 HBV 母婴传播的主要危险因素。根据报道，HBV DNA ≥ 10^9、$10^7 \sim 10^8$、$10^6 \sim 10^7$、$10^5 \sim 10^6$、$10^4 \sim 10^5$IU/ml 时，母婴传播率分别为 18.8%、10.04%、4.81%、1.15%、0.88%。因此，妊娠 24 周前须测定 HBV DNA 水平，即使肝功能正常，高病毒水平者需要抗病毒治疗。不论患者在抗病毒治疗过程中是否获得应答，均应每 2 个月复查一次 HBV DNA 直至产后 6 个月。

4. HBeAg 定量检测　若无条件 HBV DNA 定量检测，参考 HBeAg 结果，阳性者按 HBV DNA ≥ 2×10^5IU/ml 处理。

（三）产时

1. 检测前后咨询　如该孕妇为产时首次接受乙肝筛查，告知内容同妊娠早期筛查；同时，建议了解孕期未接受乙肝筛查的原因。无论是否有乙肝感染，在未获得筛查结果之前，结合孕妇的临床表现、孕产期保健描述，详细询问有无消化道症状、妊娠期肝功能检查情况；如果确诊乙肝感染，需要进一步检测 HBV DNA 水平。体检须注意有无黄疸、皮肤黏膜出血点。对孕期高病毒水平未曾抗病毒治疗者，必须立即生化检测并追踪结果。

2. 实验室检查　分娩时须检测血常规、凝血功能、肝功能、乙肝三系、HBV DNA 水平，替诺福韦治疗者需检查肾功能。对 ALT 升高且胆红素较高者，必须检测 PTA 水平，以预测肝坏死情况。

大部分慢性 HBV 感染孕妇能顺利度过分娩期，但极少数孕妇可出现 ALT 升高，且胆红素较高，需警惕肝衰竭，必须请感染科会诊。肝衰竭（急性或亚急性）患者多有极度乏力，并伴有食欲减退、腹胀、恶心、呕吐等消化道症状，黄疸迅速加深，其总胆红素 > 171μmol/L，或每日上升 > 17.1μmol/L，有出血倾向，凝血酶原活动度（PTA）≤ 40%，伴或不伴有肝性脑病。妊娠期多为慢加急性肝衰竭，即在慢性乙型肝炎的基础上，出现急性黄疸加深、凝血功能障碍为肝衰竭表现的综合征，可合并包括肝性脑病、腹水、电解质紊乱、感染、肝肾综合征等并发症，以及肝外器官功能衰竭。肝衰竭是孕产妇死亡的原因之一，为降低或避免死亡，需要关注孕产妇乙肝筛查和感染孕产妇的干预指导。

三、乙肝的诊断

慢性 HBV 感染的自然史根据自然病程一般可划分为 4 个期，即免疫耐受期（慢性 HBV 携带状态）、免疫清除期（HBeAg 阳性 CHB）、免疫控制期（非活动 HBsAg 携带状态）和再活动期（HBeAg 阴性 CHB），见表 6-1。但是，以上 4 个期并不是有序出现于所有感染者。比如，青少年和成年时期感染 HBV，多无免疫耐受期，直接进入免疫清除期。参照 HBV 感染的自然病程分期，并根据慢性 HBV 感染者的血清学、病毒学、生物化学、影像学、病理学和其他辅助检查结果，在临床上可分为以下几种诊断。

1. **慢性 HBV 携带状态**　该状态又称 HBeAg 阳性慢性 HBV 感染。本期患者处于免疫耐受期，年龄较轻，HBV DNA 定量水平较高（通常 $> 2 \times 10^7$ IU/ml），血清 HBsAg 较高（通常 $> 1 \times 10^4$ IU/ml），HBeAg 阳性，但血清 ALT 和 AST 持续正常（1 年内连续随访 3 次，每次至少间隔 3 个月），肝脏组织病理学检查无明显炎症坏死或纤维化。在未行组织病理学检查的情况下，应结合感染者年龄、病毒水平、HBsAg 水平、肝纤维化无创检查和影像学检查等综合判定。

2. **HBeAg 阳性慢性乙型肝炎**　患者处于免疫清除期，其血清 HBsAg 阳性，HBeAg 阳性，HBV DNA 定量水平较高（通常 $> 2 \times 10^4$ IU/ml），ALT 持续或反复异常或肝组织学检查有明显炎症坏死和 / 或纤维化。

3. **非活动性 HBsAg 携带状态**　该状态又称 HBeAg 阴性慢性 HBV 感染。患者处于免疫控制期，表现为血清 HBsAg 阳性、HBeAg 阴性、抗 HBe 阳性，HBV DNA $< 2 \times 10^3$ IU/ml，HBsAg $< 1 \times 10^3$ IU/ml，ALT 和 AST 持续正常（1 年内连续随访 3 次以上，每次至少间隔 3 个月），影像学检查无肝硬化征象，肝组织检查显示组织活动指数评分 < 4。

4. **HBeAg 阴性慢性乙型肝炎**　此期为再活动期，其血清 HBsAg 阳性、HBeAg 持续阴性，多同时伴有抗 HBe 阳性，HBV DNA 定量水平通常 $\geqslant 2 \times 10^3$ IU/ml，ALT 持续或反复异常，或肝组织学有明显炎症坏死和 / 或纤维化。

5. **隐匿性 HBV 感染**　表现为血清 HBsAg 阴性，但血清和 / 或肝组织中 HBV

DNA 阳性。80% 患者可有血清抗 HBs、抗 HBe 和 / 或抗 HBc 阳性，称为血清阳性隐匿性 HBV 感染。有 1%～20% 的隐匿性 HBV 感染患者所有血清学指标均为阴性，故称为血清阴性隐匿性 HBV 感染。该时期的发生机制尚未完全阐明，一种可能是显性（急性或慢性）HBV 感染后 HBsAg 消失，通常其血清或肝组织 HBV DNA 水平很低，无明显肝组织损伤；另一种是 HBV S 区基因变异，导致 HBsAg 不能被现有商品化试剂盒检测到，其血清 HBV DNA 水平通常较高，可能伴有明显肝脏组织病理学改变。此类患者可通过输血或器官移植将 HBV 传播给受者，其自身在免疫抑制状态下可发生 HBV 再激活。

6. 乙型肝炎肝硬化 乙型肝炎肝硬化的诊断应符合下列情况：HBsAg 阳性，或 HBsAg 阴性、抗 HBc 阳性且有明确的慢性 HBV 感染史，肝脏活组织检查病理学符合肝硬化表现，并除外其他病因者。或符合以下 5 项中的 2 项及以上，并除外非肝硬化性门静脉高压者：

（1）影像学检查显示肝硬化和 / 或门静脉高压征象。

（2）内镜检查显示食管胃底静脉曲张。

（3）肝脏硬度值测定符合肝硬化。

（4）血生化显示白蛋白水平降低（<35g/L）和 / 或 PT 延长（较对照延长 >3 秒）。

（5）血常规检查显示血小板计数 < 100×10^9/L 等。

临床上常根据是否曾出现腹水、食管胃底静脉曲张破裂出血和肝性脑病等严重并发症，将肝硬化分为代偿期及失代偿期。慢性 HBV 感染自然病程分期，见表 6-1。

表 6-1 慢性 HBV 感染自然病程分期

项目	免疫耐受期（慢性 HBV 携带状态）	免疫清除期（HBeAg 阳性 CHB）	免疫控制期（非活动性 HBsAg 携带状态）	再活动期（HBeAg 阴性 CHB）
HBV 血清学标志物				
HBsAg（IU/ml）	$> 1 \times 10^4$	+	$< 1 \times 10^3$	+
抗 -HBs	–	–	–	–
HBeAg	+	+	–	+/–
抗 -HBe	–	–	+	+/–

续表

项目	免疫耐受期 （慢性 HBV 携带状态）	免疫清除期 （HBeAg 阳性 CHB）	免疫控制期 （非活动性 HBsAg 携带状态）	再活动期 （HBeAg 阴性 CHB）
抗 -HBc	+	+	+	+
HBV DNA（IU/ml）	$> 2 \times 10^7$	$> 2 \times 10^4$	$< 2 \times 10^3$	$\geq 2 \times 10^3$
ALT	正常	持续或反复升高	正常	持续或反复升高
肝脏病理学	无明显炎症坏死和纤维化	有明显炎症坏死和 / 或纤维化	无或仅有轻度炎症，可有不同程度的纤维化	有明显炎症坏死和 / 或纤维化

注：HBV：乙型肝炎病毒；HBsAg：乙型肝炎表面抗原；抗 -HBs：乙型肝炎表面抗体；HBeAg：乙型肝炎 e 抗原；抗 -HBe：乙型肝炎 e 抗体；抗 -HBc：乙型肝炎核心抗体；ALT：谷丙转氨酶；CHB：慢性乙型肝炎

（杨小福　朱晓军）

第二节　妊娠乙肝感染临床变化与危害

一、妊娠对 HBV 感染的影响

妊娠是一种免疫耐受状态，在妊娠期间可调节免疫应答的肾上腺皮质类固醇水平升高，因此，妊娠对 HBV 感染的女性可能有以下影响。

1. 不引起病变活动　妊娠极少引起乙肝病毒携带者病变活动，对轻型慢性乙型肝炎一般也不加重病情。

2. 肝炎活动　在妊娠期和产褥期的免疫变化可使 HBV 感染者进入免疫清除期或再活动期，甚至肝功能失代偿。一项前瞻性研究随访了 126 例慢性 HBV 感染孕产妇，有 2 例孕妇在妊娠期出现肝炎活动，而在产褥期有 27 例产妇表现为肝炎活动，产褥期肝炎活动常见于 HBeAg 阳性孕产妇，可能与免疫重建有关，与患者出现 HBeAg 血清转化相关。

3. 肝病进展　妊娠期发生的免疫、代谢和血流动力学变化可能加重肝病，虽然进展为肝硬化的孕产妇不多见，但在急性发作时可发生肝功能失代偿。妊娠期的生理变化，如肝掌、下肢水肿和蜘蛛痣，血清白蛋白降低、碱性磷酸酶和甲胎蛋白增加，增加了评估肝病进展的难度。

二、HBV 感染对母婴的影响

一般情况下，妊娠期 HBV 感染，如孕产妇病毒载量控制较好，接受了系统的孕产期保健和预防母婴传播服务干预，母婴健康结局良好。需要注意的是慢性 HBV 感染可增加妊娠期相关并发症，如妊娠期高血压疾病的发病率增加，可能与肝脏对醛固酮的灭活能力下降有关；产后出血发生率增加，可能与肝功能受损使凝血因子产生减少至凝血功能障碍有关，尤其是重型肝炎常并发弥散性血管内凝血。与非妊娠期相比，妊娠合并肝炎易发展为重型肝炎，其病死率高达 60%。妊娠早期合并急性肝炎易发生流产；妊娠晚期合并肝炎易出现胎儿窘迫、宫内生长受限、宫内感染、早产和宫内死胎；新生儿死亡率增高。

在我国施行新生儿乙型肝炎疫苗接种规划前，母婴传播是 HBV 的重要传播途径（30%～50%）。母婴传播多发生在围生期，通过 HBV 阳性母亲的血液和体液传播，是家族聚集性 HBV 感染的主要原因。对于儿童，早期 HBV 感染后更易导致 HBV 持续状态，在新生儿期和 1 岁以下婴儿期的 HBV 感染者中约 90% 以上表现为慢性感染，而 3 岁以下幼儿期及成年期 HBV 感染慢性化风险分别为 50% 和 5%。经母婴传播感染 HBV 的患者更容易出现肝炎后肝硬化、肝细胞癌等风险，且发病年龄呈逐代提前。有报道，儿童时期感染 HBV 后肝硬化的发生率为 1%～5%，肝细胞癌发生率为 0.5%。

三、HBV 母婴传播

HBV 母婴传播，指母体的 HBV 病毒进入子代，且在子代体内复制繁殖，造成慢性 HBV 感染。HBV 本身不直接致病，不引起胎盘损伤，通常不能通过胎盘，真正的宫内感染非常罕见，母婴传播预防失败并不说明是宫内感染。

（一）母婴传播危险因素

孕妇高病毒水平，即 HBV DNA 水平 $\geqslant 2 \times 10^5$ IU/ml 或 HBeAg 阳性为主要危

险因素。此外，孕妇未接受必要的抗病毒治疗，暴露婴儿未接受联合免疫，妊娠期的有创操作（妊娠期侵入性产前诊断包括羊膜腔穿刺术、绒毛穿刺取样术和脐静脉穿刺术。胎儿宫内手术包括选择性减胎术、宫内输血、胎儿镜激光凝固术、引流术、介入行球囊导管手术、开放性胎儿手术等）、分娩时的有创操作等均是导致母婴传播的危险因素。

（二）母婴传播的时机

母婴传播通常发生在分娩过程和产后，宫内感染非常罕见。产程中（包括剖宫产术中），胎儿或新生儿暴露于母体的血液或其他体液中，病毒可进入新生儿体内；新生儿出生后与母亲亲密接触，也可发生传播。HBsAg 阳性父亲的精液中可存在病毒，但精子细胞中无病毒，精液中的病毒也不能感染卵母细胞，HBV 不能感染受精卵而引起子代感染。

（三）母婴传播的机制

1. 产前传播，即宫内感染。仅 3%～8% 的 HBV 母婴传播是通过宫内感染途径发生的。至今，宫内感染的机制尚不明确，且对宫内感染的概念仍存在较多的争议。HBsAg 虽不能直接通过胎盘屏障，但可通过胎盘渗漏、胎盘感染、外周血单个核细胞、生殖细胞等途径进行传播。HBV 的宫内感染机制较为复杂，主要有以下几种途径。

（1）经胎盘途径：①胎盘渗漏学说，虽然 HBsAg 和 HBV 不能直接通过胎盘屏障，但由于先兆流产、先兆早产、胎盘早剥等造成胎盘损伤或胎盘毛细血管破裂，母血中高载量 HBV DNA 可经胎盘屏障进入胎儿血液循环。②胎盘感染学说，无论胎盘屏障是否受到损伤，目前 HBsAg 阳性、HBeAg 阳性和高载量 HBV DNA 状态均可使胎盘组织发育不良，导致胎盘滋养细胞失去屏障作用，受感染的胎盘组织经各层细胞感染至绒毛毛细血管内皮细胞，最终使胎儿发生宫内感染。

（2）经外周血单核细胞途径：有研究表明 HBeAg 阳性母亲中受 HBV 感染的外周血单核细胞可进入胎儿血液循环，造成 HBV 宫内感染，且其造成的宫内感染在 HBV 母婴传播中占重要地位。根据一项病例对照研究显示，外周血单核细胞中 HBV DNA 阳性母亲所生婴儿发生 HBV 感染的风险显著高于外周血单核细胞中 HBV DNA 阴性母亲所生婴儿约 5 倍。外周血单核细胞中的 HBV DNA 可能作为诊断 HBV 宫内感染的关键标志物，提示可通过降低孕妇外周血单核细胞中的 HBV

DNA 载量或抑制外周血单核细胞从母体向婴儿的转运阻断 HBV 宫内感染，为控制和预防 HBV 宫内感染提供新的策略。

（3）经生殖细胞途径：即 HBV 通过感染卵细胞、精子、受精卵等造成胎儿感染，这是一种尚有争议且机制不明的传播方式。有研究利用免疫组化和原位杂交技术方法检测出 HBV 可在卵巢和卵子内感染及复制，同时指出母体 HBeAg 状态和 HBV DNA 水平是重要影响因素。在另一项长期随访研究中发现 HBV 阳性卵母细胞或胚胎的夫妇所生婴儿都未感染 HBV，表明 HBsAg 在卵母细胞和胚胎中的存在可能不会导致 HBV 携带者子代的 HBV 垂直传播。尽管有证据表明，HBV 已经存在于许多肝外组织中，包括睾丸、卵母细胞和卵泡液等，且具有垂直传播的潜在风险，但由于目前针对生殖细胞传播 HBV 的研究文献有限，而以上研究也存在样本量少，其结果缺乏准确性和可靠性，因此，尚需大样本研究来阐明这一传播机制。

2. 产时和产后传播机制相对较为明确。分娩过程中的器质性损伤、母体和胎儿间微量输血、新生儿与阴道液的接触等均可造成 HBV 的产时传播。无论是经阴道分娩或经剖宫产分娩，在分娩过程中胎儿或新生儿暴露于母体 HBV 的血液或其他体液中，病毒都可能侵入新生儿体内导致 HBV 感染。产后传播的本质为病毒水平传播，是指婴儿在日常生活中通过母乳喂养和其他亲密接触而引起的感染。现有的针对产时和产后传播的联合免疫预防措施并不能完全阻断 HBV 的宫内感染。

（杨小福　朱晓军）

第三节　乙肝感染孕产妇治疗与安全助产

一、乙肝感染孕产妇的治疗

乙肝感染孕妇孕期抗病毒治疗不仅在于疾病本身的治疗，还在于阻断宫内垂直传播。临床应重视孕期根据母体 HBV 病毒载量及肝病的严重程度，关注抗病毒治疗时机和药物选择，以获得良好的妊娠结局。处理流程可参考图 6-1。

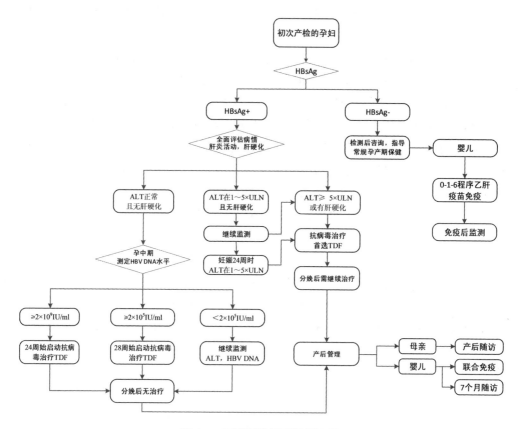

图 6-1　乙型肝炎母婴阻断流程

（一）妊娠期肝功能的随访

乙肝感染孕妇妊娠期须定期复查肝功能，尤其在妊娠早期和妊娠晚期。

1. 首次检测肝功能正常者，且无肝炎症状时，每 2 个月复查 1 次肝功能。

2. 若肝功能检查中 ALT 水平升高，但不超过 2×ULN，无临床症状、无胆红素升高者，无须进行抗病毒治疗。感染孕妇需注意休息，建议间隔 1~2 周复查肝功能。

3. 若 ALT 水平升高至 2×ULN，但无胆红素升高，无临床症状者，无须治疗。感染孕妇需注意休息，建议间隔 3~5 天复查肝功能。

4. 如 ALT 水平升高超过正常值 2×ULN，且有肝炎症状或胆红素升高，需请感染科或肝病科医师会诊，必要时（ALT 水平 > 5×ULN）住院治疗。

（二）妊娠期抗病毒药物的使用

乙肝感染孕妇妊娠期间乙肝活动可能导致母体出现肝衰竭，危及孕妇生命，特别是有妊娠肝内胆汁淤积、妊娠合并脂肪肝或妊娠高血压疾病等合并症的孕妇。此外，乙肝活动期，还可能对胎儿发育造成不良影响，出现低体重儿、胎儿宫内窘迫、早产、死胎或新生儿窒息等。及时、有效的抗病毒治疗既可使孕妇肝功能迅速恢复，妊娠足月完成，还可降低新生儿感染乙肝的风险。

1. 抗病毒治疗的 HBV DNA 阈值　肝功能正常或轻度异常的乙肝感染孕妇，在妊娠中晚期检测 HBV DNA 水平（推荐用高灵敏试剂检测），根据 HBV DNA 水平，决定是否需要进行抗病毒治疗。多项前瞻性临床研究表明，乙肝感染孕妇中 HBV DNA 水平 $> 10^6$ IU/ml 或 HBeAg 阳性者，新生儿联合免疫阻断失败率较高。因此，在与患者充分沟通、知情同意基础上，妊娠 24~32 周开始服用抗病毒药物，可使乙肝感染孕妇分娩时乙肝病毒载量水平降低；同给予新生儿正规免疫接种，几乎可完全阻断 HBV 母婴传播。目前尚无引起母婴传播的母体病毒水平的确切阈值，《2020 年乙型肝炎病毒母婴传播预防临床指南》推荐以 HBV DNA 水平 $> 2 \times 10^5$ IU/ml 为口服抗病毒药物预防母婴传播的阈值。

（1）研究证明，HBV DNA 水平 $\leqslant 10^6$ IU/ml 的孕妇分娩新生儿经及时、正规的免疫预防后，几乎不发生母婴传播。因此，将 HBV DNA $\geqslant 2 \times 10^5$ IU/ml 作为口服抗病毒药物预防母婴传播的阈值是保守的，对 HBV DNA $< 2 \times 10^5$ IU/ml 孕妇无须口服抗病毒药物。HBV DNA 水平 $< 2 \times 10^5$ IU/ml 孕妇的新生儿发生母婴传播，绝大部分是因为未及时正规免疫预防。因此，即使孕妇口服抗病毒药物，新生儿及时接受正规的免疫预防仍然是关键。

（2）对不常规开展 HBV DNA 定量检测的地区，建议以 HBeAg 阳性作为口服抗病毒药物的指征以预防母婴传播。HBeAg 阳性孕妇中，HBV DNA $> 2 \times 10^5$ IU/ml 的比例约 90%。HBeAg 阴性孕妇的中位 HBV DNA 水平 $< 10^3$ IU/ml，新生儿经正规预防后，几乎无感染，因此，HBeAg 阴性孕妇，无需常规定量检测 HBV DNA，也无需服用抗病毒药物。

2. 药物的选择　替诺福韦、替比夫定和拉米夫定任何 1 种均能有效降低乙肝病毒载量水平，无需联合用药。乙肝感染孕妇有抗病毒治疗适应证时，首选不易产生耐药的替诺福韦（妊娠 B 类药）。抗病毒药物需要长期使用，不建议使用易产生耐药的拉米夫定和替比夫定；已使用拉米夫定和替比夫定者，建议换为替诺福韦。孕妇有肾损害或骨质疏松时，可选用拉米夫定、替比夫定或富马酸丙酚替诺福韦片。

有生育需求的妇女应避免使用恩替卡韦和阿德福韦酯，因其对胎儿存在潜在的严重不良影响或致畸作用；对于已经使用恩替卡韦和阿德福韦酯者，建议在妊娠前换为替诺福韦。该药用于预防 HIV 母婴传播时，不增加新生儿出生缺陷。尽管如此，在使用任何抗病毒药物期间须充分告知药物的各种风险。

使用干扰素进行抗病毒治疗的疗程有限，停药后可妊娠；用药期间须采用避孕措施，禁忌妊娠。

3. 服用的时机 绝大部分乙肝感染孕妇肝功能异常程度较轻，经休息等保守治疗后能好转或完全恢复，且随着分娩结束肝功能逐步恢复正常。因此，乙肝感染孕妇中肝功能轻度异常者可以先保守治疗并随访。但是，若保守治疗后肝功能异常继续加重，或出现明显临床表现，应考虑使用抗病毒治疗，以预防由妊娠诱发的重型肝炎。

（1）肝功能异常的孕妇：①若 HBV DNA 阳性，排除导致 ALT 升高的其他相关因素后，出现 ALT ≥ 5 × ULN 的患者或诊断为肝硬化的患者，在充分评估及患者知情同意后，建议开始抗病毒治疗；②若 HBV DNA 阳性，ALT 在（1 ~ 5）× ULN，且总胆红素（TBil）< 2 × ULN 可继续观察至妊娠 24 周，若超过 24 周仍在此范围，经患者知情同意后，开始抗病毒治疗；如果观察期间 ALT 升高 ≥ 5 × ULN，或 TBil ≥ 2 × ULN，应立即给予抗病毒治疗；③若 HBV DNA 阳性，ALT 正常且无肝硬化表现，则无需抗病毒治疗，但需密切随访观察；随访过程中出现 ALT 持续升高，则根据 ALT 水平按①或②处理，同时关注 TBil 和凝血酶原活动度（PTA）的检查结果，评估肝损伤的严重程度。

（2）肝功能正常或轻度异常的孕妇：从经济和安全的角度出发，在确保不发生母婴传播的前提下，妊娠期使用抗病毒药物的时间越短越好。分娩时 HBV DNA 水平 ≤ 10^6 IU/ml，同时给予新生儿免疫接种，几乎无母婴传播。结合使乙肝感染孕妇乙肝病毒载量水平降至 ≤ 10^6 IU/ml 所需用抗病毒药物的最短时间，并根据《2020 年乙型肝炎病毒母婴传播预防临床指南》以及 2020 年国家卫生健康委员会颁布的《预防艾滋病、梅毒和乙肝母婴传播工作规范》的推荐，孕中、晚期血清 HBV DNA ≥ 2×10^5 IU/ml 的孕妇从妊娠 28 周开始服用抗病毒药物；对于 HBV DNA ≥ 2×10^9 IU/ml 的孕产妇可于妊娠 24 周开始抗病毒治疗。若不能进行

HBV DNA 检测或无检测结果，可依据 HBeAg 阳性结果于妊娠 28 周开始抗病毒治疗。

4. 停药时间　以治疗慢性乙型肝炎为目的妊娠前已开始服用抗病毒药物的孕妇，产后不建议停药。该类型产妇停药标准及时机可参照《慢性乙型肝炎防治指南》中规定。HBeAg 阳性慢性乙型肝炎患者治疗 1 年，若 HBV DNA 低于检测下限，ALT 恢复正常和 HBeAg 血清学转换后，再巩固治疗至少 3 年仍保持不变，可考虑停药，延长疗程可减少复发。HBeAg 阴性慢性乙型肝炎患者，建议 HBsAg 消失且 HBV DNA 检测不到后停药随访。以预防乙肝母婴传播为目的妊娠中晚期开始的抗病毒药物治疗，可分娩当日停药，产后立即停药对母婴均不产生不良影响，若分娩前后进行 HBsAg、HBeAg 以及 HBV DNA 定量测定，测定显示 HBsAg 或 HBeAg 或 HBV DNA 水平显著下降，则提示抗病毒治疗效果良好，可继续抗病毒治疗。

5. 药物对子代的安全性　替诺福韦或拉米夫定均可通过胎盘，替比夫定尚未见相关报道。通常认为，宫内暴露于这些药物不增加胎儿或新生儿的不良事件发生率。但妊娠期服用这些抗病毒药物，早产、低出生体重、严重出生缺陷（先天性巨结肠、先天性胆道闭锁、缺耳）、脑瘫、肌肉运动系统发育障碍、死胎等不良事件的发生概率高于对照组，尽管差异没有统计学意义，但提示抗病毒药物对胎儿的安全性需要进一步研究。因此，服用抗病毒药物的孕妇，必须密切观察妊娠和分娩结局，并随访其子代至少至 1 岁，观察有无严重不良事件。药物对儿童的远期影响也值得观察。

6. 治疗期间发生胃肠道不良事件的处理　大多数抗病毒药物会有恶心、呕吐、消化不良等胃肠道不良反应。孕妇在孕早期会有明显的妊娠反应，易与服用抗病毒药物后的胃肠道不良反应混淆，需要鉴别是孕妇本身特点还是服用抗病毒药物后产生的不良反应。若服用抗病毒药物出现胃肠道不良反应也不必担心，可以把服药时间调整至餐后；此外，抗病毒药物在空腹或与食物同时服用都是可以的。若胃肠道反应比较严重的患者可转消化内科进行诊治。

7. 停药后肝功能异常的处理　高病毒水平或 HBeAg 阳性孕妇绝大多数处于免疫耐受期，妊娠晚期服用抗病毒药物的目的是预防 HBV 母婴传播。妊娠期服药者产后停药，病毒载量通常将恢复到原来水平，约 20% 可出现肝功能异常（ALT > 40 U/L），而妊娠期未服用抗病毒药物的孕妇，20%～25% 产后也出现肝功能异常。总体上，这些肝功能损害较轻的孕妇，经休息等保守治疗即可恢复正常。因此，停药后出现肝功能异常时，如果无重型肝炎倾向，应首先考虑休息等保守治疗。

（三）侵入性产前诊断和胎儿宫内手术与母婴传播

妊娠期侵入性产前诊断包括羊膜腔穿刺术、绒毛穿刺取样术和脐静脉穿刺术。胎儿宫内手术包括选择性减胎术、宫内输血、胎儿镜激光凝固术、引流术、介入行球囊导管手术、开放性胎儿手术等。关于上述操作是否增加母婴传播风险，具体如下：

1. 妊娠期行羊膜腔穿刺

（1）对 HBs Ag 阳性和 HBe Ag 阴性孕妇行羊膜腔穿刺术不增加母婴传播的概率。因此，对 HBe Ag 阴性孕妇，有行羊膜腔穿刺术指征时，不必担心 HBV 母婴传播。

（2）对孕妇 HBeAg 阳性或高病毒载量水平孕妇，羊膜腔穿刺术是否增加 HBV 母婴传播，由于研究纳入的病例数量较少，尚不能提出明确建议。如果确实有羊膜腔穿刺术的指征，需权衡利弊后再决定。

2. 妊娠期行绒毛穿刺取样术、脐静脉穿刺术和胎儿宫内手术治疗。因这些操作均能将母体血液成分带入胎儿体内，理论上可引起胎儿宫内感染。如果确实有侵入性产前诊断或宫内治疗的适应证，需权衡利弊后再决定。若实施了侵入性产前诊断或胎儿宫内治疗，则尽可能随访其子代，观察其有无感染。

（四）妊娠晚期孕妇使用乙肝免疫球蛋白与母婴传播

因母体内存在大量 HBsAg，绝对浓度可高达 5～200mg/L（即 μg/ml）。孕妇使用乙肝免疫球蛋白（hepatitis B Immunoglobulin，HBIG），其中的抗 -HBs 进入母体后迅速与 HBsAg 结合形成免疫复合物，对母体的病毒水平降低作用十分明显，但对阻断宫内母亲 – 胎儿传播的作用甚微，且重复使用免疫球蛋白会导致母体发生免疫复合物疾病。因此，妊娠晚期不应该使用 HBIG。

（五）产妇产后随访

1. 产后继续服用抗病毒药物者，按慢性乙型肝炎患者的随访方案进行随访。产妇每 3 个月复查肝功能、HBV DNA，每 6 个月复查乙型肝炎血清标志物、甲胎蛋白、上腹部超声和肝脏瞬时弹性成像检查。

2.产后停药者及未服用抗病毒药物者，产后6~8周复查肝功能、HBV DNA。如果肝功能正常，则以后每3~6个月复查肝功能、HBV DNA。如果肝功能异常，可参照《慢性乙型肝炎防治指南》中乙型肝炎患者管理办法处理。

二、乙肝感染孕产妇的安全助产

（一）分娩方式

围产期乙肝母婴传播最常见于分娩时，胎儿因接触母体血液及分泌物而受到感染。理论上，对乙肝感染孕妇进行侵入性操作如宫内监测、会阴切开术和阴道助产术等都会增加乙肝母婴传播的风险，但这些风险可以通过胎儿出生后接受免疫预防来降低。因此，乙肝感染孕妇的分娩方式与母婴传播风险没有确切关系，应根据产科指征决定分娩方式。

乙肝感染的孕妇产时易出现劳累，需要医护人员密切关注，注意保证正常进食、足够的营养和足够的休息；同时，乙肝感染的孕妇产后出现大出血和感染风险高，需注意产后缝合伤口时严密止血，并及时进行抗感染治疗。因此，不建议乙肝感染的孕妇选择产程过长且相对比较困难的阴道助产进行分娩。

尽管有研究提出对乙肝高病毒水平的孕妇选择行剖宫产术能减少母婴传播；但更多研究显示行剖宫产术分娩和经阴道分娩的新生儿乙肝感染率比较差异无统计学意义，说明行剖宫产术并不降低乙肝母婴传播率。因此，不推荐以预防围产期乙肝母婴传播为目的而选择剖宫产术进行分娩。

（二）分娩后新生儿处理

1.新生儿出生后立即移至复苏台，离开母血污染的环境。

2.彻底清除新生儿体表的血液、黏液和羊水。

3.处理新生儿脐带前，需再次清理、擦净脐带表面血液等污染物，按操作规程安全断脐。

4.足月、低体重（＜2000g）、早产新生儿均建议在出生后12小时内（有条件的机构出生后即刻），在大腿前部外侧肌肉或上臂三角肌内注射乙型肝炎免疫球蛋白（HBIG）100IU；同时，在另一侧大腿前部外侧肌肉或上臂三角肌内注射重组酵母乙型肝炎疫苗 10μg/0.5ml。若母亲 HBsAg 不详，则按阳性处理，即于出生后 12 小时内接种 HBIG 100IU + 乙型肝炎疫苗 10μg/0.5ml，并尽快检测母亲 HBsAg。

（杨小福　朱晓军）

第四节　乙肝暴露儿童健康管理

母婴传播是乙型肝炎病毒（以下简称乙肝病毒）感染的主要传播途径之一，且婴儿乙肝病毒感染更易发展为成年期慢性乙型肝炎。孕产妇年龄、乙型肝炎病毒载量、孕期治疗及婴儿免疫接种等因素影响乙肝病毒母婴转播率，文献报道传播率差异较大，为 1.1%~26.4%。其中，孕产妇乙肝病毒 e 抗原（HBeAg）阳性或孕期 HBV DNA 载量高是乙肝病毒母婴传播的主要危险因素。乙肝表面抗原（HBsAg）阳性孕妇分娩儿童出生后尽快进行联合免疫，即乙肝疫苗及乙肝免疫球蛋白（hepatitis B immunoglobulin，HBIG）联合应用，是预防乙肝病毒母婴传播的关键措施。采取上述联合免疫预防后，对 HBeAg 阴性乙肝病毒感染孕妇分娩的新生儿，保护率几乎为 100%；对 HBeAg 阳性孕妇分娩的新生儿，保护率 90%~97%；接受预防母婴传播干预措施的 HBV 暴露婴儿，其远期生长发育、疾病发生与正常人群无明显差异。

一、概述

1. 重组乙型肝炎疫苗（乙肝疫苗，HepB）　有效成分为乙肝病毒表面抗原，接种后刺激机体产生抗乙肝病毒的免疫力，用于预防乙型肝炎。包括两种剂型：①重组（酵母）HepB，每剂次 10μg，每次用量 10μg。②重组［中国仓鼠卵巢（CHO）细胞］HepB，每剂次 10μg 或 20μg，HBsAg 阴性产妇所生新生儿接种 10μg 的 HepB，HBsAg 阳性产妇所生新生儿接种 20μg 的 HepB。国内目前主要采用重组（酵母）HepB。

2. 乙型肝炎人免疫球蛋白（HBIG）　原料来自人血，系用乙型肝炎疫苗免疫供血浆者，采集含高效价乙型肝炎表面抗体的血浆，经低温乙醇蛋白分离法提取，并经过低 pH 孵放病毒灭火处理制成。虽然，在乙型肝炎人免疫球蛋白制备过程中，对原料血浆进行相关病原体的筛查，并采取去除和灭活病毒等措施，但是，理论上注射 HBIG 仍存在传播病原体潜在风险。因此，临床应用必须严格把握指征。

二、乙肝疫苗（HepB）接种方案

1. 孕妇 HBsAg 阴性分娩新生儿 新生儿生后 24 小时内接种第一针乙肝疫苗，按照"0-1-6 个月"方案接种 3 针乙肝疫苗即可，不必使用 HBIG。

2. 孕妇 HBsAg 阳性所生新生儿

（1）生命体征稳定者：建议在生后 12 小时内尽早接种第一针乙肝疫苗。

（2）生命体征不稳定者：部分新生儿生后病情危重（如重度窒息、严重的出生缺陷、极低出生体重儿等），需要接受新生儿重症监护和治疗，此类新生儿需暂缓接种乙肝疫苗，待病情恢复且稳定后尽早接种第 1 针乙肝疫苗；第 2 针乙肝疫苗与第 1 针间隔时间应不小于 28 天，第 3 针与第 2 针间隔时间应不小于 60 天，第 3 针与第 1 针间隔时间不小于 4 个月。

（3）出生体重小于 2000g 者：出生后应尽早接种第 1 针乙肝疫苗，并在婴儿满 1 月龄、2 月龄、7 月龄时按程序完成 3 针乙肝疫苗接种。

（4）补种原则：①若生后 24 小时内未及时接种第 1 针乙肝疫苗，应尽早接种；②对于未完成乙肝疫苗全程序者，需要尽早补齐未接种剂次；③第 2 剂与第 1 剂间隔不应小于 28 天，第 3 剂与第 2 剂间隔不少于 60 天，第 3 剂与第 1 剂间隔不少于 4 个月。

三、乙肝免疫球蛋白（HBIG）接种方案

孕妇 HBsAg 阳性，无论其 HBeAg 是否阳性，无论新生儿生命体征是否稳定，务必在生后 12 小时内肌内注射 HBIG（越快越好，最好在数分钟内）。因 HBIG 的有效成分是乙肝病毒表面抗体（抗-HBs），注射 15～30 分钟后即开始发挥作用，故对 HBeAg 阳性孕妇分娩的新生儿接受联合免疫治疗时间越早，保护率越高。新生儿生后 1 小时内进行联合免疫治疗，乙肝病毒母婴传播率可低至 3% 以下。目前认为，100 IU 和 200 IU HBIG 对新生儿联合免疫产生的保护作用基本相同，因此临床推荐使用 100 IU HBIG。根据注射后 HBIG 保护期限和乙肝疫苗接种后抗体产

生的平均时间，一般情况下新生儿无需接受第 2 针 HBIG。生后接受 HBIG，但出生 4 周龄后仍因病情不稳定，无法完成第 1 针乙肝疫苗接种者，目前建议经专业医生评估后可接种第 2 针 HBIG。

四、其他情况

孕妇 HBsAg 阴性，但新生儿父亲或家庭其他成员 HBsAg 阳性，需要注意乙肝病毒水平传播风险，目前建议：

1. 如果孕产妇血清抗 HBsAb 阳性　新生儿无需特殊处理，完成标准乙肝疫苗接种疗程即可。

2. 孕产妇抗 HBsAb 阴性，但家庭其他成员或者与儿童密切接触和护理者 HBsAg 阳性，特别是 HBeAg 阳性者。

大部分新生儿在接种第 2 针乙肝疫苗后 1 周左右产生保护性抗体。故此前新生儿对乙肝病毒易感，因此大多学者建议，在新生儿出现抗 HBs 抗体前，尽量避免密切接触乙肝病毒携带者；如果在产生保护性抗体前，新生儿必须与 HBsAg 阳性（特别 HBeAg 阳性）者密切接触（如照料），新生儿可以在生后注射 1 针 HBIG（第 1 针乙肝疫苗接种同时）。

五、婴幼儿随访

HBsAg 阳性孕产妇分娩的婴幼儿，需随访乙肝血清学指标。

1. 随访目的

（1）判断乙肝病毒母婴传播预防是否成功，新生儿有无感染乙肝病毒。

（2）判断新生儿是否需要重复接种乙肝疫苗。

2. 随访时间　建议婴儿 7～12 月龄，即接种第 3 针乙肝疫苗（极低或超低出生体重儿为接种第 4 针疫苗）后 1～6 个月。鉴于接种最后一针（第 3 针或第 4 针）乙肝疫苗后 1～2 个月抗 -HBs 抗体滴度最高，故此时间段为婴儿乙肝随访最佳时机。

3. 随访结果的判断及处理

（1）HBsAg 阴性、抗 -HBs 阳性：说明儿童乙肝疫苗接种成功或母婴乙肝病毒阻断成功，无需特别处理。

（2）HBsAg 阴性、抗 -HBs 阴性或小于 10mIU/ml：说明儿童未感染乙肝，但对乙肝病毒未产生免疫应答，婴儿需重新接种乙肝疫苗，重复"0、1、6个月"方案，再次接种 3 针乙肝疫苗后再次复查；如果仍无应答，通常无需再次接种。

（3）HBsAg 阳性、抗 -HBs 阴性：初步说明乙肝病毒母婴阻断失败；如果半年后复查 HBsAg 仍阳性，抗 -HBs 仍阴性，可确定婴儿乙肝病毒感染，该乙肝病毒母婴阻断失败。

六、预防 HBV 母婴传播的其他推荐建议

1. 乙肝疫苗对孕妇和胎儿均无不良影响。妊娠前筛查乙肝血清学指标均阴性，最好在妊娠前接种乙肝疫苗，若接种期间妊娠，亦可完成全程乙肝疫苗接种。

2. 妊娠期未筛查 HBsAg，分娩前建议尽快检测。若新生儿娩出后仍无法确定孕妇 HBsAg 状态，可暂时按照孕产妇 HBsAg 阳性者进行处理，新生儿分娩后尽早同时注射 HBIG 和乙肝疫苗。

3. 产房建议备 HBIG 和乙肝疫苗，使乙肝病毒母亲分娩新生儿出生后能迅速接受免疫预防。

4. HBIG 为血制品，分娩前预先完成知情同意签名，避免延误使用。

5. 减少新生儿 HBV 暴露风险，减少不必要的常规性新生儿口腔、鼻道清理，如需进行清理，操作尽量轻柔。

6. 新生儿皮肤表面可能存在 HBV，任何有损皮肤的处理前务必充分消毒。尽可能先注射 HBIG，再进行其他注射治疗等。目前无明确依据支持早期沐浴可降低新生儿 HBV 感染风险。

七、乙肝病毒孕产妇分娩儿童远期健康

接种第 1 针乙肝疫苗后，大部分婴儿抗 -HBs 仍为阴性或低于检测下限，接种第 2 针乙肝疫苗后 1 周左右抗 -HBs 阳性，接种第 3 针乙肝疫苗后保护期限可达 30年以上，故全程乙肝疫苗接种后，婴儿抗 -HBs 阳转率高达 97%~100%。人体主动产生抗 -HBs 后具有免疫记忆，即使抗 -HBs 转阴，再次接触乙肝病毒后，机体

仍会发生免疫应答，避免乙肝病毒感染。

目前，诸多研究表明，乙肝病毒孕产妇及时接受预防母婴传播服务，暴露儿童规范接受联合免疫治疗。乙肝病毒暴露对儿童生长发育和疾病发生无明确负面影响。

（朱佳骏　何寒青）

参考文献

［1］俞冲，顾玉玲，顾桂芳，等. 慢性乙型病毒性携带状态孕妇抗病毒治疗停药后肝炎活动的相关因素分析［J］. 实用医学杂志，2020，36（22）：3121-3125.

［2］LIU，YAO N，CHEN T，et al. FA-01-Prevalence of mother-to-child transmission of hepatitis B virus: A systematic review and meta-analysis［J］. Journal of Hepatology，2019，70（1）：e123-e124.

［3］中华医学会感染病学分会，中华医学会肝病学分会. 慢性乙型肝炎防治指南（2019 年版）［J］. 中华肝脏病杂志，2019，27（12）：938-961.

［4］GILES M，VISVANATHAN K，LEWIN S，et al. Clinical and virological predictors of hepatic flares in pregnant women with chronic hepatitis B［J］. Gut，2015，64（11）：1810-1815.

［5］LIU J，XU B，CHEN T，et al. Presence of hepatitis B virus markers in umbilical cord blood: Exposure to or infection with the virus?［J］. Dig Liver Dis，2019，51（6）：864-869.

［6］JOSHI SS，COFFIN CS. Hepatitis B and pregnancy: virologic and immunologic characteristics［J］. Hepatol Commun，2020，4（20）：157-171.

［7］SHI X，WANG X，XU X，et al. Impact of HBV replication in peripheral blood mononuclear cell on HBV intrauterine transmission［J］. Front Med，2017，11（4）：548-553.

［8］XU YY，LIU HH，ZHONG YW，et al. Peripheral blood mononuclear cell traffic plays a crucial role in mother to infant transmission of hepatitis Bcirus［J］. Int J Biol Sci，2015，11（3）：266-273.

［9］KONG Y，YE F，JIN Y，et al. Hepatitis B virus expression and replication in ovum and the influencing factors［J］. Saudi J Gastroenterol，2016，22（3）：215-239.

［10］JIN L，NIE R，LI Y，et al. Hepatitis B surface antigen in oocytes and embryos may not result in vertical transmission to offspring of hepatitis B virus carriers［J］. Fertil Steril，2016，105（4）：

1010-1013.

［11］MAK JS, LAO T. Assisted reproduction in hepatitis carrier couples［J］. Best Pract Res Clin Obstet Gynaecol, 2020, 68：103-108.

［12］CHEUNG KW, LAO TT. Hepatitis B-Vertical transmission and the prevention of mother to child transmission［J］. Best Pract Res Clin Obstet Gynaecol, 2020, 68：78-88.

［13］中华医学会妇产科学分会产科学组, 中华医学会围产医学分会. 乙型肝炎病毒母婴传播预防临床指南（2020 年版）［J］. 中华围产医学杂志, 2020, 23（5）：289-298.

［14］Y HU, C XU, B XU, et al. Safety and efficacy of telbivudine in late pregnancy to prevent mother-to-child transmission of hepatitis B vius：A multicenter prospective cohort study［J］. J Viral Hepat, 2018, 25（4）：429-437.

［15］JOURDAIN G, NGO-GIANG-HUONG N, HARRISON L, et al. Tenofovir versus placebo to prevent perinatal transmission of hepatitis B［J］. N Engl J Med, 2018, 378（10）：911-923.

［16］QL ZENG, GH XU, B WANG, et al. Prophylactic antiviral therapy for the prevention of mother-to-child transmission of hepatitis B virus can be stopped at delivery［J］. J Viral Hepat, 2018, 25（5）：612-613.

［17］Y LU, FC ZHU, JX LIU, et al. The maternal viral threshold for anti-viral prophylaxis of perinatal hepatitis B virus transmission in settings with limited resources：A large prospective cohort study in China［J］. Vaccine, 2017, 35（48 Pt B）：6627-6633.

［18］中国肝炎防治基金会, 中华医学会感染病学分会, 中华医学会肝病学分会. 阻断乙型肝炎病毒母婴传播临床管理流程（2021 年）［J］. 临床肝胆病杂志, 2021（3）：527-531.

［19］徐陈瑜, 刘景丽, 刘兰华, 等. 妊娠和非妊娠育龄女体内乙型肝炎病毒及其抗原水平比较［J］. 中华围产医学杂志, 2015, 18（11）：828-831.

［20］周乙华, 胡娅莉. 我国预防乙型肝炎母婴传播的进展和亟待研究的问题［J］. 中华围产医学杂志, 2018, 21（8）：505-509.

［21］中华医学会感染病学分会, 中华医学会肝病学分会. 慢性乙型肝炎防治指南（2019 年版）［J］. 临床肝胆病杂志, 2019, 35（12）：2648-2669.

［22］娄海琴, 朱继华, 王志红, 等. 以产妇人群为基础的免疫预防乙型肝炎病毒母婴传播的现实世界效果［J］. 中华围产医学杂志, 2019, 22（8）：591-596.

［23］中华医学会妇产科学分会产科学组, 中华医学会围产医学分会. 乙型肝炎病毒母婴传播预防临床指南（2020 年版）［J］. 中华妇产科杂志, 2020, 55（5）：291-298.

［24］WEI KP, ZHU FC, LIU JX, et al. The efficacy of two different dosages of hepatitis B

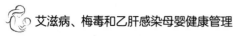

immunoglobulin combined with hepatitis B vaccine in preventing mother-to-child transmission of hepatitis B virus: a prospective cohort study［J］. Vaccine, 2018, 36（2）: 256-263.

［25］SIMONS BC, SPRADLING PR, BRUDEN DJ, et al. A longitudinal hepatitis B vaccine cohort demonstrates long-lasting hepatitis B virus（HBV）cellular immunity despite loss of antibody against HBV surface antigen［J］. J Infect Dis, 2016, 214（2）: 273-280.

［26］BRUCE MG, BRUDEN D, HURLBURT D, et al. Antibody Levels and protection after hepatitis B vaccine: results of a 30-year follow-up study and response to a booster dose［J］. J Infect Dis, 2016, 214（1）: 16-22.

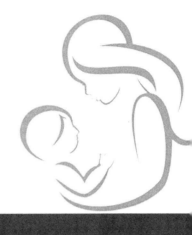

第七章

出生缺陷防治

第一节　出生缺陷及其现状

出生缺陷是指婴儿出生前发生的身体结构、功能或代谢异常。出生缺陷可由染色体畸变、基因突变等遗传因素或环境因素引起，也可由这两种因素交互作用或其他不明原因所致，通常包括先天畸形、染色体异常、遗传代谢性疾病、功能异常如盲、聋和智力障碍等。

一、出生缺陷的病因

目前，多数出生缺陷的具体原因还是无法准确得知，但是已知有很多因素可以导致出生缺陷的发生，其中环境因素约占 10%，遗传因素约占 25%，环境因素与遗传因素相互作用和原因不明者约占 65%。造成出生缺陷的常见原因有：

（一）自身因素

1. 遗传因素　父母中任何一方有遗传因素都可能影响到胎儿。比如说，有神经管畸形出生缺陷经历的父母再次怀孕，胎儿发生先天性神经管畸形的比例就比正常的人群高 3 倍。

2. 母体因素　最常见是妊娠期患风疹、流感等病毒性感染和弓形虫感染，或妊娠合并的疾病，如梅毒、艾滋病、巨细胞病毒等。母亲在妊娠期患感染性疾病，病原体可以通过胎盘感染胎儿，引起胎儿发育不良、畸形，或引起流产、死胎。另外，由于感染，母亲高热、休克、缺氧等，也可以导致胎儿畸形。母亲患有糖尿病可能引起死胎、死产率高；畸形率高包括心脏、神经管缺陷、胃肠、骨骼畸形；巨大儿；新生儿低血糖。母亲患有甲亢则可能出现新生儿暂时性或持续性甲亢。前者预后好，后者出现骨龄早熟、头小、智力低下、身体矮小等，预后差。胎儿早期最易受致畸因素影响，特别是受药物影响，早期发育阶段（受精后 3~4 天至妊娠第 9 周），以 6~9 周最为敏感，因此时正是胎儿各个器官的形成期。母亲发生感染或者使用药物不当均可能造成出生缺陷。

3. 营养因素　孕期微量元素补充缺乏，如叶酸、维生素 B 族以及营养过剩或营养缺乏。

（二）环境因素

1. 物理环境　射线、噪声、高温、低温。

2. 化学污染、食物污染　主要来自大气、土壤、水的各种化学污染，药品、食品添加剂，调味品、化妆品，包括汞、铅、氯化汞、多氯联苯、农药和含一氧化碳、氮氧化物等有害物质的浮尘等直接接触和间接的环境污染，也包括人体某些微量元素，如锌、硒、铜、锰、碘等的缺乏。对于现代女性而言，对胎儿畸形发育产生不良影响的可能就是化妆品中含的砷、铅、汞等有毒物质，这些物质被孕妇的皮肤和黏膜吸收后，可透过血胎屏障，进入胎儿血液循环，影响胎儿的正常发育。

3. 吸烟饮酒等不良嗜好　二手烟的污染，以及吸毒、软性毒品均有直接影响。

二、主要出生缺陷病种及现状

（一）围产期常见出生缺陷的发生率顺位

我国出生缺陷监测（监测期为孕满 28 周至出生后 7 天）数据表明，2000—2011 年期间，先天性心脏、多指（趾）、唇裂伴或不伴腭裂、神经管缺陷、先天性脑积水等 10 类疾病是我国围产儿前 10 位高发畸形。2000 年这 10 类畸形占所有出生缺陷病例的 72.1%，2011 年这一比例下降到 65.9%；2011 年，先天性心脏病占所有监测发现病例的 26.7%。

（二）其他出生缺陷的发生情况

唐氏综合征等一些出生缺陷危害性大，干预措施明确，受到政府和社会关注。调查显示我国唐氏综合征发生率约为 14.7/ 万。2008—2010 年全国先天听力障碍发生率分别为 19.9/ 万、21.5/ 万和 21.9/ 万。2009—2011 年全国苯丙酮尿症发生率分别为 0.73/ 万、0.76/ 万和 0.72/ 万。先天性甲状腺功能减退症发生率分别为 4.90/ 万、

4.63/ 万和 4.75/ 万。此外，地中海贫血在广西、海南、云南、广东、贵州等南方省份高发，其人群基因携带率在广西、海南、云南达 20% 以上。

（三）出生缺陷的危害

随着社会经济的快速发展和医疗服务水平的提高，我国婴儿死亡率和 5 岁以下儿童死亡率持续下降，危害儿童健康的传染性疾病逐步得到有效控制，出生缺陷问题却日益凸显，成为影响儿童健康和出生人口素质的重大公共卫生问题。我国每年新发出生缺陷例数高达 90 万，部分出生缺陷发生率呈上升态势。据测算，我国每年将新增先天性心脏病超过 13 万例，神经管缺陷约 1.8 万例，唇裂和腭裂约 2.3 万例，先天性听力障碍约 3.5 万例，唐氏综合征 2.3 万～2.5 万例，先天性甲状腺功能减退症 7600 多例，苯丙酮尿症 1200 多例。

1. 出生缺陷逐渐成为婴儿死亡的主要原因　出生缺陷在发达国家已成为婴儿死亡的第一位原因。这一趋势在我国也逐渐显现，出生缺陷在全国婴儿死因中的构成比顺位由 2000 年的第 4 位上升至 2011 年的第 2 位，达到 19.1%。

2. 出生缺陷是儿童残疾的重要原因　随着医疗技术的发展和卫生保健水平的提高，出生缺陷患儿的生存率不断提高。国际研究显示，出生缺陷儿中约 30% 在 5 岁前死亡，40% 为终身残疾。据调查，我国残疾人口中，先天性致残者约 814 万，约占残疾人总数的 9.6%，其中，肢体残疾、听力残疾和智力残疾所占比例较大，分别为 28.62%、24.97% 和 21.57%；在 998 万智力残疾人口中，先天性残疾占 21.36%。

3. 出生缺陷的疾病负担巨大　出生缺陷降低了人群健康水平和人口素质，因治疗、残疾或死亡导致的疾病负担巨大。根据 2003 年的资料测算，我国每年因神经管缺陷造成的直接经济损失超过 2 亿元，每年新出生的唐氏综合征生命周期的总经济负担超过 100 亿元，新发先天性心脏病生命周期的总经济负担超过 126 亿元。在社会保障水平总体偏低的情况下，出生缺陷导致的因病返贫、因病致贫现象在中西部贫困地区尤为突出。出生缺陷不但严重影响儿童的生命和生活质量，给家庭带来沉重的精神和经济负担，而且也是导致我国人口潜在寿命损失的重要原因。

（张晓辉　林　聪）

第二节　出生缺陷防治策略

WHO 倡导出生缺陷三级预防策略。一级预防是在婚孕前，甚至青少年时期，通过健康教育，倡导健康的行为和生活方式，提倡有计划的妊娠。拟结婚登记或备孕人群，接受婚检和孕前优生检查、必要的遗传咨询，降低危险因素暴露，减少出生缺陷的发生。二级预防是指通过系统的孕产期保健，开展产前筛查和产前诊断早发现、早诊断，减少缺陷患儿的诞生。三级预防是于新生儿期实施遗传代谢疾病筛查、结构畸形治疗等，避免或减少出生缺陷导致的残疾，提高患儿生存生活质量。

一、一级预防

根据《全国出生缺陷综合防治方案》中的要求，应广泛开展一级预防，减少出生缺陷发生。大力普及出生缺陷防治知识，增强群众自我保健意识和能力。医疗卫生机构要发挥主战场作用，开展针对性的优生咨询服务，倡导适龄生育，指导科学备孕。加强婚前保健，推广婚姻登记、婚前医学检查和生育指导"一站式"服务模式。落实国家免费孕前优生健康检查，推动城乡居民全覆盖。科学补服叶酸，预防神经管缺陷。

（一）健康教育与社会宣传

加强社会宣传与倡导。开展形式多样、多时机结合（如婚前保健、孕前保健、孕产期保健等）的出生缺陷防治健康教育与宣传活动，充分利用广播电视、海报、互联网、微信公众号、健康讲座等宣传手段和平台。举办"预防出生缺陷日"主题宣传活动，组织开展"防治出生缺陷"公益行，提高群众对出生缺陷防治的认知水平，加强政策和惠民项目宣传，营造全社会关心和支持出生缺陷防治的良好氛围。

（二）婚前保健服务

婚前保健是对准备结婚的男女双方，在结婚登记前所进行的婚前医学检查、婚育健康指导和婚前卫生咨询。相关数据显示，自从 2003 年新的《婚姻登记条例》施行，在全国统一取消强制婚检后，全国范围内的出生缺陷总发生率也从127.79/ 万（出生缺陷比例 3%），上升到了 2012 年的 153.23/ 万（出生缺陷比例5.6%）。遗传因素在出生缺陷疾病中的占比高达 30%～40%，常见的出生缺陷疾病譬如遗传性耳聋、地中海贫血等都是遗传造成的，这类单基因遗传病可以在孕前、婚前得到干预。此外，婚前保健可以对筛查出的传染性疾病进行干预和指导。

因此，必须加大力度干预出生缺陷，重视婚前检查，实施出生缺陷的一级预防，把好出生缺陷防控的第一个关口，有效降低出生缺陷发生率、提高人口素质。同时，提高婚检质量，针对常见单基因遗传病引入基因检测等先进筛查手段。对于一些区域性高发的遗传性出生缺陷疾病，应增加相应的筛查项目。

1. 婚前医学检查　婚前医学检查是对准备结婚的男女双方可能患影响结婚和生育的疾病进行医学检查。检查项目包括询问病史，体格检查，常规辅助检查和其他特殊检查。常规辅助检查应进行胸部透视、血常规、尿常规、梅毒筛查，血转氨酶和乙肝表面抗原检测、女性阴道分泌物滴虫、霉菌检查。其他特殊检查，如乙型肝炎血清学标志检测、淋病、艾滋病、支原体和衣原体检查、精液常规、B 型超声、乳腺、染色体检查等，应根据需要或自愿原则确定。婚前医学检查的主要疾病。

（1）严重遗传性疾病：由于遗传因素先天形成，患者全部或部分丧失自主生活能力，子代再现风险高，医学上认为不宜生育的疾病。

（2）指定传染病:《中华人民共和国传染病防治法》中规定的艾滋病、淋病、梅毒以及医学上认为影响结婚和生育的其他传染病。

（3）有关精神病：精神分裂症、躁狂抑郁型精神病以及其他重型精神病。

（4）其他与婚育有关的疾病，如重要脏器疾病和生殖系统疾病等。

对于不能确诊的疑难病症，应由原婚前医学检查单位填写统一的转诊单，转至设区的市级以上人民政府卫生行政部门指定的医疗保健机构进行确诊。被转诊机构应将相关检测报告与确诊结果反馈于原婚前医学检查单位。原婚前医学检查单位应根据确诊结果填写《婚前医学检查证明》，并保留原始资料。若对婚前医学检查结果存在异议，可申请母婴保健技术鉴定。对婚检中发现有问题的新婚对象，进行相应的医学指导和遗传咨询工作，并进一步做好检查、科普以及后期优生指导、追踪随访工作。

婚前医学检查单位应向接受婚前医学检查的当事人出具《婚前医学检查证

明》，并在"医学意见"栏内注明：

（1）双方为直系血亲、三代以内旁系血亲关系，以及医学上认为不宜结婚的疾病，如发现一方或双方患有重度、极重度智力低下，不具有婚姻意识能力；重型精神病，在病情发作期有攻击危害行为的，注明"建议不宜结婚"。

（2）发现医学上认为不宜生育的严重遗传性疾病或其他重要脏器疾病，以及医学上认为不宜生育的疾病的，注明"建议不宜生育"。

（3）发现指定传染病在传染期内、有关精神病在发病期内或其他医学上认为应暂缓结婚的疾病时，注明"建议暂缓结婚"；对于婚检发现的可能会终生传染的不在发病期的传染病患者或病原体携带者，在出具婚前检查医学意见时，应向受检者说明情况，提出预防、治疗及采取其他医学措施的意见。若受检者坚持结婚，应充分尊重受检双方的意愿，注明"建议采取医学措施，尊重受检者意愿"。

（4）未发现前款第（1）、（2）、（3）类情况，为婚检时法定允许结婚的情形，注明"未发现医学上不宜结婚的情形"。

在出具任何一种医学意见时，婚检医师应当向当事人说明情况，并进行指导。

2. 婚育健康指导　婚前卫生指导是对准备结婚的男女双方进行的以生殖健康为核心，与结婚和生育有关的保健知识的宣传教育。

（1）婚前卫生指导内容：①有关性保健和性教育（性生理、性心理、性道德及性卫生）；②新婚避孕知识及计划生育指导；③受孕前的准备、环境和疾病对后代影响等孕前保健知识；④遗传病的基本知识；⑤影响婚育的有关疾病的基本知识；⑥其他生殖健康知识。

（2）婚前卫生指导方法：由省级妇幼保健机构根据婚前卫生指导的内容，制定宣传教育材料。婚前保健机构通过多种方法系统地为服务对象进行婚前生殖健康教育，并向婚检对象提供婚前保健宣传资料。宣教时间不少于40分钟，并进行效果评估。

3. 婚前卫生咨询　婚检医师应针对医学检查结果发现的异常情况以及服务对象提出的具体问题进行解答、交换意见、提供信息，帮助受检对象在知情的基础上作出适宜的决定。医师在提出"不宜结婚""不宜生育"和"暂缓结婚"等医学意见时，应充分尊重服务对象的意愿，耐心、细致地讲明科学道理，对可能产生的后果给予重点解释，并由受检双方在体检表上签署知情意见。

（三）遗传咨询

遗传咨询是由从事医学遗传的专业人员或咨询医师对咨询者就其提出的家庭中遗传性疾病等相关问题予以解答，并就咨询者提出的婚育问题提出建议和具体指导供参考。遗传咨询的目的在于使咨询对象有能力根据自身的环境、信仰对健康作出自主的选择，并支持他们的选择。要做到这一点，就必须以一种感同身受的态度将非指令性且易清楚理解的信息传递给咨询对象。

1. 具体应该包括以下几个方面内容：

（1）通过对家族史和现病史的解释来评估疾病的发生或再发风险率。

（2）进行有关疾病的遗传方式，相关实验室检测，治疗处理和预防的教育。

（3）提供有关疾病的各种可以求助的渠道和相关研究现状及进展。

（4）辅导促进知情选择和促进患者逐步认知和接受所患疾病及其再发风险。

2. 咨询环节 遗传咨询贯穿于婚前咨询、孕期咨询，包含针对所有妇女或孕妇的一般咨询，以及有家族史或遗传性出生缺陷生育史的人群特殊咨询。

（1）婚前咨询主要问题：①本人或对方家属中的某种遗传病对婚姻的影响及对后代健康的影响；②双方有一定的亲属关系，能否结婚和生育，如生育对后代的影响如何；③夫妻双方中一方患有某种疾病，能否结婚和生育，后代情况如何。

（2）孕期咨询主要问题：①双方中一方或家属为遗传病患者，生育子女是否会患病，发病率如何；②曾生育过遗传病患儿，再妊娠是否会生育同样患儿；③双方之一有致畸因素接触史，会不会影响胎儿健康。

（3）一般咨询主要问题：①习惯性流产是否有遗传方面原因；②多年不孕原因及生育指导；③有致畸接触史及对后代影响；④某些畸形与遗传有无关系；⑤已确诊的遗传病能否治疗。

（4）个体化咨询：针对家族史、疾病史开展。

3. 遗传咨询过程 遗传咨询应当由有能力的专业工作人员具体实施。在实施过程中，鉴于咨询对象可能存在一定顾虑或焦虑心情，咨询者应当具有负责的态度，在咨询过程中注意观察咨询对象的语言行为，读懂他们真正的心理诉求；具有专业的知识背景和工作经验，为咨询对象提供干预指导。

（1）信息收集：遗传咨询员要全面了解咨询对象的情况，必须详细询问咨询对象的个人和家族遗传病史，以及医疗史、生育史（流产史、死胎史、早产史）、婚姻史（婚龄、配偶健康状况）、环境因素和特殊化学物接触及特殊反应情况、年龄、居住地区、民族等。收集先证者的家系发病情况，绘制出家系谱。

（2）明确诊断：应通过其家系调查、家谱分析、临床表现和实验室检查，如皮纹检查、染色体检查、生化检查及基因诊断等方法明确诊断。须正确认识遗传性疾病与先天性疾病、家族性疾病的区别和联系。依靠收集详细的病史资料，了解夫妻双方三代直系血亲相关疾病状况。若咨询者为近亲结婚，对其遗传性疾病的影响应作出正确估计。根据临床表现进行系统的体格检查和实验室检查。

（3）再发风险估计：确定遗传方式，预测遗传性疾病患者子代再发风险率，可以根据遗传性疾病类型和遗传方式作出估计。常见遗传疾病的遗传方式在各种教材中有详细的介绍。若咨询中发现罕见病例，应当跟踪检索最新的相关研究，利用网络的资源和专业的咨询软件开展有效的工作。遗传咨询员的工作经验是高质量咨询工作的保障。

4. 咨询原则和注意事项

（1）咨询原则：遗传咨询不同于其他咨询，其结果和措施往往涉及婚姻和后代，谨慎的工作态度和不可突破的基本原则是做好遗传咨询工作的基础，同时也是评价咨询工作的指标。①尊重。从事遗传咨询的人员应态度亲和，密切注意咨询对象的心理状态，并给予必要疏导。②保密。从事遗传咨询的人员应尊重咨询对象的隐私权，咨询时无关人员不得在场，对咨询对象提供的病史和家族史等给予保密。未经咨询对象许可不得传播。③知情同意。尽可能让咨询对象充分了解疾病可能的发生风险，以及建议采用的产前诊断技术的目的、必要性和风险等，是否采用某项诊断技术由受检者本人或其家属决定。

（2）注意事项：①负责的态度。对咨询者应做到"亲切、畅言、守密"，要有同情心、责任心，要热情，取得咨询者及其家属的信任与合作，使其能够主动详尽地提供病症和家系资料，方可使诊断和再发风险率的估计更加接近实际。②积极正向引导。咨询时所提供的信息要实事求是，避免使用带有刺激性语言形容患者特征或损伤咨询者的自尊。应鼓励患者树立信心，积极防治遗传性疾病。③专业信息提供。按照遗传病类型和遗传方式估计再发风险率，只能表示下一代发病概率，具体到某个具体的病例是否发病，咨询员不能够也不应该作出肯定或否定的保证，应当给出发病的可能性。需要时，应该说明现有认识的局限性，与咨询者坦率地交换意见。针对遗传病携带者生育过程的咨询，咨询员应提供产前诊断方法的有关信息，如交代清楚所采用的各种产前诊断检查的有效性、局限性，所进行筛查或诊断检查的时限性、风险、危害程度和可能的结局；说明使用的遗传学原理，用通俗易懂的语言解释风险和利益；解释产前筛查和诊断有较强的时间性，所进行的筛查或检查有假阳性和假阴性，不能保证100%的准确性，不能保证出生胎儿必定正常等；解释疾病性质，提供病情、疾病发展趋势和预防的信息。咨询医生在咨询过程中尽可能提供客观、依据充分的信息，在遗传咨询过程中尽可能避免咨询员本人的导向性意见。④规范工作记录。为保证咨询质量，应建立个案记录，以便查找。

总之，在掌握上述原则和方法的基础上，遗传咨询员应不断追踪新的研究成果，准确理解和把握遗传学原理，建立临床检测和实验室检测的网络，选择质量可靠的参考信息，为每一位前来咨询的个体提供准确的信息指导。

（四）叶酸增补

建议无高危因素妇女，至少孕前3个月开始，至妊娠满3个月每天增补叶酸0.4~0.8mg，或含叶酸的多种微量营养素，以有效预防神经管缺陷，特殊人群孕妇（有神经管畸形生育史，夫妇任意一方患有神经管缺陷，孕妇患有糖尿病、肥胖等），可进行叶酸代谢基因（MTHFR C677T）检测评估个体叶酸代谢能力，个性化增补叶酸。

二、二级预防

规范开展二级预防，减少严重出生缺陷儿发生。二级预防核心措施是整合于孕产期系统保健，广泛开展产前筛查，应用产前筛查适宜技术，规范应用高通量基因测序等新技术，对有高风险的孕妇进行产前诊断，实现出生缺陷产前干预。对确诊的先天性心脏病、唐氏综合征、神经管缺陷、地中海贫血等严重出生缺陷病例，及时给予医学指导和建议。产前筛查与产前诊断需要依托有资质的医疗机构完成。

（一）孕期保健

孕期保健是指从确定妊娠之日开始至临产前，为孕妇及胎儿提供的系列保健服务。孕期保健内容包括：健康教育与咨询指导、全身体格检查、产科检查及辅助检查、产前诊断与产前筛查。其中辅助检查包括基本检查项目和建议检查项目。基本检查项目为保证母婴安全基本的、必要的检查项目，建议检查项目根据当地疾病流行状况及医疗保健服务水平等实际情况确定。根据各孕期保健要点提供其他特殊辅助检查项目。孕期应当至少接受 5 次保健服务。其中孕早期至少进行 1 次，孕中期至少 2 次（建议分别在孕 16～20 周、孕 21～24 周各进行 1 次），孕晚期至少 2 次（其中至少在孕 36 周后进行 1 次），发现异常者应当酌情增加检查次数。

根据妊娠不同时期可能发生的危险因素、合并症、并发症及胎儿发育等情况，确定孕期各阶段保健重点。

1. 孕早期（妊娠 12＋6 周前）

（1）按照初诊要求进行问诊和检查。

（2）进行保健指导，包括讲解孕期检查的内容和意义，给予营养、心理、卫生（包括口腔卫生等）和避免致畸因素的指导，提供疾病预防知识，告知出生缺陷产前筛查及产前诊断的意义和最佳时间等。

（3）筛查危险因素，发现高危孕妇，并进行专案管理。对有合并症、并发症的孕妇及时诊治或转诊，必要时请专科医生会诊，评估是否适于继续妊娠。

2. 孕中期（妊娠 13～27＋6 周）

（1）按照初诊或复诊要求进行相应检查。

（2）了解胎动出现时间，绘制妊娠图。

（3）筛查胎儿畸形，对需要做产前诊断的孕妇应当及时转到具有产前诊断资质的医疗保健机构进行检查。

（4）特殊辅助检查：①基本检查项目，妊娠 16～24 周超声筛查胎儿畸形；②建议检查项目，妊娠 16～20 周知情选择进行唐氏综合征筛查；妊娠 24～28 周进行妊娠期糖尿病筛查。

（5）进行保健指导，包括提供营养、心理及卫生指导，告知产前筛查及产前诊断的重要性等。提倡适量运动，预防及纠正贫血。有口腔疾病的孕妇，建议到口腔科治疗。

（6）筛查危险因素，对发现的高危孕妇及高危胎儿应当专案管理，进行监测、治疗妊娠合并症及并发症，必要时转诊。

3. 孕晚期（妊娠 28 周及以后）

（1）按照初诊或复诊要求进行相应检查。

（2）继续绘制妊娠图。妊娠 36 周前后估计胎儿体重，进行骨盆测量，预测分娩方式，指导其选择分娩医疗保健机构。

（3）特殊辅助检查：①基本检查项目，进行一次肝功能、肾功能复查；②建议检查项目，妊娠 36 周后进行胎心电子监护及超声检查等。

（4）进行保健指导，包括孕妇自我监测胎动，纠正贫血，提供营养、分娩前心理准备、临产先兆症状、提倡住院分娩和自然分娩、婴儿喂养及新生儿护理等方面的指导。

（5）筛查危险因素，发现高危孕妇应当专案管理，进行监测、治疗妊娠合并症及并发症，必要时转诊。

（二）产前筛查主要节点与内容

1. 孕 11～13 周，可行胎儿颈后透明层厚度（NT）检测，结合早孕期血清学筛查，目标疾病为染色体异常、神经管畸形、先天性心脏病等。

2. 孕 9～13 周，可行孕早期血清学筛查，筛查结果为低风险，建议孕中期时在同一筛查机构进行第二次采血，可获得早中孕联合血清学筛查报告，可提高筛查检出率；孕早期筛查结果建议结合超声 NT；孕 16～20 周行中孕期血清学筛查，目标疾病为 21 三体综合征、18 三体综合征、开放性神经管畸形。血清学筛查的结果解读。

（1）低风险：唐氏综合征风险值＜1/1000，18 三体综合征风险值＜1/1000。

（2）临界风险：1/1000 ≤唐氏综合征风险值＜1/270，1/1000 ≤ 18 三体综合征风险值＜1/350，建议进行孕妇外周血胎儿游离 DNA 产前检测，适宜时间为（12 + 0）～（22 + 6）周。

（3）高风险：唐氏综合征风险值≥ 1/270，18 三体综合征风险值≥ 1/350，建议进行羊水细胞胎儿染色体核型分析。

（4）单项筛查指标异常：Free β - HCG 过低（＜0.5MoM）或过高（＞2.0MoM）都与不良妊娠结局风险有关；低水平 PAPP- A（＜0.5MoM）与 FGR、早产、子痫前期、死胎等疾病有关；高水平 PAPP- A（＞2.0MoM）与植入性胎盘风险相关。

当血清学筛查结果异常时需尽快前往当地产前诊断中心进行进一步的适宜检查。

3. 孕 16～24 周，行超声筛查胎儿畸形，其中孕 20～24 周最佳，目标疾病为常见结构畸形。

4. 孕 12～22 周，按需行孕妇外周血胎儿游离 DNA 检测，目标疾病为 21 三体综合征、18 三体综合征、13 三体综合征。该项检查有适用、慎用和禁用人群，具体遵照医嘱。

（1）适用人群：①血清学筛查显示胎儿常见染色体非整倍体风险值介于高风险切割值与1/1000之间的孕妇；②有介入性产前诊断禁忌证者（如先兆流产、发热、出血倾向、慢性病原体感染活动期、孕妇Rh阴性血型等）；③孕20＋6周以上，错过血清学筛查最佳时间，但要求评估21三体综合征、18三体综合征、13三体综合征风险者。

（2）慎用人群：有下列情形的孕妇其检测结果会受到一定程度的影响，或按有关规定应建议其进行产前诊断的情形。①早、中孕期产前筛查高风险；②预产期年龄≥35岁；③重度肥胖（体重指数＞40）；④通过体外受精——胚胎移植方式受孕；⑤有染色体异常胎儿分娩史，但除外夫妇染色体异常的情形；⑥双胎及多胎妊娠；⑦医生认为可能影响结果准确性的其他情形。

（3）不适用人群：有下列情形的孕妇进行检测时，可能严重影响结果准确性。①孕周＜12＋6周；②夫妇一方有明确染色体异常；③1年内接受过异体输血、移植手术、异体细胞治疗等；④胎儿超声检查提示有结构异常须进行产前诊断；⑤有基因遗传病家族史或提示胎儿罹患基因病高风险；⑥孕期合并恶性肿瘤；⑦医生认为有明显影响结果准确性的其他情形。

除外上述不适用情形的，孕妇或其家属在充分知情同意情况下，可选择孕妇外周血胎儿游离DNA产前检测。

（三）产前诊断

产前诊断是指采用遗传学检测和影像学检查方法对高风险胎儿进行明确诊断，并通过知情同意的医学处理，减少严重出生缺陷的出生。目前，我国常用产前诊断技术主要包括羊膜囊穿刺术，脐静脉穿刺术、绒毛膜取样术、细胞遗传学分析和基因诊断技术等。

产前诊断的指征：

（1）35岁以上的高龄孕妇。

（2）产前筛查出来的胎儿染色体异常高风险的孕妇。

（3）曾生育过染色体病患儿的孕妇。

（4）产前B超检查怀疑胎儿可能有染色体异常的孕妇。

（5）夫妇一方为染色体异常携带者。

（6）医生认为有必要进行产前诊断的其他情形。

三、三级预防

深入开展三级预防，减少先天残疾发生。全面开展苯丙酮尿症、先天性甲状腺功能减退症和听力障碍筛查，加强新生儿疾病筛查阳性病例的随访、确诊、治疗和干预，逐步提高确诊病例治疗率。逐步扩大筛查病种，有条件的地方可将先天性肾上腺皮质增生症、葡萄糖-6-磷酸脱氢酶缺乏症等遗传代谢性疾病和先天性心脏病、髋关节发育不良等先天性结构畸形纳入新生儿疾病筛查范围。开展神经、消化、泌尿及生殖器官、肌肉骨骼、呼吸、五官等 6 大类 72 种先天性结构畸形救助项目。聚焦严重多发、可筛可治、技术成熟、愈后良好、费用可控的出生缺陷重点病种，设立筛查、诊断、治疗和贫困救助全程服务试点，促进早发现早治疗，减少先天残疾。

新生儿疾病筛查是指通过血液检查对某些危害严重的先天性代谢病及内分泌病进行群体筛查，使患儿得以早期诊断，早期治疗，避免因脑、肝、肾等损害导致生长、智力发育障碍甚至死亡。

1. 新生儿遗传代谢病筛查　新生儿遗传代谢病筛查程序包括血片采集、送检、实验室检测、阳性病例确诊和治疗。

（1）采血时间：采血应当在婴儿出生 72 小时，哺乳至少 6～8 次以上。

（2）采血滤纸：采血滤纸必须与标准滤纸一致，为一质地、厚度、吸水性、渗水性等相当均一的特制纯棉优质滤纸。多数新生儿疾病筛查中心选用的滤纸是国际上认可的美国 Schleicher & Schuell 903 特种滤纸，既保证了筛查的质量，又具与国际筛查质料的可比性。

（3）采血部位及采血方法：多选择婴儿足跟内侧或外侧。其方法是：按摩或热敷婴儿足跟，使其充血，酒精消毒后用一次性采血针穿刺，深 2～4mm，弃去第一滴血后将挤出的血液滴在特定的滤纸上，使其充分渗透至滤纸背面。要求每个婴儿采集 3 个血斑，每个血斑的直径应 ≥ 10mm。

（4）标本的保存与递送：血滤纸片在室温下阴干，在规定时间内送达筛查中心，或暂时放入纸袋在 2～10℃冰箱中保存。

（5）采血卡片填写要求：应在采血卡片上逐项填写所有项目，不能漏项。字迹要清楚，文字要规范。

（6）筛查方法：随着现在实验诊断技术的发展，国内多数筛查实验室已采用荧光分析法（全定量）进行 PKU 筛查，极少数仍用传统的 Guthrie 细菌抑制法

（半定量），也有用高效液相色谱法进行 PKU 筛查。CH 筛查有酶联免疫法、酶免疫荧光法。串联质谱技术对包括氨基酸、有机酸、脂肪酸代谢紊乱等约 25 种遗传性代谢缺陷进行筛查，大大提高筛查效率，目前也已广泛应用于我国新生儿疾病筛查中。

（7）筛查结果处理：为保证检测质量，检测由专人负责进行。对检测结果为阴性的，一般不通知市、县管理中心；对阳性可疑病例，则进行复查。若仍为阳性，则反馈到市、县管理中心。市、县管理中心要配合做好阳性病例的召回（或追访）、复查和确诊工作。

（8）病例追踪：确诊后的患儿要及时给予长期、正确的药物治疗或饮食控制，以保证新生儿疾病筛查的社会效果。

2、新生儿听力筛查　新生儿听力筛查程序包括初筛、复筛、阳性病例确诊和治疗。

（1）时间：①实行两阶段筛查。出院前进行初筛，未通过者于 42 天内进行复筛，仍未通过者转听力检测中心；②告知有高危因素的新生儿，即使通过筛查仍应结合听性行为观察法，3 年内每 6 个月随访一次。

（2）环境：应有专用房间，通风良好，环境噪声低于 45 分贝 A 声级（dBA）。

（3）方法：耳声发射测试和 / 或自动听性脑干诱发电位测试。

（4）步骤：①清洁耳道；②受检儿处于安静状态，必要时可使用镇静剂；③两耳分别测试。轻轻放入探头，仪器自行显示结果，如未通过，需重复 2～3 次。

（5）诊断：复筛阳性的患儿由听力检测机构进行耳鼻咽喉科检查及声导抗、耳声发射、听性脑干诱发电位检测、行为测听及其他相关检查，并进行医学和影像学评估，一般在 6 月龄作出诊断。有高危因素的新生儿在随访过程中发现听力障碍应进行进一步诊断。

（6）干预：①针对病因对可纠正性听觉障碍患儿进行相应的药物、手术治疗；②听力补偿或重建，a）助听器选配，对永久性感音神经性听觉障碍患儿，应首选配戴助听器，一般可在 6 月龄开始验配并定期进行调试及评估，以达到助听器效果优化，b）人工耳蜗植入，对双侧重度或极重度感音神经性听力障碍患儿，应用助听器效果甚微或无明显效果，要进行人工耳蜗术前评估，考虑进行人工耳蜗植入；③听觉 - 言语训练；④社区 - 家庭康复指导。

四、感染性疾病与出生缺陷

细菌、病毒等微生物可以通过胎盘屏障，血液、羊水、产道等，直接或间接作用于胎儿导致出生缺陷。目前，HIV 和 HBV 病毒感染是否增加出生缺陷发生风险有争议。广西柳州的研究显示，HIV 感染产妇出生缺陷发生率明显高于该地区一般人群；英国和爱尔兰的研究显示 HIV 感染未增加出生缺陷风险。现有研究报告的 HIV 感染孕妇出生缺陷发生率异质性较大，为 20‰~10%，普遍以心脏畸形和泌尿生殖器畸形为主。艾滋病抗病毒治疗的有效性和安全性得到广泛研究，多数研究指出不会增加出生缺陷发生风险。但是，针对不同个体的妊娠早期抗病毒治疗方案，仍需针对具体评估。有报道显示妊娠乙肝感染增加出生缺陷发生风险1.28 倍，也有研究指出乙肝感染产妇出生缺陷发生率约为 3%，未高于普通人群。妊娠合并乙肝抗病毒治疗普遍不会增加出生缺陷发生风险。梅毒感染产妇出生缺陷发生率为 1.4%~13.1%。梅毒感染孕妇接受系统超声检查，胎儿表现为肝脾肿大、腹水、全身水肿、宫内窘迫等多合并先天梅毒感染。先天梅毒常常表现出牙齿、骨骼、神经、听力、视力改变。

（陈丹青 朱佳骏 张晓辉）

参考文献

［1］ World Health Organization. Congenital anomalies. 2020. https：//www.who.int/news-room/fact-sheets/detail/congenital-anomalies.

［2］ BAIROLIYA N，FINK G. Causes of death and infant mortality rates among full-term births in the United States between 2010 and 2012：An observational study. PLoS Med, 2018, 15（3）: e1002531. Doi: 10.1371/journal.pmed.1002531.

［3］ LAWN JE，BLENCOWE H，WAISWA P，et al. Stillbirths：rates，risk factors，and acceleration towards 2030. Lancet. 2016,387（10018）: 587-603. Doi: 10.1016/S0140-6736（15）00837-5.

［4］ 刘成娟，张玉，刘静，等. 柳州地区 HIV 阳性产妇所生婴儿出生结局分析［J］. 中国妇幼卫生杂志，2015，6：7-9.

［5］ REEFHUIS J，FITZHARRIS LF，GRAY KM，et al. Neural Tube Defects in Pregnancies Among Women With Diagnosed HIV Infection-15 Jurisdictions，2013—2017［J］. MMWR Morb Mortal Wkly Rep，2020，69（1）: 1-5. Doi: 10.15585/mmwr.mm6901a1.

［6］ TOWNSEND CL, WILLEY BA, CORTINA-BORJA M, et al. Antiretroviral therapy and congenital abnormalities in infants born to HIV-infected women in the UK and Ireland, 1990-2007［J］. AIDS, 2009, 23（4）: 519-24. Doi: 10.1097/QAD.0b013e328326ca8e.

［7］ PRIETO LM, GONZÁLEZ-TOMÉ MI, MUÑOZ E, et al. Birth defects in a cohort of infants born to HIV-infected women in Spain, 2000—2009［J］. BMC Infect Dis, 2014, 14: 700. Doi: 10.1186/s12879-014-0700-3.

［8］ PHIRI K, HERNANDEZ-DIAZ S, DUGAN KB, et al. First trimester exposure to antiretroviral therapy and risk of birth defects［J］. Pediatr Infect Dis J, 2014, 33（7）: 741-746. Doi: 10.1097/INF.0000000000000251.

［9］ 王瑞, 蔡秋娥, 陈丽云, 等. 抗病毒治疗在 HIV 感染孕妇母婴阻断中的疗效及安全评估. 中国艾滋病性病杂志, 2017, 23（2）: 120-122.

［10］ ZASH R, HOLMES L, DISEKO M, et al. Neural-Tube Defects and Antiretroviral Treatment Regimens in Botswana［J］. N Engl J Med, 2019, 381（9）: 827-840. Doi: 10.1056/NEJMoa1905230. Epub 2019 Jul 22.

［11］ 张新建, 姜碧, 黄健初, 等. 母体乙肝病毒、沙眼衣原体、念珠菌感染与出生缺陷关系的队列研究［J］. 热带医学杂志, 2019, 19（3）: 364-368.

［12］ GAO X, DUAN X, CAI H, et al The safety and efficacy of tenofovir disoproxil fumarate used throughout pregnancy for mothers with chronic hepatitis B［J］. Eur J Gastroenterol Hepatol, 2020, 32（12）: 1533-1537. Doi: 10.1097/MEG.0000000000001662.

［13］ 胡芳, 邢艳菲, 陈年年, 等. 广州市梅毒感染产妇所生儿童随访情况及影响因素分析［J］. 中国妇幼保健, 2018, 16: 3783-3787.

［14］ 高洁, 陈霞, 吴颖岚, 等. 湖南省 2013—2018 年梅毒感染孕产妇不良妊娠结局的风险因素［J］. 中国艾滋病性病, 2020, 11: 1213-1216, 1229.

［15］ 陈颖, 刘洋, 刘宁. 妊娠期梅毒患者胎儿宫内感染的超声诊断研究［J］. 中国皮肤性病学杂志, 2017, B03: 25-26.

［16］ IOANNOU S, HENNEBERG RJ, HENNEBERG M. Presence of dental signs of congenital syphilis in pre-modern specimens［J］. Arch Oral Biol, 2018, 85: 192-200. Doi: 10.1016/j.archoralbio. 2017.10.17.

［17］ SIMMS I, TOOKEY PA, GOH BT, et al. The incidence of congenital syphilis in the United Kingdom: February 2010 to January 2015［J］. BJOG, 2017, 124（1）: 72-77. Doi: 10.1111/1471-0528.13950.

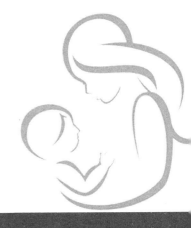

第八章

喂养指导

一、母乳喂养的重要性

0～6月龄新生儿对能量和营养素的需要高于其他任何时期，但婴儿消化器官和排泄器官发育尚未成熟，对食物的消化吸收能力及代谢废物的排泄能力较弱。母乳能满足6个月内婴儿全部液体、能量和营养素的需要。母乳中含有易于婴儿消化吸收的脂肪、蛋白质、乳糖、维生素和矿物质、IgG及特异的SIgA等营养成分，在促进生长发育同时，调节婴儿免疫功能的发育，增强婴儿的抗病能力。母乳中的营养素和多种生物活性物质，为婴儿提供全方位呵护，帮助其在离开母体子宫的保护后，能顺利地适应大自然的环境，健康成长。

母乳是为宝宝量身定做的6个月之内的唯一理想食物，与人工喂养相比，母乳喂养对孩子、母亲、家庭、社会都十分重要。

1. 对孩子的重要性　①母乳中含有充足的能量和营养素，为孩子提供适量、合理的蛋白质、脂肪、乳糖、维生素、铁与其他矿物质、酶和水，母乳中这些营养素更容易消化吸收。它可以为6个月以下的孩子提供所需要的全部营养，为6～12个月的孩子提供一半的营养，为12～24个月的孩子提供1/3的营养。②母乳中含有足够的水分，即使在非常干燥和炎热的气候下也可以满足孩子的需要。③母乳更卫生，且含有许多抗感染的物质，可以保护儿童免受腹泻、肺炎和中耳炎等多种感染性疾病的影响。④母乳喂养的孩子不易患糖尿病、心脏病、湿疹、哮喘、类风湿性关节炎和其他过敏性疾病，而且可以预防肥胖。⑤母乳喂养可增进孩子和母亲之间的情感联系，并给予孩子温暖和关爱。⑥母乳喂养可增强大脑发育、视力和视觉发育，为学习做准备。母乳喂养的孩子已被证明具有较高的智商（IQ）、语言学习能力和数学/计算能力。

2. 对母亲的重要性　①母乳喂养可以减少产后出血和贫血，促进产后尽快康复。②纯母乳喂养具有避孕效果，可以抑制排卵并延缓生育力的恢复。③母乳喂养可以降低乳腺癌和卵巢癌的发病风险。目前全球的母乳喂养率使得每年因乳腺癌死亡的人数减少2万，通过进一步提高母乳喂养率，可以再减少2万例患者。④母乳喂养的母亲肥胖的较少；母乳喂养有助于母亲恢复正常身材。

3. 对家庭的重要性　①母乳喂养更经济。②母乳喂养可以减少孩子疾病发生，因此，可以减轻家庭的经济负担。③母乳喂养方便，可以随时随地完成。④母乳喂养可增进家庭的联系。

4. 对社会的重要性　①母乳喂养更环保，因为人工喂养会导致更多的森林砍伐、水土流失，水、空气和土壤污染。②母乳喂养的孩子能发展成为更好的人力资源，从而提高国家的生产力和促进经济发展。③母乳喂养可降低成年时营养相关慢性病（如代谢综合征）患病风险、提高生存质量，可为国家节省大量医疗费用支出和社会资源。

二、母乳营养成分介绍

哺乳动物的乳汁都具有该物种的特殊性，都适合该物种的幼崽生长发育需要。人类乳汁中已鉴定的成分超过千种，不仅给婴儿提供必需营养，同时具有相当好的生物活性，这些营养素在数量、比例及生物活性形式等方面，均适合于婴儿的生理发育及生长需要，在维持新生儿的健康方面非常重要。

母乳的成分分为营养成分和生物活性成分。营养成分即为满足婴儿生长发育所需的宏量元素和微量元素，如水、蛋白质、脂肪、碳水化合物、维生素和矿物质；生物活性成分包括免疫细胞和免疫活性物质，目前已知的生物活性成分至少13种生长因子、68种细胞因子、415种蛋白、超过1000种低聚糖等，这些丰富的活性因子是配方奶无法模拟的，它从各个层面发挥着婴幼儿的免疫调节作用。如乳汁中的 β - 胡萝卜素，让初乳的颜色比成熟乳黄，质地黏稠；激素和生长因子，能刺激婴儿小肠黏膜的生长与成熟；寡糖，可以帮助婴儿建立正常的肠道菌群，同时具有轻泻作用，促进胎便排出，降低婴儿黄疸的发生；蛋白质和免疫物质，能提供婴儿出生时的初次免疫，促进婴儿免疫系统的发育等。母乳中的营养成分和生物活性成分相互影响，发挥着促进作用。

一般来说，乳汁量和总体成分变化与母亲的膳食基本没有关系。但母亲的饮食会影响某些水溶性维生素和矿物质的浓度等。如母亲严格素食（只摄入蔬菜和水果，拒绝一切蛋、鱼、奶类），乳汁中可能会缺乏维生素 B_6；此外，母亲的膳食还会影响到乳汁中脂肪的成分，所以母亲的膳食要均衡。

三、特殊母亲的母乳喂养推荐

当母亲存在感染时，因担心母乳喂养可将病原体传给子代，造成母乳喂养困惑，甚至不必要地放弃母乳喂养。根据工作规范、行业指南等，关于艾滋病、梅毒和乙肝感染孕产妇分娩儿童喂养指导做如下建议：

1. 艾滋病感染产妇分娩儿童　艾滋病病毒可以通过母婴传播，发生率在发达国家为 14%～25%，在母乳喂养率较高的发展中国家为 13%～42%。艾滋病感染母亲通过哺乳使婴儿感染的可能性是 5%～20%。感染可发生在母乳喂养的任何时候。新近感染的母亲比既往或怀孕期间感染的母亲将艾滋病病毒传递给婴儿的可能性高两倍。有研究显示，生后数月纯母乳喂养造成艾滋病病毒母婴传播的危险性低于混合喂养，艾滋病感染母亲的婴儿完全人工喂养母婴传播率最低；纯母乳喂养 6 个月以上，感染率较低；混合喂养，感染率最高，但机制不明。因此，如果家庭能够经济支持配方奶喂养，建议纯人工喂养；母亲在接受抗病毒治疗的前提下，可选择纯母乳喂养；切忌混合喂养。

　　推荐意见：艾滋病感染母亲，建议完全人工喂养；在母亲规范抗病毒治疗的前提下，可选择纯母乳喂养 6 个月；忌混合喂养。

　　2. 梅毒感染产妇分娩儿童　　母亲感染梅毒螺旋体，即梅毒特异性抗体和非特异性抗体均阳性，孕期没有进行规范的驱梅治疗，可发生宫内感染，尤其当梅毒非特异性抗体高滴度≥ 1∶8，更易发生宫内感染。因此，对孕妇使用青霉素进行规范驱梅治疗能预防梅毒宫内传播，分娩前已完成规范驱梅治疗者，产后均可以母乳喂养。如果分娩前未规范治疗，或临分娩前 1 ~ 2 周才确诊者，暂缓直接母乳喂养。因为母乳喂养可引起婴儿感染，但乳汁经巴氏消毒后可哺乳，同时尽快开始治疗，疗程结束后，可直接母乳喂养。哺乳期发生梅毒感染者，应暂停哺乳，尽快开始治疗，疗程结束后可直接哺乳。治疗期间，乳汁经巴氏消毒后可哺乳，规范驱梅治疗几乎 100% 有效。

　　推荐意见：梅毒感染母亲，经规范抗病毒治疗后可母乳喂养。未规范治疗者，暂缓直接哺乳，乳汁经巴氏消毒后可喂养。疗程结束后可直接哺乳。

　　3. 乙肝感染产妇分娩儿童　　HBV 母婴传播几乎均发生于分娩过程中，而与母乳喂养无关。母乳喂养仅增加暴露于 HBV 的机会，但 HBV 经乳汁进入新生儿体内并不能复制和繁殖，而是被清除，故不增加 HBV 感染机会。因此，即使母亲高病毒载量（HBV DNA > 2×10^5 IU/ml）或 HBeAg 阳性，均应鼓励母乳喂养，也无需检测乳汁中 HBV DNA。即便 HBV 感染母亲乳头皲裂、血性乳汁等，也并不增加母婴传播。此外，新生儿出生后，就可以母乳喂养，无需等待免疫预防接种后才开始。如果因各种原因未能接受免疫预防接种，仍可以母乳喂养。如果新生儿 / 婴儿口腔存在溃疡或其他损伤，因母乳具有抑制 HBV 感染的能力，且接受乙肝疫苗和 HBIG 联合免疫的新生儿也已经具有免疫力，故无需停止母乳喂养。

　　对于乙肝高病毒载量或 HBeAg 阳性孕妇，建议从孕晚期（孕 28 ~ 32 周）开始服用抗病毒药物，以进一步减少母婴传播。首选替诺福韦进行抗病毒治疗。分娩当日停药，则新生儿可正常母乳喂养。即使产后母亲需要继续服药，也可母乳喂养，因为这些药物经乳汁分泌的量很少，婴儿经母乳吸收的药物剂量远低于宫内暴露水平。

推荐意见：乙肝感染母亲，均可母乳 HBV 喂养。即使母亲高病毒载量或 HBeAg 阳性、乳头皲裂或出血、肝功能异常，婴儿存在口腔溃疡或其他损伤等，也不影响母乳喂养。此外，母亲口服替诺福韦抗病毒治疗，产后无需停药，仍可母乳喂养。

四、母乳喂养充分的判断

母乳喂养时，不需要将乳汁挤出称重来估计新生儿的摄乳量，可以通过以下几种情况来判断乳汁分泌是否满足新生儿的需要：①婴儿每天可以获得 8～12 次的有效喂哺；②婴儿吸吮有节律，并可听见明显的吞咽声；③出生后最初 2 天，婴儿每天至少排尿 1、2 次；④如果有粉红色尿酸盐结晶的尿，应在生后第 3 天消失；⑤从出生后第 3 天开始，每 24 小时排尿应达到 6～8 次；⑥出生后每 24 小时至少排便 3、4 次，每次大便应多于 1 大汤匙；⑦出生第 3 天后，每天可排软、黄便 4～10 次；⑧婴儿体格生长可灵敏地反映婴儿的喂养状态。定期监测身长、体重、头围，儿童成长曲线，有助于判断婴儿生长发育，标记并对照，亦可说明喂养充足。

五、配方奶喂养指导

配方奶通常是利用牛奶、大豆等制品加工成婴幼儿配方食品（奶粉），并参照母乳成分调整营养素含量，添加多种微量营养素（如矿物质和维生素）。由于婴儿配方食品多为乳粉（再冲调为乳液喂养婴儿）或可直接喂养婴儿的液态乳，所以又常称为婴儿配方乳或婴儿配方奶。但是与母乳相比，配方奶中的蛋白质、脂肪及碳水化合物的质量差别无法改变，奶粉中还缺乏母乳中存在的天然抗感染因子和生物活性因子，婴幼儿配方奶粉生产过程中还可能存在安全问题。母亲因疾病等情况不能用母乳喂养婴儿时，可以用母乳代用品，但必须强调，无论经过怎样的配方设计和先进研发，婴儿配方食品归根结底仍然是一种食品，任何婴儿配方奶都不能与母乳相媲美。对于 6 月龄内的婴儿，不宜直接用普通液态奶、成人奶粉、蛋白粉、豆奶粉等进行喂养。

配方奶粉的摄入估计：婴儿能量需要量约为 418.4kJ（1000kcal）/（kg·d），一般市售婴儿配方奶粉 100g 供能约 2029kJ（500kcal），故需要婴儿配方奶粉约 20g/（kg·d）可满足需要。

人工喂养的注意事项：①选用适宜的奶嘴：奶嘴的软硬度与奶嘴孔的大小适宜，孔的大小以奶瓶倒置时液体呈滴状连续滴出为宜。②测试奶液的温度：乳液的温度应与体温相似。喂哺前先将乳汁滴在成人手腕内侧测试温度，若无过热感，则表明温度适宜。③避免空气吸入：喂哺时持奶瓶呈斜位，使奶嘴及奶瓶的前半部充满乳汁，防止婴儿在吸奶同时吸入空气。喂哺完毕轻拍婴儿后背，促进其将吞咽的空气排出。④加强奶具卫生：在无冷藏条件下，乳液应分次配制，每次配乳所用奶具等应清洗、消毒。

推荐意见：当出现以下情况，可能不宜母乳喂养，则需要采用适当的喂养方法如配方奶喂养。①婴儿患病；②母亲患病；③母亲因各种原因摄入药物和化学物质；④经专业人员指导和各种努力后，乳汁分泌仍不足。

六、科学的辅食添加

婴儿满 6 月龄，母乳仍是重要的营养来源，但此时单纯的母乳喂养已不能完全满足婴幼儿生长发育所需的能量及铁、锌、维生素 A 等关键营养素，因而必须在继续母乳喂养的基础上及时添加辅食。婴幼儿辅食添加不足是导致营养不良的重要原因，科学的辅食添加对于婴幼儿的健康和生长发育至关重要。

（一）辅食添加的适宜年龄

婴儿满 6 月龄时，胃肠道等消化器官已相对发育成熟，可消化除母乳以外的多样化食物。同时婴儿的口腔运动功能，味觉、嗅觉、触觉等感知觉以及心理、认知和行为能力也已准备好接受新的食物。根据婴儿的生理需求和神经发育成熟度，对于大多数婴儿开始添加辅食的最佳时机是出生 6 个月，部分婴儿可提前添加辅食，但不应早于 4 个月。

（二）辅食添加期间母乳喂养指导

添加辅食期间，母乳喂养仍然是营养素和某些保护因子的重要来源，应继续母乳喂养，且母乳喂养可促进婴幼儿神经及心理发育，母乳喂养时间越长，母婴双方获益越多。

每日需提供的奶量：6 个月为 800～1000ml；7～9 个月为 700～800ml；10～12 个月为 600～700ml；13～24 个月为 400～600ml。对于母乳不足或不能母乳喂养的婴儿，需继续以配方奶作为母乳的补充。

普通鲜奶、酸奶等的蛋白质和矿物质含量远高于母乳，且增加婴儿的肾脏负担，故 12 月龄内不宜添加。

（三）辅食添加的基本原则

婴儿辅食宜单独制作，不加盐、糖和其他调味品，注意制作过程的卫生，现做现吃，不喂存留的食物。添加过程应由一种到多种、由少量到多量、由细到粗。

1. 辅食添加初始阶段（6个月） 应选择容易吞咽和消化且不容易导致过敏的泥状食物。富含铁的谷类食物，如强化铁的米粉等；蔬菜类如白萝卜、胡萝卜、南瓜、西红柿、菠菜泥等均是常用的选择。水果类常见的有苹果、香蕉、梨子、木瓜泥等。

开始每次添加一种食物，每日1次，每次少量（1~2勺），注意观察添加辅食后的反应。观察5~7天无不良反应后再添加另一种辅食，并逐渐增加到每日2~3小餐。

2. 辅食添加第二阶段（7~9个月） 应从泥状逐渐过渡到碎块状的食物，相应增加食物的粗糙度，如从蔬菜、果泥到软的碎块状水果和蔬菜。可给8个月婴儿提供一定的手抓食物，如手指面包，蒸熟的蔬菜棒（块）以锻炼婴儿咀嚼和动手能力，婴儿9个月后基本可用杯子进食液体食物。

前期辅食的基础上适当增加谷薯类食物、蔬菜和水果的种类；注意食物的能量密度和蛋白质的含量，富铁食物、深色蔬菜优先。高蛋白食物包括动物性食物如蛋黄、畜禽类、鱼类和豆类食物。红肉、肝泥、动物血中的铁含量丰富且易于吸收，而蛋黄及植物类食物中的铁吸收率较低。根据辅食种类搭配或烹制需要可添加少许油脂，以植物油为佳，数量应在10g以内。

每日辅食喂养2次；谷薯类食物如面条、面包或土豆等3~8勺，动物类、豆类食物如蛋黄、红肉、鸡肉、鱼肉、肝脏、豆腐等3~4勺，蔬菜、水果类各1/3碗；喂养过程中提供手抓进食的机会，个体化喂养。

3. 辅食添加第三阶段（10~12个月） 应从碎末状、泥状食物逐渐过渡到碎块状、指状食物。但要避免进食不容易弄碎或过滑的食物，如鱼丸、果冻、爆米花等以免引起窒息或其他意外。

继续添加各种谷类如软米饭、手抓面包、磨牙饼干，豆类如豆腐、豆腐皮，动物性食物如鸡蛋、畜禽类、鱼类食物以及常见蔬菜和水果等食物。油脂的量在10g以内。

每日喂养2~3次，加餐1次；辅食量为每天谷薯类1/2~3/4碗，动物类包括蛋黄、红肉、禽肉、鱼肉等4~6勺，蔬菜类和水果类各1/2碗；在父母帮助下练习用勺子自己进食，用杯子喝水。

4. 辅食添加第四阶段（13~24个月） 尝试各种较大块的家常食物如各种肉块、水果、果干或大块蔬菜等，以锻炼幼儿咀嚼和吞咽能力，食物的质地要比成人的食物松软一些，质地太硬的食物会引起咀嚼和吞咽困难。

除前述谷薯类、动物类、蔬菜和水果类普通食物外，一些容易引起过敏的食物包括鸡蛋白、贝壳类（如虾、蟹）、花生和坚果类（如杏仁、腰果和核桃）等食物可尝试添加，但要适当粉碎加工，方便食用，应注意观察幼儿添加后的反应。注意口味清淡，每天油脂的量不高于15g，食盐量低于1.5g，避免刺激性的食物。

　　每日3餐，每餐1碗，加餐2次；辅食数量大约是：每天谷物类3/4碗至1碗多，鸡蛋、红肉、禽肉、鱼肉6~8勺，蔬菜类和水果类各1/2~2/3碗；鼓励幼儿用勺、手拿等方式自主进食，进餐时间一般控制在20分钟内，最长不超过30分钟；避免吃饭时玩游戏、看电视等干扰活动。

（四）添加辅食的烹饪方法

　　最重要的是将食物煮熟、煮透，方法宜多采用蒸、煮、不用煎、炸。同时尽量保持食物中的营养成分和原有口味，并使食物的质地适合婴幼儿的进食能力。

　　各阶段辅食添加。详见表8-1。

表8-1　辅食添加进程

年龄阶段		6个月	7~9个月	10~12个月	13~24个月
食物质地		泥糊状	泥状、碎末状	碎块状、指状	条块、球块状
辅食餐次		每天1~2次	每天2次 每次2/3碗	每天2~3次 每次3/4碗	每天3次 每次1碗
食物种类及数量（每日）	乳类	4~6次，共800~1000ml	3~4次，共700~800ml	2~4次，共600~700ml	2次，共400~600ml
	谷薯类	含铁米粉1~2勺	含铁米粉、粥、烂面、米饭等3~8勺	面条、米饭、小馒头、面包等1/2~3/4碗	各种家常谷类食物3/4碗~1碗多
	蔬菜类	菜泥1~2勺	烂菜/细碎菜1/3碗	碎菜1/2碗	各种蔬菜1/2~2/3碗
	水果类	水果泥1~2勺	水果泥/细碎块1/3碗	水果小块/条1/2碗	各种水果1/2~2/3碗
	动物类豆类	—	蛋黄、肉、禽、鱼、豆腐等，3~4勺	蛋黄、肉、禽、鱼、豆腐等，4~6勺	鸡蛋、肉、禽、鱼、豆制品等，6~8勺
	油盐	—	植物油：0~10g；盐：不加	植物油：0~10g；盐：不加	植物油：5~15g；盐：<1.5g

　　注：1勺=10ml；1碗=250ml；（小饭碗：口径10cm，高5cm）。

（五）喂养评估

　　建议采用中国0~3岁儿童生长曲线图进行生长发育的评估（图8-1、图8-2）。

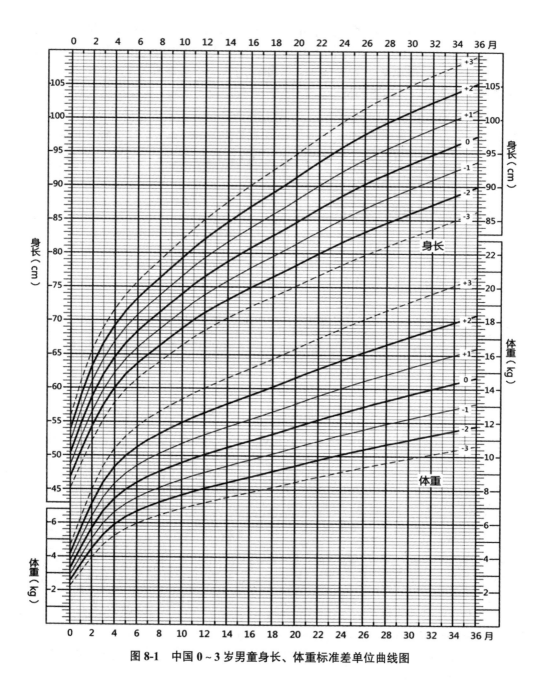

图 8-1　中国 0~3 岁男童身长、体重标准差单位曲线图

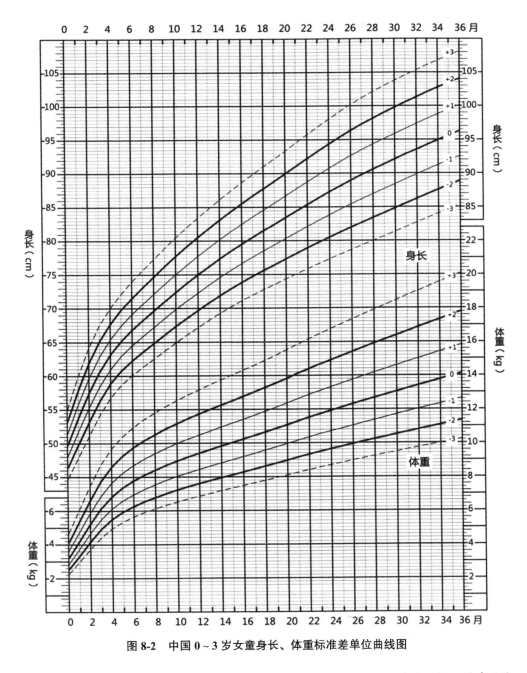

图 8-2　中国 0 ~ 3 岁女童身长、体重标准差单位曲线图

（王　虹　徐春彩）

参考文献

［1］ 任钰雯，高海凤. 母乳喂养理论与实践［M］. 北京：人民卫生出版社，2018.

［2］ 中华医学会围产医学分会. 母亲常见感染与母乳喂养指导的专家共识［J］. 中华围产医学杂志，2021，24（7）：481-489.

［3］ 中国营养学会膳食指南修订专家委员会，妇幼人群指南修订专家工作组. 6月龄内婴儿母乳喂养指南［J］. 临床儿科杂志，2016，34（4）：287-291.

［4］ 中华预防医学会儿童保健分会. 婴幼儿喂养与营养指南［J］. 中国妇幼健康研究，2019，30（4）：392-417.

［5］ 崔焱，仰曙芬. 儿科护理学［M］. 6版. 北京：人民卫生出版社，2017.

［6］ 中国营养学会膳食指南修订专家委员会，妇幼人群指南修订专家工作组. 7～24月龄婴幼儿喂养指南［J］. 临床儿科杂志，2016，34（5）：381-387.

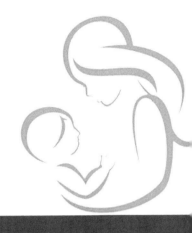

第九章

感染孕产妇营养健康指导

一、概述

根据健康与疾病发育起源即"多哈"理论（developmental origins of health and disease，DoHaD），孕期营养素不足或过剩都将产生不良妊娠结局，比如妊娠期糖尿病、妊娠期高血压、贫血、胎儿神经管畸形、巨大儿、胎儿生长受限，甚至增加子代成年后慢性病的发生。感染孕产妇面临感染能量代谢增加及怀孕时额外增加营养素的双重需求，更加需要关注孕期营养保健。在一些欠发达国家，部分HIV感染孕妇孕前就存在严重的营养不良，这种状况更容易增加孕产妇的不良妊娠结局及死亡风险。对于感染妇女，建议在妊娠前接受营养相关的咨询和健康教育，并在妊娠期间进行营养状况的相关监测。

我国孕产妇存在能量摄入不平衡及微量营养素摄入不足的双重风险。但是，在我国目前鲜有专门针对感染孕产妇的营养调查数据。一项全国多中心研究显示按美国医学研究院（institute of medicine，IOM）推荐标准，妊娠妇女中仅有36.8%增重适宜，38%增重过多，25%增重不足。另一项调查也显示按照IOM的建议，20.6%的妇女孕期增重不足，仅43.5%的妇女孕期增重在正常范围内，35.9%的妇女孕期增重过多。另外我国妊娠期妇女钙、铁、维生素A及维生素D等缺乏的情况较普遍，在北京、天津及浙江地区进行的孕妇碘相关调查显示，尿碘不足的检出率分别为45.3%、62.5%、50.4%，尿碘过量检出率分别为3.3%、1.8%、7.5%。

为进一步提高出生人口素质，2017年我国发布的《国民营养计划（2017—2030）》中提出生命早期1000天营养健康行动，实施妇幼人群营养干预计划，保障妇幼健康。随着开放三孩政策后，合理的膳食营养是保障优生优育，和母体健康状态的重要方式。关注感染孕产妇营养保健，是妇幼营养公平性的体现。

二、备孕期及孕期合理饮食的建议

妊娠期是母体和胎儿对营养需求最为敏感的时期。在该时期除了满足胎儿生长发育所需的营养素外，还需满足母体因妊娠产生的生理变化所需的营养素。绝大多数梅毒、HBV感染孕产妇无明显临床症状，能量代谢无明显增加，饮食结构与正常孕妇无明显差别。而艾滋病为消耗性疾病，HIV感染孕产妇需额外增加能量摄入。

（一）备孕期营养

计划妊娠的感染妇女除积极治疗原发病外，平时膳食需做到食物多样，谷物为主，多吃蔬果、奶类及豆类，适当摄入鱼禽肉蛋类，控制油盐用量，在此基础上还需做好以下 3 点：

1. 调整孕前体重至适宜水平　肥胖或低体重的备孕妇女应通过调整体重使体质指数（body mass index，BMI）达到正常范围内（18.5～23.9 kg/m^2）。

（1）低体重备孕妇女（BMI < 18.5 kg/m^2）：增加食物摄入量和适量运动，如每天增加 200ml 牛奶和谷物 / 畜肉蛋类 50g 或鱼类 75g，控制蔬菜及杂粮等高膳食纤维食物摄入。

（2）肥胖备孕妇女（BMI > 28 kg/m^2）：改变不良饮食习惯，减慢进餐速度（进餐时间 > 20 分钟），控制膳食总能量，减少高能量、高脂肪、高糖食物摄入如油炸食物、甜点、含糖饮料等食物，多选择低升糖指数（GI）、膳食纤维丰富的食物，如全谷物、绿叶蔬菜等。每天增加运动时间 30～90 分钟。

2. 常吃含铁丰富的食物，选用碘盐，孕前 3 个月开始补充叶酸 400μg/d。

（1）孕前缺铁可导致妊娠期缺铁性贫血、早产、胎儿生长受限及新生儿低出生体重。备孕期妇女应多摄入含铁丰富的动物性食物如猪瘦肉、牛肉、动物肝、肾等以增加铁的储备。

（2）孕期缺碘对胎儿智力和体格发育产生不良影响，备孕期妇女需选用碘盐，每周摄入 1 次富含碘的海产品。

（3）叶酸缺乏增加胚胎神经管畸形及流产风险，备孕期妇女应从孕前 3 个月起每天补充叶酸 400μg，并持续整个孕期。

3. 禁烟酒、保持健康生活方式　备孕期妇女应戒烟禁酒，检查身体，纠正可能存在的营养缺乏和相关疾病，并保持健康的生活方式如改变不良行为和生活习惯如熬夜，规律作息和运动，使身体达到最佳的状态。

根据 2022 年我国居民膳食指南推荐：备孕期妇女每日摄入谷薯类 250～300g、蔬菜类 300～500g、水果 200～350g、鱼禽肉蛋类 130～180g、奶类 300g、大豆 15g、坚果 10g，使用加碘盐不超过 5g，食用油 25～30g。

备孕期食谱举例（1800kcal，身高 165cm，体重 60kg，轻体力劳动）：

早餐：香菇青菜包（面粉 50g），水煮蛋 50g，牛奶 200ml
点心：苹果 200g
中餐：青菜猪肝面（青菜 200g，猪肝 50g，香干 50g，挂面 75g）
点心：香蕉 150g，酸奶 100g
晚餐：燕麦饭（大米 50g、燕麦米 25g），清炒菠菜（200g），清蒸小黄鱼（100g）
点心：核桃面包 1 片（35g）
全天食用油：25g，加碘盐：5g

HIV 感染人群：HIV 感染者比健康人的静息能量消耗要增加 10%，易导致蛋白质 – 能量营养不良。《艾滋病病人营养专家共识》建议：无症状期 HIV 感染者应适当增加总能量摄入，建议每日供能 30～40kcal/kg，并增加优质蛋白质摄入量，达 1.2～1.8g/kg。建议每日摄入蛋类 50～100g，奶类 300～400g，大豆制品 50～100g，瘦肉鱼虾 100～200g（其中鱼虾达 50～100g），同时需控制饱和脂肪酸、胆固醇和 ω-6 多不饱和脂肪酸的摄入，避免反式脂肪酸的摄入，坚果类每日不超过 25g，增加深色蔬菜水果的摄入比例，每日维生素及矿物质的摄入量不低于居民膳食营养素推荐摄入量。

部分 HIV 感染者服用抗病毒药物后出现慢性腹泻，饮食上避免摄入生冷、刺激性、油腻等食物，保证足够的能量及优质蛋白质供给，选择清淡、易消化、流质或半流质、糊状食物，限制不易消化的蔬菜和粗粮，日常注意水电解质平衡，必要时服用益生菌、维生素补充剂或肠内营养制剂。

梅毒感染人群：二期梅毒会出现全身症状，如有黏膜损害影响进食时，首先选择易消化的清淡、少渣食物如米粥、面条等，保证足够的能量、优质蛋白质、维生素及矿物质摄入。

HBV 感染人群：极少数慢性 HBV 感染的孕妇合并有轻度食管胃底静脉曲张，平时选择食物要清淡、少油、细软碎烂、易消化为主，避免辛辣刺激、过于粗糙、不易消化及坚硬食品，如辣椒、浓咖啡、油炸食物、糯米类、竹笋等。

（二）孕早期营养

孕早期（0～12 周末）是胚胎形成阶段，胎儿生长发育速度相对缓慢，能量需求与孕前无太大区别，但是需保证充分的维生素及矿物质的供给。

1. 早孕反应（如恶心、呕吐、胃纳差等）不明显的孕妇只需保持备孕时的平衡膳食，不需要额外增加食物摄入量，将体重增长控制在 0~2kg。

2. 妊娠呕吐和处理　妊娠期妇女恶心发生率为 50%~80%，呕吐发生率为 50%。孕早期需保证 130g/d 碳水化合物摄入，以预防酮症对胎儿神经系统的损害。不必过分强调膳食平衡，根据孕妇喜好选择容易消化的清淡少油食物、少食多餐。首选米饭、粥、面条、土豆及各种糕点等主食，水果、白糖、蜂蜜等也可快速提供碳水化合物。

含 130g 碳水化合物的食物组合举例：

白米饭（100g 大米）+ 麦片（50g 燕麦片）+ 1 个香蕉（150g）
小米粥（100g 小米）+ 6 个水饺（50g 面粉）+ 糖水（食糖 25g）
玉米饼（100g 玉米面）+ 红薯（100g）+ 苹果（200g）

感染孕妇因服用相关治疗药物可增加恶心、呕吐等症状，建议将服药时间改为餐后服用以减少副反应。恶心呕吐的孕妇中 0.3%~1.0% 发展成为妊娠剧吐，引起体重下降、脱水、酮症甚至酸中毒，导致孕妇严重并发症甚至危及母亲生命、被迫终止妊娠，临床上需要早发现早治疗。饮食上建议少量多餐、进食清淡干燥及高蛋白食物，可静滴葡萄糖、生理盐水及维生素，注意水电解质能量平衡，必要时可静脉肠外营养治疗。有研究显示生姜可减轻妊娠期恶心，孕前 1 个月服用复合维生素可降低妊娠期恶心呕吐的发病率和严重程度，口服维生素 B_6 片 10~25mg，3 次 / 日可减轻呕吐的症状，肌注维生素 B_1 针预防 Wernicke 脑病。

（三）孕中期及孕晚期营养

孕中期（13~27 周末）及孕晚期（28 周至分娩）胎儿生长发育速度加快，大脑、骨骼进一步发育，为了适应这一生理变化，母体的子宫及乳房增大、血容量增加，并为产后泌乳开始储备能量及营养素。因此，自孕 13 周起，在备孕期膳食的基础上，应适当增加鱼禽肉蛋类、牛奶、豆类、杂粮等摄入，并保证新鲜蔬菜水果等的摄入量。摄入充足的 DHA 可促进脑细胞的增长和视网膜的发育，水产品（鱼、海藻）尤其是深海鱼含有较多的 ω-3 不饱和脂肪酸，建议每周食用 2~3 次共 500g（表 9-1）。

表 9-1　部分食物的 DHA 含量

食物名称（100g 可食用部分）	DHA 含量（mg）
河鳗	471
带鱼	185
鲳鱼	63
小黄花鱼	235
大黄花鱼	91

研究显示：HIV 感染孕产妇补充维生素 A 能增加婴儿出生体重并可能减少产后婴儿的贫血发生风险，补充含有 B 族维生素及维生素 A、维生素 D、维生素 E 中的一种或多种的复合维生素可改善胎儿的出生结局及增加健康收益。过量摄入维生素 A 有致畸风险。因此，服用维生素时需监测血浆浓度，只有确定所有低水平指标均得到纠正并达到需要的正常水平时患者才能受益。根据《中国居民膳食营养素参考摄入量》及《孕期妇女膳食指南》，在备孕期基础上：

（1）孕中期（13 ~ 27 周末）需每天增加 300kcal 能量、15g 优质蛋白质、4mg 铁、200mg 钙、110IU 碘的摄入量，相当于增加 50g 瘦肉 + 200ml 牛奶 + 25g 谷物类摄入。

（2）孕晚期（28 周至分娩）需每天增加 450kcal 能量、30g 优质蛋白质、9mg 铁、200mg 钙、110IU 碘的摄入量，相当于增加 125g 瘦肉 + 200ml 牛奶 + 50g 谷物类摄入。

孕期体重增加情况可较直观的反应孕妇的一般营养状况，孕中晚期需每周检测体重，根据体重变化及时调整膳食摄入量。

例：孕晚期食谱（2250kcal，身高 165cm，孕前 60kg，轻体力劳动）

每日食物构成：植物油：20 ~ 30g，奶 300ml ~ 500ml，鱼禽肉蛋类 200 ~ 250g，豆类 25 ~ 50g，水果 200 ~ 400g，蔬菜 300 ~ 500g（绿叶蔬菜为主），坚果 10 ~ 20g，谷薯类 300 ~ 450g。

早餐：红豆粥（红豆 25g，大米 25g，芝麻 15g），水煮蛋 50g
点心：橙子 250g，低脂牛奶 200ml
中餐：米饭（大米 75g），山药炖排骨（山药 150g，排骨 150g，胡萝卜 20g），西芹炒虾仁（西芹 200g，虾仁 50g）
点心：苹果 200g，酸奶 100g
晚餐：黑米饭（黑米 25g，大米 50g），海带豆腐汤（鲜海带 100g，豆腐 100g），清蒸鲈鱼（150g），青椒炒木耳（青椒 100g，木耳 10g）
点心：牛奶燕麦粥（燕麦 25g，低脂牛奶 200ml）
全天食用油：25g，加碘盐：5g

（四）哺乳期营养

哺乳期妇女一方面要分泌乳汁哺育婴儿，另一方面需要逐步补偿妊娠和分娩时所损耗的营养素。乳汁是纯母乳喂养婴儿的唯一营养来源，哺乳期妇女保证合理的饮食结构，不仅有利于产后恢复，还有利于乳汁的正常分泌及维持乳汁的质量。

建议哺乳期妇女在备孕期基础上每天增加 500kcal 能量、25g 优质蛋白质、600μg 维生素 A 的摄入，继续保证充足的钙、碘及维生素 C、维生素 D 等的摄入，为满足泌乳需要，可适当增加汤水的摄入，但不宜摄入太多油脂含量高的浓汤。

例：哺乳期食谱（约 2300kcal，以身高 165cm、体重 60kg、轻体力劳动为例）：

每日食物构成：植物油 25～30g，奶 300～500ml，鱼禽肉蛋类 200～250g，豆类 25～50g，水果 200～400g，蔬菜 400～500g（绿叶蔬菜为主），坚果 10～20g，谷薯类 300～450g。

早餐：馒头（面粉 50g），核桃仁鸡蛋汤（鸡蛋 50g，核桃仁 15g，红糖 10g）
早点：低脂牛奶 250ml，苹果 180g
中餐：二米饭（大米 50g，小黄米 25g），青菜炒猪肝（青菜 100g，猪肝 50g），西红柿豆腐羹（西红柿 100g、豆腐 50g、淀粉适量）
午点：红豆莲子汤（红豆 20g，莲子 10g，枣 15g），香蕉 150g
晚餐：二米饭（玉米 25g，大米 50g），土豆炖牛肉（土豆 70g，牛肉 100g），香菇西兰花（西兰花 150g，香菇 30g，红萝卜 10g）
晚点：鸡汤馄饨（面粉 50g，瘦猪肉 50g）
全天食用油：30g，加碘盐：5g，全天饮水量（包含汤水）2100～2300ml

如因病情原因不能哺乳的妇女，产后饮食无需额外增加能量摄入，但在产褥期需合理安排饮食，少量多餐，注意食物多样化，以利于产后恢复。

三、感染孕产妇常见营养问题

（一）孕期体重控制

孕期体重的增长情况可较直观的反应孕期的一般营养状况。孕期体重增长过多或过少都会增加孕产妇的不良妊娠结局。整个孕期体重增加包括胎儿、胎盘、羊水共约 4750g，母体子宫增大、乳腺发育、血容量增加及细胞外液增加共约 3750g，为泌乳需要额外储备 4kg 脂肪，共约 12.5kg。

2021 年 9 月 3 日中国营养学会发布团体标准《中国妇女妊娠期体重监测与评价》，详细说明了我国妊娠期妇女的体重监测方法及体重增长的适宜范围（表 9-2）。

表 9-2　妊娠期女性体重增长范围与增长率

妊娠前女性体质指数 （BMI、kg/m^2）	总体体重增长范围（kg）	孕中晚期的体重 增长率（范围）（千克/周）
低体重（BMI < 18.5）	11.0 ~ 16.0	0.46（0.37 ~ 0.56）
正常体重（18.5 ≤ BMI < 24）	8.0 ~ 14.0	0.37（0.26 ~ 0.48）
超重（24 ≤ BMI < 28）	7.0 ~ 11.0	0.30（0.22 ~ 0.37）
肥胖（BMI > 28）	5.0 ~ 9.0	0.22（0.15 ~ 0.30）

1. 孕期体重增长过快　有研究显示：我国孕妇孕期体重增长过多的发生率达 35% ~ 38%，对于体重增长过多的孕妇，建议如下。

（1）控制总能量摄入：避免摄入过多的油脂如煎炸食品、含油脂较多的汤水等，减少在外就餐的次数。控制水果摄入总量，控制精白米面类食物摄入量，如馒头、面条、白米饭、白粥等，摄入燕麦、藜麦、红豆等全谷物及杂豆类食物，需替代精白米面的量，不能摄入过多。玉米、南瓜、土豆等因饱腹感强，可以代替谷类以减少能量的摄入达到控制体重的目的。

（2）改变进餐习惯，少食多餐，进餐时按先蔬菜、后荤菜，再主食的顺序，细嚼慢咽，进餐时间控制在 20 分钟以上，感觉有七八分饱时停止进餐。

（3）适量的体育运动能增加能量消耗，有利于体重控制。

2．孕期体重增加不足　国外有研究显示：62.5% 的 HIV 感染孕妇孕期体重增加不足，18.8% 的 HIV 感染孕妇体重减轻。HIV 为消耗性疾病，孕期能量需求增加，易导致能量－蛋白质不足。建议孕期增重不足的孕妇增加摄入易消化的主食（如白粥、小馄饨、刀切馒头、面条等），保证优质蛋白质如鱼禽肉蛋、奶类的摄入，增加进餐次数，控制或减少粗粮杂粮及蔬菜等饱腹感较强的食物摄入。

（二）缺铁性贫血

孕期因循环血容量增加、胎儿需储备出生后 6 个月的铁，使孕期对铁的需求量增加，而铁的吸收率较低，一旦铁储备缺乏或摄入不足，容易发生母体缺铁性贫血。我国孕妇缺铁性贫血的发生率约 17.2%，孕期缺铁可造成胎儿生长发育迟缓、宫内缺氧、新生儿贫血甚至影响子代智力发育。

1．多摄入富含血红素铁的食物　食物中的铁主要以血红素铁及非血红素铁两种形式存在。血红素铁主要存在于动物性食物，如瘦肉、肝脏、动物血中，吸收率较高，建议自备孕期起每天进食瘦肉 50～100g，每周摄入 25～50g 动物肝脏或动物血，孕中晚期适量增加动物性食物摄入。植物性食物，如红豆、菠菜、黑木耳、红枣中所含的铁主要为非血红素铁，吸收效果较差。

2．保证维生素的摄入　维生素 C、维生素 A、维生素 E 等有利于铁的吸收，建议孕妇多摄入新鲜蔬菜、水果等富含维生素的食物。维生素 B_{12} 及叶酸是合成血红蛋白的必需物质，保证充足的摄入可促进红细胞的正常生成。

3．铁剂的补充　除饮食指导外，孕前或孕期出现缺铁性贫血的妇女可在医生指导下服用铁剂治疗。

（三）孕期钙营养

孕中晚期胎儿生长发育速度逐渐加快，对钙的需求量增加，孕期钙营养不良增加妊娠期高血压、早产、母体产后骨密度下降的发生。而孕期增加奶制品摄入可使妊娠期高血压发生率降低 35%，子痫前期发生率降低 55%，早产发生率降低 24%。孕中晚期及哺乳期摄入钙的 RNA 值为 1000mg/d，最大剂量 2000mg/d。孕期可通过以下途径增加钙的摄入。

1. 多摄入富含钙的食物　奶类及奶制品、鱼、豆制品、深绿色蔬菜含钙量丰富。平衡膳食中每日摄取的食物（除奶类外）能提供 400～500mg 的钙，孕中晚期每日摄入奶类 500ml 可达到每日所需钙量。可选择液态奶、酸奶、奶粉或奶酪，孕期体重较快的孕妇建议选用低脂或脱脂牛奶。乳饮料中含钙量较低不能替代牛奶，选用时注意区分；鸡汤、筒骨汤中含钙量少，且油脂含量较高，摄入过多非但不补钙，还容易使体重增长过快。

2. 适当补充钙剂　奶类摄入量不足或有腓肠肌痉挛的孕妇，可补充合适的钙剂 600mg/d。对于平时没有饮奶习惯、低钙摄入地区的孕妇、有妊娠期高血压风险及双胎妊娠的孕妇推荐补充 1000～1500mg/d 钙剂。服用钙剂时需和奶类分开服用，一次性大剂量服用钙剂不利于肠道吸收，每次服用钙剂最好不超过 500mg。

3. 适当补充维生素 D 可促进钙的吸收。

（四）孕期碘营养

碘是调节新陈代谢和促进蛋白质合成的必需微量元素，妊娠期妇女对碘的需求量增加约 1 倍达 230μg/d。有研究显示妊娠期妇女碘摄入量过高或过低都易发生亚临床甲状腺功能减退症。妊娠期缺碘可致母体和胎儿的甲状腺功能异常、流产、早产、死产，新生儿智力水平低下及增加注意缺陷多动障碍的发生率和新生儿死亡率。妊娠期碘过量会损伤胎儿的甲状腺功能，造成新生儿甲减，建议碘的摄入量上限为 600μg/d。

1. 无甲状腺疾病的孕妇　每日摄入加碘盐 5g（含碘量 25mg/kg），每周摄入 1～2 次含碘丰富的海产食品如海带、干紫菜或贝类等。日常生活中的鱼肉蛋奶和植物性食物中含碘量不高，不作为常规补碘的食物来源。

2. 患有甲状腺疾病的孕妇　对于采用低碘饮食的甲亢妇女，建议在计划妊娠前 3 个月起食用碘盐，以保证妊娠期足够的碘储备。对于甲状腺功能减退或亚临床甲减及自身免疫性甲状腺疾病患者，在鼓励摄入碘盐的同时，要监测甲状腺功能并根据结果调整甲状腺激素的使用量。

（五）妊娠期高血糖

妊娠期高血糖可增加巨大儿、肩难产、产伤、新生儿低血糖、新生儿呼吸窘迫综合征等多种围产期母儿并发症的发病率，且孕妇产后患 2 型糖尿病的概率明显增加，其子代容易发生肥胖、糖尿病等代谢综合征。妊娠期高血糖包括孕前糖尿病（pregestational diabetes mellitus，PGDM）、糖尿病前期及妊娠期糖尿病（gestational diabetes mellitus，GDM），建议血糖异常的感染妇女及早进行妊娠前咨询，尽早调整血糖水平至正常水平。

1. 妊娠期高血糖的医学营养治疗及运动指导原则

（1）合理控制总能量，维持体重的适宜增长：妊娠早期每日能量摄入不低于1600kcal，妊娠中晚期供能1800~2000kcal/d，肥胖或消瘦的孕妇能量供给应以适宜体重增长为依据，需考虑个体差异。要根据孕妇血糖、尿酮体、活动强度、体重增长情况、胎儿生长发育及胃肠道自我感觉等随时调整糖尿病孕妇的膳食能量供给。

（2）保证碳水化合物的摄入量（供能比为50%~60%），每日不低于175g：选择升糖指数较低的全谷物及杂豆类（如荞麦、燕麦、大麦、红豆、绿豆等）代替部分精白米面类，薯芋类（如红薯、土豆、芋头、山药等）需替换相应的谷物杂豆类摄入量。每日水果摄入量控制在250g，首选柚子、杏、李子、樱桃、桃子、梨、苹果等低升糖指数水果。精白米面、糯米及其制品尤其去筋的白面包和白馒头、大米粥、西瓜、菠萝、香瓜等在同类食物中其升糖指数较高，食用时需减少摄入量。

（3）孕中晚期需适当增加蛋白质的摄入量：充足的优质蛋白质摄入促进胎儿的生长发育，蛋白质的供能比为15%~20%，每日至少70g，其中优质动物蛋白至少1/3。

（4）合理控制脂肪摄入量，膳食脂肪供能比为20%~30%：限制动物油脂、五花肉、全脂奶类等富含饱和脂肪酸的食物摄入，饱和脂肪酸供能比<7%，限制反式脂肪酸的摄入。选用低脂肪如鱼虾、豆类及其制品或含饱和脂肪酸低的食物如鸡肉、兔肉、瘦猪牛肉及低脂或脱脂牛奶。同时注意烹调用油量，可选用单不饱和脂肪酸含量较高的橄榄油、山茶油、菜籽油等，占脂肪供能的1/3以上。

（5）每日摄入25~30g膳食纤维：膳食纤维能降低食物的血糖生成指数，可溶性膳食纤维包括水果中的果胶、某些豆类中的胍胶和魔芋粉等，不溶性膳食纤维如植物中的纤维素、半纤维素和木质素，谷、豆类种子的皮，蔬菜的茎叶和果实等。

（6）保证维生素及矿物质的摄入，如铁、钙、锌、碘及B族维生素、维生素C、维生素A等。

（7）少量多餐，一般为 5 ~ 6 餐，早中晚三餐每餐需做好荤素搭配，进食时按照先蔬菜、再高蛋白食物、最后碳水化合物的顺序用餐，用餐时间 > 20 分钟，使血糖尽可能波动小。早餐占总能量 10% ~ 15%，中餐 30%，晚餐 30%，上午 9 ~ 10 点、下午 3 点左右及睡前各加餐一次，各占总能量的 5% ~ 10%，防止低血糖的发生。

（8）适当运动：轻到中等强度的运动可减少胰岛素抵抗、改善血糖控制，并有利于控制体重。无运动禁忌的妊娠期高血糖孕妇建议每天进行 30 分钟中等强度运动（每周不少于 5 天），有氧运动及抗阻力运动均可，如快走、游泳、固定式自行车运动、瑜伽及力量训练等，无运动习惯的孕妇可循序渐进，量力而行。

（9）监测末梢血糖：控制目标为空腹 < 5.3mmol/L，餐后 2 小时 < 6.7mmol/L，饮食控制及运动治疗效果不满意，考虑使用药物治疗，但需注意低血糖的发生。除末梢血糖监测外，还可加用持续动态血糖监测。

（10）产后管理：GDM 病史的妇女发生 2 型糖尿病的风险较无 GDM 病史的妇女高 7 ~ 10 倍，建议产后 4 ~ 12 周复查 OGTT，如正常，每 1 ~ 3 年筛查 1 次，警惕发展为 2 型糖尿病或糖尿病前期。超重、肥胖 GDM 孕妇产后停母乳喂养后建议减重，预防糖尿病的发生。

2. 食谱举例（2000kcal，身高 160cm，孕前体重 50kg）：

早餐：燕麦片 50g，低脂牛奶 200ml，水煮鸡蛋 1 个（60g） 苹果 200g 中餐：红豆燕麦饭 75g（红豆 5g、燕麦 30g、大米 40g），炒三丝（瘦肉 50g，豆腐干 50g，莴笋 100g），拍黄瓜（150g），橄榄油 10g，食盐 < 3g 煮玉米 200g，核桃仁 15g 晚餐：黑米饭（黑米 35g，大米 40g），清蒸带鱼 100g，白灼河虾 100g，香菇炒青菜 250g，橄榄油 10g，食盐 < 3g 低脂牛奶 200ml，全麦面包 1 片（35g）

（六）妊娠期血脂代谢异常

妊娠期在雌激素和孕激素的作用下，血清中的总胆固醇和甘油三酯水平增加，妊娠期高脂血症增加巨大儿、早产、妊娠期糖尿病、子痫前期的风险。严重的高甘油三酯血症（TG > 11.4mmol/L）还会引起孕妇高脂血症性胰腺炎，危及母儿安全。国内有研究显示和孕前相比，孕中晚期 TG 增加 2～4 倍，TC 水平增加 25%～50%。

根据 2016 年《中国成人血脂异常防治指南》提出的血脂参考范围：甘油三酯（TG）< 1.7mmol/L，总胆固醇 < 5.2mmol/L，低密度脂蛋白（LDL-C）< 3.4mmol/L，高密度脂蛋白（HDL-C）> 1.0mmol/L，非高密度脂蛋白 < 4.1mmol/L。对于妊娠期高脂血症主要采取改变饮食和生活方式的方法控制，如出现严重的高甘油三酯血症需权衡利弊后使用降脂药物。

妊娠期血脂异常的营养治疗：

（1）控制总能量摄入，保持适宜体重增长。

（2）限制脂肪和胆固醇摄入，膳食脂肪供能比为 20%～30%，其中饱和脂肪酸应小于总能量的 10%。高甘油三酯血症者更应尽可能减少每日摄入脂肪总量，每日烹调油应少于 30g，避免动物油及植物奶油如冰淇淋、蛋糕等的摄入，选择植物油、豆制品、禽类和鱼类等不饱和脂肪酸含量高的食物；高胆固醇血症者每日胆固醇摄入量 < 300mg，饱和脂肪酸摄入量应小于总能量的 7%，反式脂肪酸摄入量应小于总能量的 1%。

（3）选择富含膳食纤维和低升糖指数的碳水化合物，碳水化合物供量比 50%～65%，建议膳食纤维摄入可达 25～40g（其中 7～13g 为可溶性膳食纤维）。如全谷物、魔芋制品、薯类、杂豆类、叶菜类、浆果类、豆制品、菌藻类等。简单糖类如葡萄糖、果糖等可通过肝脏合成甘油三酯，需尽量少食用含精制糖的甜品、糕点、糖果及过甜的水果。

（4）清淡少盐，戒烟禁酒，每日食盐摄入量 < 5g，包括酱油、腌渍食品、酱味调料等所含食盐及精加工的零食等。

（5）适度身体活动，建议每天 > 30 分钟中等强度运动，每周不少于 5 次。孕期运动方式因人而异，循序渐进，充分评估其安全性后，再进行身体活动。

（七）怀孕期间应避免食用哪些食物

1. 烟草、酒精对胚胎有毒性作用，可引起早产、流产、胎儿畸形等，孕产期妇女必须禁烟禁酒、远离吸烟环境。

2. 咖啡、浓茶含有咖啡因、茶多酚等影响胎儿神经系统发育，应尽量少喝。

3. 烤羊肉串、烤羊排、烤鸡翅等烧烤类食物及煎炸肉类在制作过程中会产生多种有害物质，可危害胚胎发育，应该避免食用，腌制品因盐含量较高、维生素含量低尽量少食用。

4. 感染孕妇尤其是 HIV 感染损害免疫系统，为减少孕妇的食源性感染概率，建议孕期确保饮食卫生和安全，选择应季、新鲜、卫生、无毒的食材及加工食品。

四、孕期运动

孕期合理运动能够加强孕妇心肺功能、改善消化吸收功能、预防孕期过度肥胖、舒缓情绪，改善胰岛素敏感性，降低妊娠期糖尿病的发生。若无医学禁忌，孕妇在孕中晚期可每天进行大约 30 分钟中等强度的身体活动，常见的运动方式有：快走、游泳、孕妇瑜伽、孕妇操、阻抗运动及各种家务等，运动后心率加快，可达到最大心率的 50%～70%（最大心率 = 220 - 年龄），主观感觉稍疲劳，但休息 10 分钟左右可恢复，孕妇可根据自身的状况及运动习惯，循序渐进，量力而行。

（陈丹青　胡甜甜）

参考文献

［1］ LI C, LIU Y, ZHANG W. Joint and independent associations of gestational weight gain and pre-pregnancy body mass index with outcomes of pregnancy in Chinese women：A retrospective cohort study［J］. PLoS One, 2015, 10（8）: e0136850.

［2］ XIAO L, DING G, VINTURACHE A, et al. Associations of maternal pre-pregnancy body mass index and gestational weight gain with birth outcomes in Shanghai, China［J］. Rep, 2017, 7 : 41073.

［3］ 中华人民共和国国家卫生健康委员会疾病预防控制局. 中国居民营养与慢性病状况报告（2015 年）［M］. 北京：人民卫生出版社，2015.

［4］ 胡贻椿，陈竞，李敏，等. 2010—2012 年中国城市孕妇贫血及维生素 A、维生素 D 营养状况［J］. 中华预防医学杂志，2017, 51（2）: 125-131.

［5］ 李阳桦，杜丹，任海林，等. 2011 年北京市碘缺乏病病情调查结果分析［J］. 中华地方病学杂志，2014, 33（2）: 187-190.

［6］ 楼晓明，莫哲，丁钢强，等. 浙江省沿海地区孕妇及哺乳期妇女碘营养状况调查［J］. 中华地方病学杂志，2011（6）：602-605.

［7］ 刘忠慧，王洋，崔玉山，等. 2013 年 10 月至 2014 年 8 月天津市孕妇食盐摄碘量及碘营养水平调查［J］. 实用预防医学，2016，23（12）：1436-1439.

［8］ 中国营养学会. 备孕妇女膳食指南［J］. 中华围产医学杂志，2016，19（8）：561-564.

［9］ 艾滋病病人营养指导专家共识［J］. 营养学报，2019，41（3）：209-215.

［10］ MATTHEWS A, HAAS DM, O'MATHÚNA DP, et al. Interventions for nausea and vomiting in early pregnancy［J］. Cochrane Database Syst Rev, 2015, 2015（9）：CD007575.

［11］ VILJOEN E, VISSER J, KOEN N, et al. A system-atic review and meta-analysis of the effect and safety of ginger in the treatment of pregnancy-associated nausea and vomiting［J］. Nutr J, 2014, 13：20.

［12］ Neural tube defects. ACOG Practice Bulletin No. 187. American College of Obstetricians and Gynecologists［J］. Obstet Gynecol, 2017, 130：e279-e290.

［13］ GIUGALE LE, YOUNG OM, STREITMAN DC. Iatrogenic Wernicke encephalopathy in a patient with severe hyper-emesis gravidarum［J］. Obstet Gynecol, 2015, 125：1150-1152.

［14］ 中国营养学会. 中国居民膳食营养素参考摄入量［M］. 北京：科学出版社，2013.

［15］ GODÍNEZ E, CHÁVEZ-COURTOIS M, FIGUEROA R, et al. Factors associated with insufficient weight gain among Mexican pregnant women with HIV infection receiving antiretroviral therapy［J］. PLoS One, 2020, 15（5）：e0233487.

［16］ 中华医学会围产医学分会，中国营养学会妇幼营养分会. 中国孕产妇钙剂补充专家共识（2021）［J］. 实用妇产科杂志，2021，37（5）：345-347.

［17］ MENG F, ZHAO R, LIU P, et al. Assessment of Iodine Status in Children, Adults, Pregnant Women and Lactating Women in Iodine-Replete Areas of China［J］. Plos One, 2013, 8（11）：e81294.

［18］ HARDING K B, JP PEÑA-ROSAS, WEBSTER A C, et al. Iodine supplementation for women during the preconception, pregnancy and postpartum period［J］. Cochrane Database Syst Rev, 2017, 3（3）：CD011761.

［19］ CONNELLY KJ, BOSTON BA, PEARCE EN, et al. Congenital hypothyroidism caused by excess prenatal maternal iodine ingestion. J Pediatr, 2012, 161（4）：760-762.

［20］ 中华医学会妇产科学分会产科学组，中华医学会围产医学分会，中国妇幼保健协会妊娠合并糖尿病专业委员会. 妊娠期高血糖诊治指南（2022）［第一部分］［J］. 中华妇产科杂

志，2022，57（1）：3-12.

［21］隽娟，杨慧霞. 美国糖尿病学会2021年"妊娠合并糖尿病诊治指南"介绍［J］. 中华围产医学杂志，2021，24（1）：73-74.

［22］应春妹，岳朝艳，张淳义，等. 妊娠中、晚期孕妇血脂水平的检测及其正常参考值区间的建立［J］. 中华妇产科杂志，2015，50（12）：926-930.

［23］诸骏仁，高润霖，赵水平，等. 中国成人血脂异常防治指南（2016年修订版）［J］. 中国循环杂志，2016，31（10）：937-953.

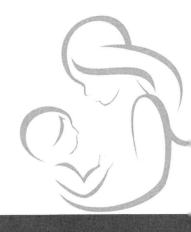

第十章

感染孕产妇心理健康指导

一、概述

随着医学模式的转变，心理健康越来越受到重视。孕产期是女性生命中发生重大变化的时期，良好的心理健康有助于促进自然分娩，促进婴幼儿，甚至儿童远期健康。关注孕产妇心理健康与身体健康同等重要。但是，孕育作为一个生活事件对孕产妇来说是一种持久而强烈的应激源，可使其在心理上产生不同程度的焦虑、不安和恐惧。据报道，我国孕产妇人群焦虑、抑郁等发生率在5%～35%，与孕产妇年龄、孕前孕产期身体情况、产前保健、家庭环境等因素密切相关。

艾滋病、梅毒和乙肝感染的孕产妇，与传染性疾病的共病状态，及妊娠时期特殊的生理状态，更容易出现心理健康问题。报道显示，HIV感染女性孕期和产后抑郁症状发生率分别为36%和21%，心理痛苦检出率达68.1%，中、重和极重度心理痛苦检出率分别为49.7%、17.6%和0.8%。梅毒、乙肝感染孕产妇也存在不同程度悲观、消极、担心母婴传播等负性心理情绪。医务人员在为感染孕产妇提供治疗、安全助产和母婴安全管理的同时，需要关注孕产妇的心理健康，帮助其达到身体和心理的最优状态，增强环境适应能力，进而提高孕产期保健、预防母婴传播服务利用和服务效果，最大程度改善不良的母婴健康结局。这些方法包括开展心理健康教育、改善生活方式、加强社会支持、提供心理保健技术等。

二、心理筛查

孕产妇心理筛查和评估有助于心理问题的早期识别，以便及时干预或转诊。2011年，原国家卫生部颁布的《孕产期保健工作管理办法》和《孕产期保健工作规范》已明确提出，医疗保健机构应当为怀孕的妇女提供孕期保健，包括心理指导等。我国现行的《预防艾滋病、梅毒和乙肝母婴传播工作规范（2021年）》也建议通过多种形式和渠道，为感染孕产妇及其家庭提供健康咨询、心理和社会支持等综合关怀服务。目前，常用的孕产妇心理筛查量表主要是自评量表，包括9项患者健康问卷（patent health questionnaire-9 items，PHQ-9）、7项广泛性焦虑障碍量表（generalized anxiety disorder-7，GAD-7）、焦虑自评量表（self-rating depression scale，SAS）、宗氏抑郁自评量表（self-rating depression scale，SDS）、汉密尔顿抑郁量表（hamilton depression scale，HAMD）、汉密尔顿焦虑量表（hamilton anxiety scale，HAMA）、妊娠压力量表、分娩恐惧量表和爱丁堡产后抑郁量表（edinburgh postnatal depression scale，EPDS）等。上述量表均可在医务人员的指导下，孕产妇自行填写完成。如果孕产妇心理问题明显，或受低学历限制难以完成自评量表，也可以选择他评量表，如汉密尔顿焦虑量表，汉密尔顿抑郁量表等。他评量表由精神卫生专业医生完成评估。

三、常用量表

1. PHQ-9　PHQ-9 量表是自评量表，主要用于基层卫生机构的内科或妇产科门诊患者中筛查或辅助诊断抑郁症，量表总分 0～4 分。评分标准：无抑郁症状，5～9 分为轻度，10～14 分为中度，15 分以上为重度。PHQ-9 也可用作抑郁症的辅助诊断，总分 ≥ 10 分原则上是抑郁症的分界值。

2. GAD-7　GAD-7 量表是自评量表，主要用于评估焦虑症状的严重程度，量表总分 0～4 分。评分标准：无具临床意义的焦虑，5～9 分为轻度，10～14 分为中度，15 分及以上为重度。GAD7 也可用作焦虑症的辅助诊断，总分 > 10 分原则上是焦虑症的分界值。

3. SDS　SDS 量表是自评量表，主要用于衡量抑郁状态的轻重程度，评估其在治疗中的变化。SDS 由美国杜克大学医学院的 Zung 于 1965 年编制，计 20 题。其特点是使用简便，能直观地反映抑郁者的主观感受。SDS 的分界值为 53 分，其中 53～62 分为轻度抑郁，63～72 分为中度抑郁，72 分以上为重度抑郁。

4. SAS　SAS 量表是自评量表，主要用于评定焦虑患者的主观感受。SAS 的分界值为 50 分，其中 50～59 分为轻度焦虑，60～69 分为中度焦虑，69 分以上为重度。

5. HAMD　HAMD 量表由 Hamilton 于 1960 年编制，是临床上评定抑郁状态时应用最为普遍的量表。该量表有 17 项、21 项和 24 项等 3 种版本。HAMD24 项量表，总分超过 35 分，可能为严重抑郁；超过 20 分，可能是轻或中等度的抑郁；如小于 8 分，认为没有抑郁症状。一般的划界分，HAMD17 项分别为 24 分、17 分和 7 分，视为有抑郁状态。

6. HAMA　HAMA 量表是 Hamilton 于 1959 年编制，最早是精神科临床中常用的量表之一，包括 14 个项目。总分 ≥ 29 分，可能为严重焦虑；≥ 21 分，肯定有明显焦虑；≥ 14 分，肯定有焦虑；超过 7 分，可能有焦虑；如小于 7 分，便没有焦虑症状。一般情况下，分界值为 14 分，视为有焦虑。

7. 妊娠压力量表 妊娠压力量表共 30 个条目：0、1、2、3 分别代表"完全没有""有一点""经常有""总是有" 4 个等级。该量表总分 0 ~ 90 分，评分越高，说明心理压力越大。得分 > 80 分为重度压力，40 ~ 80 为中度压力，< 40 为轻度或无压力。

8. 分娩恐惧量表 分娩恐惧量表包括 4 个维度 16 个条目，按 1 ~ 4 级评分（1 = 从来没有、2 = 轻度、3 = 中度、4 = 高度）。该量表总分为 16 ~ 64 分，得分越高表明分娩恐惧的程度越严重。得分 16 ~ 27 分、28 ~ 39 分、40 ~ 51 分、52 ~ 64 分分别代表无、轻度、中度、高度分娩恐惧。

9. EPDS EPDS 量表是自评量表，主要用于产后抑郁的筛查、辅助诊断和评估。该量表为 0 ~ 3 分的 4 级评定，症状出现频度越高，得分越高。该量表总分 ≥ 13 分，表示测试者存在产后抑郁症状群。

四、评估时间

1. 孕前 已知存在心理健康问题，或精神科疾病正在精神专科门诊诊疗、随诊的感染孕产妇，应持续规律随访。感染孕产妇应根据医生指导，做好孕前药物的妊娠风险评估，调整诊疗方案。

2. 孕期 建议所有孕妇首次建卡时接受心理筛查评估。孕前合并精神疾病的感染孕产妇，孕期至少应该在孕早期（≤ 13^{+6} 周）、孕中期（14 ~ 27^{+6} 周）、孕晚期（28 周及以后）和产后 42 天各进行 1 次心理健康筛查。根据筛查量表评分，提供干预指导。

（1）以首次筛查使用 EPDS 量表为例：如第一次筛查 EPDS 评分在 13 分及以上，或者问题 10 得分阳性者，需要安排进一步评估；如果评分在 10 ~ 12，应在 2 ~ 4 周内监测，并重复测评 EPDS。

（2）以首次筛查使用其他量表为例：如果第一次筛查 PHQ9 评分大于 14 分，GAD7 评分大于 14 分，或者 SDS、SAS 评分大于 60 分，以上均提示需要关注孕产妇情绪问题。

（3）医务人员需根据孕产妇的实际情况适当增加自评量表的评估频率，可 2 ~ 4 周内监测并重复测评。

（4）他评量表可每周测量一次。

（5）筛查结果有异常的孕产妇，建议进行心理异常干预指导，必要时给予转诊。

五、心理异常干预指导

以下方式可平行使用。

（一）负性情绪的管理

在评估筛查阶段，如果 EPDS 评分大于 10 分，PHQ-9 大于 4 分，GAD-7 大于 4 分，妊娠压力 40 分以上，妊娠恐惧 40 分以上，则需要对孕产妇不良情绪状态提高警惕，与其一起进行情绪管理。

第一，建议孕产妇通过运动调整情绪，鼓励没有运动禁忌证的孕产妇进行适当的体育锻炼。第二，提供团体或者个体心理干预方法，支持、陪伴孕产妇，缓解压力。第三，加强对孕产妇家人的心理健康教育，提升家属支持和陪伴的技巧，建立良好的家庭支持系统。第四，提供远程心理干预。具体途径和方式包括网络咨询、电话咨询、在线的放松技巧训练，计算机辅助的认知行为治疗等。

（二）精神、心理疾病的处理

对于所有的感染期孕产妇，心理治疗和物理治疗可以作为首选，必要时需结合药物治疗。感染孕产妇本身存在基础精神心理疾病时或孕产期新发严重精神疾病时，精神科专业医师需权衡药物对母亲和胎儿的风险，并向患者及家属讲明风险与获益。治疗需根据疾病的严重程度、复发的风险、尊重孕妇和家属的意愿来调整，充分知情同意。

1. 心理健康教育　在条件允许的情况下，应加强疾病宣教，组织孕产妇及其家属学习艾滋病、梅毒、乙肝感染，孕产期保健等相关知识，了解医学常识，增强对孕产妇自身及胎儿、婴幼儿健康危险因素、不良了解。掌握科学可靠的疾病相关信息能显著减轻不确定感、迷茫感所造成的焦虑不安，增强自我健康的掌控感和自我效能感，使感染孕产妇能学会自我照顾和防护，保持良好的心态。心理健康教育可按传染性疾病常识，传染性疾病对母婴健康的可能影响，压力应对和自我照护等内容分次进行。如果通过心理健康教育感染孕产妇仍存在无法缓解和控制的焦虑抑郁情绪，则需转专业的心理评估和治疗。

2. 心理治疗　对于孕产期初次确诊艾滋病、梅毒和乙肝感染的孕妇可能有一段时间的心理恐慌期。感染孕妇尤其在刚确诊时，可能出现愤怒、紧张、害怕、不确定感，心跳和呼吸加快、肌肉紧张等状态。此时，医务人员可以指导其用放松技巧帮助平静。放松技巧包括腹式呼吸、数呼吸、渐进式肌肉放松、正念练习等。心理治疗的方法可以包括，但不限于：认知行为治疗、人际心理治疗、基于正念的认知疗法、系统家庭治疗、精神分析等方法。

（1）以放松训练为例：放松训练简便易行，不受时间、地点的限制。该项心理治疗的着眼点于客观观察患者外部行为改变。医务人员可指导感染孕产妇学会放松，在遇到问题时及时停下来。强化感染孕产妇的反复练习，每日练习 1～2 次，每次 5 分钟左右；重复练习可以增强效果。该练习的具体形式包括呼吸放松、肌肉放松、想象放松等；以上可以单独使用，也可以联合使用，一般 1～2 种为宜。

（2）以认知行为疗法为例：基于认知行为疗法的原理，帮助患者建立信心和自尊，同时帮助患者掌握应对和管理情绪的技能以及策略。该项方式可使感染孕产妇了解抑郁和焦虑，进行焦虑和愤怒管理，探索价值观和平衡的生活方式等。

3. 物理治疗　目前重复经颅磁刺激技术（repetitive transcranial magnetic stimulation，rTMS）、经颅直流电刺激技术（transcranial direct current stimulation，tDCS）和改良电休克治疗（modified electro-convulsive therapy，MECT）等非侵入性的物理治疗方案，成为孕产妇有效且可行的替代治疗方案。物理治疗可为孕产妇的精神、心理健康疾病带来福音，有效缓解精神药物干预引起副作用等。

（1）rTMS：通过调节大脑皮层兴奋性来治疗疾病，对于孕期抑郁症有一定的改善作用，且对母体和胎儿及新生儿并无较大安全风险，只要使用过程中严格遵循国际安全指南，并控制安全阈值及线圈和子宫距离 ≥ 70cm，且排除诱发母体癫痫即可。

（2）tDCS：是一种治疗抑郁症的无创性脑刺激疗法，其被证实是一种无痛、无创、安全的绿色物理治疗手段，且不影响自主神经功能的情况下改变额叶皮层的区域性脑活动，从而达到治疗目的。目前，tDCS 在孕中、后期抑郁症患者有一定研究，评估其治疗的安全性，据研究报道，没有严重的不良反应。

（3）MECT：由麻醉师、产科医生和精神科医生共同组成的一个多学科协作治疗小组情况下，MECT治疗可以作为产后重度抑郁的治疗方法，尤其是存在高自杀风险或高度痛苦，已经持续接受抗抑郁药治疗足够长时间，且对一个或多个药物剂量治疗都没有反应、伴精神病性症状的患者，可考虑使用MECT治疗。

4. 药物治疗　目前，妊娠期使用精神类药品的安全性很少得到严格设计的前瞻性研究的验证，尚无定论。对于需要精神科药物干预的感染孕产妇，建议由产科、感染科、围产保健、心理医生和精神科医生通力协作，开展多学科的联合会诊，综合评估后提供给患者适当的治疗方案和科学合理的用药建议。既往已患病及新发的精神分裂症、双相情感障碍、产后精神病、严重的抑郁伴消极自杀意念的感染孕产妇需药物治疗。药物选择应考虑既往治疗情况、产科病史（如流产或早产的其他风险因素）等。一些精神疾病患者发现自己怀孕后，可能会自行骤停正在服用的药物，这可能会增加停药综合征及复发的风险，故应避免。对于患有严重精神疾病女性孕前或孕期已经停药者，应监测早期复发迹象。同时，医务人员应对孕产妇和家属进行疾病宣教和用药指导。

（三）心理危机预防与干预

感染孕产妇与普通人群一样，在妊娠期及产后均有发生或复发精神疾病的风险，包括心境障碍、焦虑障碍和精神病性障碍等。研究显示，产后女性自杀观念的发生率约为3%。医务人员应关注感染孕产妇的自杀和自伤问题，并警惕自杀风险。首先，围产保健机构应制定完善包含感染孕产妇在内的孕产妇自杀危机干预预案。一旦孕产妇出现自杀行为，能够根据预案，有条不紊地进行危机干预。医务人员应于孕前、孕期对测试者存在的心理危机进行初筛和分诊。在孕产妇有抑郁情绪，或者流露出自杀相关的信号时，要评估其是否有自伤或者自杀的想法和计划、计划实施的可能性、自杀工具的可得性等，综合评估自杀风险。如果评估时发现孕产妇有明确的自杀或者自伤想法，建议其到精神卫生机构进行专业的评估，或者邀请精神科医生进行联合会诊，必要时住院治疗。同时，医务人员应做好心理咨询者的个案管理；针对感染孕产妇和家人进行预防自杀的心理健康教育，使孕产妇和其家人了解自杀的相关知识和可寻求帮助的资源，关注孕产妇的情绪变化和安全状况，做好陪伴。

（段金凤　周和统）

参考文献

［1］ 王海鸣，荣荷花，曹敏，等. 上海市嘉定区2589例孕产妇心理健康状况及保健需求调查 ［J］. 上海预防医学，2017，29（5）：350-352.

［2］ 杨依玲，马跃，纪诚，等. 住院待产期孕妇抑郁状况调查分析［J］. 吉林大学学报：医学版，2017，43（5）：1053-1058.

［3］ 王苏立，江华，陈林，等. 妊娠不同时期孕妇抑郁发生的危险因素分析［J］. 精神医学杂志，2020，33（5）：339-342.

［4］ 覃寿学，施容光，农燕丽，等. 人类免疫缺陷病毒感染孕产妇心理痛苦现状及相关因素研究［J］. 中华实验和临床病毒学杂志，2017，31（6）：519-524.

［5］ ZHU QY, HUANG DS, LV JD, et al. Prevalence of perinatal depression among HIV-positive women: a systematic review and meta-analysis［J］. BMC Psychiatry, 2019, 19（1）: 330.

［6］ MARY MC, BARBARA M, WHITE SA, et al. Burden of physical, psychological and social ill-health during and after pregnancy among women in India, Pakistan, Kenya and Malawi［J］. Bmj Glob Health, 2018, 3（3）: e000625.

［7］ 章建兰，陈秀，方红艳. 妊娠合并慢性乙肝患者心理健康状况调查［J］. 中国妇幼保健，2021，36（7）：1602-1604.

［8］ NCCFM Health. Antenatal and postnatal mental health: clinkal management and service guidance: updated edition［J］. Leicester（UK）: Brtish Psychological Society, 2014.

［9］ NCCFM Heath. Antenatal and postnatal mental Health: the NICE guideiine on ciincal management and servce guidance. Leicester（UK）: Brtish Psychologcal Society, 2007.

［10］ Brockington I, Butterworth R, Glangeaud-Freudenthal N. An internaiional poston paper on mother-infant（perinatal）mental health, with guidelines for clincal practice［J］. Arch Womens Ment Health, 2017, 20（1）: 113-120.

［11］ KENDIG S, KEATS JP, HOFFMAN MC, et al. Consensus bundle on maternal mental health: perinatal depression and anxiety［J］. Obstet Gynecol, 2017, 130（2）: 467-468.

［12］ 张明园，何燕玲. 精神科评定量表手册［M］. 长沙：湖南科学技术出版社，2016.

［13］ Kim D, Wang E, Mcgheehan B, et al. Randomized controlled trial of transcranial magnetic stimulation in pregnant women with major depressive disorder［J］. Brain Stimulation, 2019, 12（1）: 96-102.

［14］SR A, AAB C, SB D, ET AL. Safety and recommendations for TMS use in healthy subjects and patient populations, with updates on training, ethical and regulatory issues: Expert Guidelines［J］. Clin Neurophysiol, 2021, 132（1）: 269-306.

［15］SNVA B, KEMA C, CLDA D, et al. Transcranial direct current stimulation（tDCS）for depression in pregnancy: A pilot randomized controlled trial-ScienceDirect［J］. Brain Stimulation, 2019, 12（6）: 1475-1483.

［16］KIM JJ, LA PORTE LM, SALEH MP, et al. Suicide Risk Suicide risk among perinatal women who report thoughts of self-harm on depression screens［J］. Obstet Gynecol, 2015, 125（4）: 885-893.

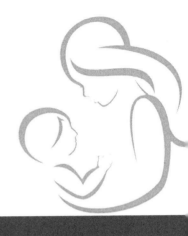

第十一章

反歧视教育与社会
倡导

未来十年的每一天，我们都需要采取果断行动，让世界回到正轨，到2030年前结束艾滋病流行。数以百万计的生命，特别是非洲妇女的生命，已经得到拯救，这是众人努力实现的进展，应惠及所有国家的所有群体。污名化、歧视以及普遍存在的不平等是终结艾滋病的主要障碍。各国都需要倾听事实，承担起自己肩负的责任。

——温妮·拜安伊玛（联合国艾滋病规划署执行干事）

第一节　歧视现状与反歧视发展历程

一、歧视现状

《2020全球艾滋病防治进展报告》指出，由于各国及地区间抗艾进展不平衡及新型冠状病毒疫情的影响，原定于2020年实现的全球"90-90-90"抗艾目标将无法实现，其中污名化、歧视以及其他社会不平等和社会排斥是抗艾的主要障碍。目前，虽然艾滋病的诊断和治疗技术不断取得进步，各国也不断加大力度消除社会对艾滋病感染者和艾滋病患者的偏见，但艾滋病的传染性、致命性及不可治愈性导致人们对艾滋病依旧持恐惧心理，加上艾滋病常与不道德的行为联系在一起，使得大众对艾滋病的歧视现象仍普遍存在。艾滋病患者在承受身体疾患的同时，还遭受着来自外界的不公平待遇，大量艾滋病感染者因工作、生活、就医等各方面受到严重歧视，导致他们因害怕受到歧视而不愿意接受检测和治疗。

目前全球面临的现实是，在艾滋病面前"道德"远比"科学"更具备杀伤力。艾滋病感染者所承受的歧视不仅来自外界，同时也来自患者本身。艾滋病感染者的外界歧视包括家人、朋友、社会公众、医护人员的偏见、羞辱、排斥等。研究表明，19.8%的艾滋病感染者表示家人知道病情后疏远自己，29.7%的感染者与亲人亲密程度发生明显变化，61.5%的感染者没有稳定工作，14.3%的感染者曾因单位领导或同事知晓其是艾滋病患者而失去工作。外界歧视是根源，自身歧视则进一步加固了艾滋病歧视。研究发现，艾滋病感染者中有54.9%的人对自身持有偏见，65.9%的人有过轻生举动，75.8%的人在感染初期曾拒绝接受治疗，其理由大多数都是担心被公开，49.5%的人不能以积极平和的心态面对社会歧视。同时，面对被污名化的不良影响，乙肝感染人群相较普通人群也会产生更多的负面影响。调查研究提示，有超过50%的受访者不愿意与乙肝患者及病毒携带者接触，有超过70%的受访者不愿意自己的孩子与乙肝患者及病毒携带者进一步接触。居民对乙肝歧视状况仍较为严重。无乙肝歧视的占比仅为24.87%，中轻度歧视、重度歧视占比分别为50.91%、24.22%。

此外，作为性传播疾病，梅毒感染者也同样遭受与其他性病患者相似甚至更糟的污名化和歧视。梅毒感染者受到社会排斥、社会隔离、内在羞耻感等困扰，男性的羞耻感低于女性。一项东部沿海地区对梅毒感染女性的调查研究发现，有24.36%的参与者遭受过被污名化，19.83%的参与者承认社会支持差，仅有44.48%的人认为获得了医务人员的支持。现有研究针对梅毒、乙肝感染孕产妇的歧视和社会支持相对较少，值得进一步关注。

医疗机构是为数不多的，感染者愿意公开其感染状态的地方之一。相对社会人群，医务人员通常是感染者第一时间获悉感染状态的告知者以及综合防治干预服务的提供者。然而，医务人员群体中也存在对感染者产生歧视的现象。医务人员的专业知识、医德与感染者是否接受治疗和治疗依从性密切相关。我国地区性的研究显示，20%~50%的医务人员存在艾滋病歧视。文化程度、艾滋病感染者的接触经历、婚姻状况与健康知识等是医务人员艾滋病歧视的主要影响因素。有研究显示，由于医务人员歧视，感染者不愿意接受艾滋病健康管理。

二、反歧视进程

在我国，为确保感染者获得同等的医疗资源、就业机会和隐私保护，政府已经颁布了一系列法律、法规。艾滋病歧视的法律法规可分为两个时期：第一阶段：1985年至2003年的强制隔离期。1989年颁布的《中华人民共和国传染病防治法》明确提出对发现的艾滋病感染者采取强制隔离治疗。不可否认，早期艾滋病相关法律政策的实施能够明显降低艾滋病的传播风险，但也造成了对艾滋病感染者的歧视根深蒂固。2003年12月，国务院总理温家宝公开与艾滋病患者握手，这一时刻成为中国艾滋病防治的里程碑时刻，它是中国向艾滋病歧视宣战的标志。第二阶段：从2004年开始，我国逐步过渡到艾滋病患者权利保护期。2004年，我国修订《传染病防治法》，废除了艾滋病强制检测和隔离的规定。同年，"四免一关怀"

政策全面落实，提出"艾滋关怀，消除歧视"。2006年，《艾滋病防治条例》的出台进一步保障了艾滋病感染者的相关权利，如人生自由权，生命健康权，婚姻自由权等。目前，随着各项法规的修订与完善，艾滋病患者的权益得到了更好的保障。《传染病防治法》《艾滋病防治条例》《中华人民共和国执业医师法》和《中华人民共和国民法典》从多个方面保障了艾滋病病毒感染者及其家属的隐私权。

三、反歧视意义

能否给予艾滋病患者更多理解、尊重和关爱，反映了一个社会的文明程度。2012年，习近平总书记曾指出："艾滋病本身并不可怕，可怕的是对艾滋病的无知和偏见，以及对艾滋病患者的歧视。艾滋病患者都是我们的兄弟姐妹，全社会都要用爱心照亮他们的生活。"近年来，各地涌现的志愿者活动，体现出整个社会对于艾滋病感染者的包容度正在逐渐提高。各地积极进行反歧视的社会倡导，社会支持的正向作用在艾滋病防治工作中日益受到重视，且产生不可替代的作用。研究表明，社会支持可以缓和个体因感受到社会歧视而产生抑郁的问题。社会支持形式多样，个人也可以从他人或团体中获得安慰与帮助。

社会支持更应该融入医疗服务中，突破传统的医疗概念和服务范围，促进感染者接受医疗服务，并解决他们未满足的需求。在医疗机构内，社会工作者通过提供专业服务积极开展社会工作小组活动，让感染者增进彼此之间的了解，形成同质群体间的良好互助与支持，可以减少对艾滋病病毒感染者的污名化问题。研究表明，在医疗机构内部积极开展反歧视宣传有利于降低医疗机构内部对艾滋病感染者的歧视。随着医务人员的艾滋病歧视下降，服务意愿会显著提升。在医务人员中加强艾滋病反歧视教育，是推进全球终结艾滋病流行目标的迫切需要，意义重大。消除羞辱和歧视，创建无歧视医疗环境，不断健全人文关怀服务体系，并保障感染孕产妇及所生儿童的人权和平等，从而提升感染者的就医获得感和满意度。

医学理论和实践早就证实，艾滋病的传播途径只有性传播、母婴传播、血液传播三种。握手拥抱、一起吃饭等行为，都不会感染艾滋病。诚然，无论是普及医学常识，还是转变观念，都需要一个过程。但摆脱偏见的桎梏，不再戴着有色眼镜"打量"疾病患者，却是我们可以立即去做的。歧视不但直接影响受歧视者的心理和生理健康，而且将严重阻碍社会医疗服务和公共健康教育的进程。歧视的副作用比病毒更可怕，"有人被歧视的地方，就是艾滋病蔓延最快的地方"。正因为如此，改变人们对艾滋病的错误认知，对推动预防艾滋病工作的进步意义十分重大。

第二节 医疗机构反歧视教育实践模式

目前，虽然艾滋病的诊断和治疗领域不断取得进展，国家也在不断加大力度消除公众对艾滋病患者的偏见，但其歧视现象仍普遍存在。尤其是医疗卫生领域的艾滋病歧视会给艾滋病患者带来沉重的心理负担和精神压力，严重影响艾滋病防治实现"90-90-90"的进程。艾滋病感染者遭遇医护人员歧视后心理感受主要表现为自尊降低、自我指责、恐惧、绝望及自杀念头，愤怒、仇恨及报复心理等，医护人员对艾滋病患者的态度对其病情的影响远远大于他们实际得到的治疗，且医护人员态度取向具有较大的社会舆论导向性。歧视问题是影响孕产妇接受和利用预防艾滋病母婴传播服务措施的障碍。医护人员对艾滋病孕产妇歧视可能对艾滋病感染者的心理及行为产生不良影响。因此要进一步加大预防艾滋病母婴传播服务覆盖，加强医疗机构反歧视教育。医务人员消除母婴传播知识的知晓，良好的态度和行为，是对感染孕产妇获得消除母婴传播服务的有力支持。医生的支持具有积极、正向的作用，有助于感染者接受事实并配合治疗。

然而，目前针对医务人员的调查普遍聚焦于艾滋病、梅毒和乙肝的预防和临床诊治，较少突出预防艾滋病、梅毒和乙肝母婴传播服务，更少见于反歧视教育效果评估。基于目前医务人员内部存在的歧视现状，医院可建立健全覆盖全院的健康教育工作网络，设立健康教育科，各科配备健康教育兼职人员，设立志愿者团队，实现常规医疗诊治服务以外的人文关怀和社会支持。医疗机构可以通过举办专题讲座、发放宣传资料、开展参与式教学、新媒体宣教、个体化咨询等多项干预措施，形成多维度的反歧视干预模式；结合感染性疾病母婴传播防治，重点融入对艾滋病、梅毒和乙肝感染孕产妇母婴健康的关注；开展反歧视和社会支持效果评估，对比干预措施前后服务对象和医务人员两方面的知识、态度和行为的转变；推广反歧视教育模式在医疗机构的运用，实现良好的社会支持氛围，助力消除艾滋病、梅毒和乙肝母婴传播。

1. 开展各类专题讲座　医务工作者承担着预防、诊断、治疗的重要角色，其消除母婴传播知识的掌握程度和对感染孕产妇的态度在消除母婴传播工作起到关键作用。医学生作为"预备役"医生，消除母婴传播知识和反歧视教育显得尤为重要。在医院系统培训中，可以将反歧视教育纳入到医学生规培、新员工入职入科、医务人员再教育培训等常规课程中，并通过线上、线下的专题讲座在医疗卫生行业内部定期开展反歧视教育培训。2021 年，对 1296 名参与培训的浙江省助产机构医务人员"反歧视"调查显示，99% 培训人员认为志愿宣讲和各类主题活动有助于消除医疗机构内部对艾滋病、梅毒和乙肝感染者的歧视。

2. 参与式活动　参与式健康教育（participatory health education，PHE）是通过目标人群真正地参与其中并找出实际存在的健康问题，制定切实可行的传播策略和健康教育督导与评估方案，以达到提高目标人群健康知识知晓率和健康行为形成率的目的。由经过培训的消除艾滋病、梅毒和乙肝母婴传播专业人员组建师资队伍，在相对安静的场所，通过与感染者座谈、访谈、分组问题讨论等，或者在广场、社区通过有奖竞答、角色扮演等参与式形式，宣传艾滋病防治知识，提高其艾滋病知识知晓率，并让感染者树立抗艾的信念，让社会人群切身体会作为一个"感染者"的感受。利用参与式方法开展艾滋病反歧视健康教育，是"正确认知艾滋病、消除误解"的宣传教育方式，有利于营造和谐的艾滋病防治社会氛围。

3. 宣传折页　健康教育是通过传播健康知识帮助人们树立健康观念，改变不良习惯与行为，采纳有利于健康的行为及生活方式的教育活动与过程，是连接健康知识与行为改变的桥梁。健康知识的传播需要借助一定载体，最常见的载体有两种，一是健康教育材料，二是健康教育活动，后者是包含了前者的综合性活动。在进行消除艾滋病、梅毒和乙肝母婴传播的健康教育活动中，常用的健康教育材料内容与形式各异，包括宣传册、折页、海报、卡片、挂历、扑克牌等，涉及艾滋病、梅毒、乙肝等性病相关知识和消除歧视的人文宣传，唤起人们对感染性疾病的重视与关注，从而以合适的方式传播正确的防治知识。

4. 媒体宣传　反歧视的一个迫切任务是改变主导性话语。新闻媒体掌握着性传播疾病宣传的话语权，要避免将艾滋病、梅毒和乙肝等性病向道德化倾向。消除歧视态度，关键在于新闻媒体态度的根本性转变。媒体报道以吸引读者为重要目的，有其独特的运作形式，但它同时也肩负着正确引导公众价值和舆论导向的职责。近年来，媒体对于相关新闻的报道已较少使用歧视性语言。要消除艾滋病、梅毒和乙肝的社会歧视，还需要对疾病进行客观评价，以营造一种和谐的社会文化氛围，正确引导舆论。在各类健康教育活动中，一方面，消除母婴传播领域的专家需要走进直播厅，进行艾滋病、梅毒和乙肝的科普宣传，凸显其权威性；另一方面，专业人员可通过各类自媒体发布或转载各类科普文章或者各类活动宣传报道，比如微信、微博、头条、短视频等，利用互联网健康宣教，为三病母婴传播防治工作营造良好的社会氛围。

5. 个体化咨询　随着人文关怀的推进，艾滋病、梅毒和乙肝感染者的心理健康已成为当前社会的热点问题，尤其是感染三病的孕产妇心理健康受到重视。由于艾滋病的慢性不可治愈性以及公众对艾滋病的恐慌和歧视，艾滋患者群体出现了诸如焦虑、抑郁、歧视感、内疚感、自杀倾向等众多心理问题。研究表明伴随抑郁和抑郁情绪的艾滋病患者需要额外的心理干预和支持才能保证实施护理措施的有效性和健康保健干预的顺利开展。同时，多项个案研究指出心理干预能在艾滋病患者的身心维护中起到积极的作用。反歧视干预方案，可以减轻感染者由于社会和家庭带来的羞耻感和歧视感，此干预对于感染孕产妇的早诊断、早治疗、早阻断有着重大意义。建立感染孕产妇的微信群或"红丝带"心理门诊等，通过感染科医护人员志愿者、心理咨询师、志愿者义工、感染人群同伴支持等的共同帮扶，为感染人群提供必要的线上、线下的咨询和指导帮助，可有效推进消除母婴传播工作。

第三节　医疗机构反歧视教育的评估

健康教育效果评价是根据设定的原则或标准，着眼于接受健康教育后患者的知识、信念和行为等结果变量的变化程度，从而确立健康教育活动价值的过程。评价不但能够反映健康教育效果，而且可以发现健康教育的薄弱环节，为教育计划的修订提供依据，促进健康教育质量的持续改进。有研究表明，定量评价健康教育效果能够增强护理人员工作的积极性，同时鼓励患者参与到护理计划的制定和实施过程中，促进共同参与型护患关系的形成。

反歧视健康教育效果评价可分为近期效果评价、中期效果评价和远期效果评价。近期效果即反歧视健康教育干预活动实施后，率先显现出的健康教育效果，通常表现为目标人群对艾滋病、梅毒和乙肝等性传播疾病认知的改变，如防治知识增加、健康观念转变、具有实现健康行为的操作技能。常见的近期效果评价指标包括知识得分、知晓率、信念（态度）形成率、行为（技巧）掌握率等。中期效果是在取得了近期效果之后进而引发的目标人群行为改变情况，以及政策、环境支持条件的改变。这些变化需要建立在各级目标人群对健康问题的认识以及知识和技能提高的基础上，因此，产生的时间要滞后于近期效果。常见的中期效果评价指标包括行为流行率、行为改变率、政策或环境改变情况等。而远期效果指的是健康教育与健康促进项目实施后目标人群健康状况以及生活质量的改善情况，常见的远期效果评价指标包括疾病治愈率、发病率等。

在艾滋病、梅毒和乙肝反歧视健康教育的效果评估中，评估方法的选择显得尤为重要。单一选择定量评估或者定性评估方法，都很难全面地对健康教育的效果进行整体评价。应从评估的系统性、全面性和回顾性出发，综合考虑健康教育效果显现需要时间的积累因素，评估方法应将定量与定性相结合。通过量化的数据分析，发现变化，结合定性方法，了解变量之间的联系，深究其原因，可对健康教育的效果进行有效、系统、科学的评估。同时可对健康教育的远期效果进行正确评价，干预覆盖面更广，从而有利于推广到全人群中和项目的可持续发展。但国内的健康教育起步晚，目前还处于初级阶段，缺乏科学、统一的对健康教育进行监控和反馈的评价指标体系，对健康教育效果的评价缺乏系统性和规范性。虽然各医院均已开展健康教育工作，但与其应该达到的效果还有一定差距，这严重制约着感染性疾病反歧视教育工作的提高和进步。

目前运用于反歧视健康教育效果评估的方法主要包括三类：以问卷调查和数据分析为主的定量评估方法，以访谈、观察、小组讨论等为主的定性评估方法，以健康教育对象为主导的参与式方法。

1. 定量评估方法　定量评估方法主要确定相关评估指标，根据健康教育开展的效果设计评估调查表，对调查表进行统计数据分析，并分类整理，将所得结果进行对照。定量评估方法可用于反歧视健康教育的效果评估，因而需要有代表性的个案组成大的样本，利用统计学的方法将评估结果指标化、数据化，再将样本结果推广到评估的总体。其优点是可以对反歧视健康教育的效果进行量化评价，更益于与未开展反歧视健康教育的社区进行对照分析。定量评估方法能在一定程度上评价反歧视健康教育的效果，但因为反歧视健康教育的效果评价是一个动态过程，用标准化的指标硬性衡量缺乏一定说服力，同时也不便于评估的深入探析。

定量评估方法常用问卷调查法。目前，艾滋病内在歧视测评工具包括BERGER艾滋病感知歧视量表、HOLZEMER艾滋病歧视测评工具、SAYLES艾滋病内在歧视量表等。外在歧视测评工具包括ZELAYA艾滋病歧视量表、艾滋病羞辱和歧视简易量表、VISSER艾滋病歧视和羞辱平行量表、医务工作者艾滋病羞辱和歧视量表等。

2. 定性评估方法　定性方法则通过对目标人群、项目利益相关者进行个人深入访谈、专题小组讨论、参与式观察等多种形式，对反歧视健康教育干预前后效果进行探索性分析，对潜在的问题和动机获取定性理解。医疗机构中健康教育专员可通过对研究对象进行个人深入访谈，深入了解其行为背后的动机和心理机制，找到歧视心理产生的根源，以此为突破口采取针对性干预措施，提高健康教育效果。由此，定性方法在反歧视健康教育的效果评估中，能弥补定量评估方法中的不足，进而能从多方面系统地掌握项目开展情况和干预效果。定性评估方法虽不具备标准化的指标，但在健康教育的评估中能较好地对干预对象的观念、行为的转变进行深入分析，因此也较常用于健康教育的效果评估。

3. 参与式评估方法　参与式评估方法主要以目标人群为主导，站在目标人群的视角，换位思考，不参与评判，理性地看待问题。参与式评估方法用于健康教育的效果评估是从目标人群的角度出发，尊重目标人群，对健康教育的实施效果进行评估，可更接近当地目标人群的真实想法，使得评估更为真实有效。由于参与式评估方法也是获取潜在定性的理解，参与式评估方法在一定程度也属于定性评估方法。

总之，消除艾滋病、梅毒和乙肝母婴传播与个体行为密切相关，社会对三病感染者的歧视会严重制约个体健康行为。强化反歧视健康教育，提高感染性疾病防治知识的知晓率，促进母婴阻断意识，对于控制感染疾病传播给下一代有积极意义。反歧视健康教育效果评估方法应采用定量与定性相结合，用定量评估方法以获取直观的数据变化趋势，用定性评估方法弥补定量评估方法中的不足。此外，反歧视健康教育的效果评估不应局限于横向比较，即试点与非试点社区的对照，更应注重纵向比较，即在干预前后，评估指标的变化等进行连续综合评价。

（王　虹　陈银炜）

参考文献

［1］揣征然，张云辉，赵雅琳，等. 全球及中国 AIDS 最新疫情概况［J］. 传染病信息，2020
（33）：501-503.

［2］联合国艾滋病规划署（UNAIDS）.《2020 全球艾滋病防治进展报告》发布：2020 年抗艾目
标将无法实现［EB］. http://www.unaids.org.cn/page122?article_id=1200.

［3］王茂美. 自我与他者之间：艾滋病患者的"双重"歧视问题——基于云南 L 艾滋病防治中
心的实证调查［J］. 医学与哲学，2016，37（7）：37-39.

［4］曹向华，徐杰，王喜，等. 河南省杞县成年居民对慢性乙肝病毒感染者歧视状况调查［J］.
河南预防医学杂志，2021，32（4）：307-310.

［5］史文举，张维立，王鑫，等. 社区居民乙肝防控知识知晓情况调查及乙肝歧视的影响因素
分析［J］. 现代生物医学进展，2021，21（2）：302-306.

［6］李芹，李渠，张静，等. 妇幼保健机构医务人员对艾滋病相关知识的认知现状［J］. 中国
艾滋病性病，2019，25（6）：637-638.

［7］杨桎，董永海，万海清，等. 南昌市三家医疗机构医务人员艾滋病歧视调查及影响因素分
析［J］. 现代预防医学，2018，45（17）：637-638.

［8］司红玉，杨桎，叶佳庆. 江西省胸科医院医务人员艾滋病相关歧视及服务意愿调查［J］.
现代预防医学，2018，45（22）：4131-4147.

［9］郭建梅，田甜，罗桂英，等. 医务人员艾滋病歧视态度相关因素结构方程模型分析［J］.
中国艾滋病性病，2017，23（2）：162-164.

［10］吴丽娟，梁晓凤. 艾滋病患者遭遇医护人员艾滋歧视后心理感受及行为反应的质性研究
［J］. 解放军护理杂志，2018，35（8）：31-34.

［11］吴彤彤，刘俊荣. 艾滋病患者隐私保护中的伦理困境［J］. 中国医学伦理学，2021，34
（10）：1311-1315.

［12］庾泳，苏莉莉，孙寅萌，等. AIDS 患者感染结果告知、歧视知觉、社会支持与自杀意念
的关系［J］. 中华疾病控制杂志，2021，25（12）：1420-1425.

［13］郭建梅，罗桂英，王克云，等. 2014—2018 年眉山市县级及以上医疗机构医务人员反歧视
宣传效果分析［J］. 预防医学情报杂志，2020，36（2）：162-165.

［14］联合国艾滋病规划署（UNAIDS）. Confronting discrimination. 2017［EB］. https://www.
unaids.org/en/resources/documents/2017/confronting-discrimination.

［15］连大帅，洪翔，李珊，等. 医学生艾滋病预防与反歧视现状调查［J］. 健康教育与健康促

进，2015，10（5）：382-384.

[16] 陈献军，陈允刚，梁英芳，等. 参与式健康教育方法在农村艾滋病疫情严重地区的应用 [J]. 应用预防医学，2017，23（3）：234-236.

[17] 谷家仪，范小艳，曾颖. 专业心理咨询技能在艾滋病患者中应用现状研究 [J]. 中国护理管理，2018，18（3）：411-415.

[18] 孙媛媛. PICC 置管患者健康教育效果评价现状及指标体系的构建 [J]. 山东大学，2016.

[19] 丁春红. 健康教育模式在消化内科住院患者护理中的应用 [J]. 实用临床护理学电子杂志，2020，5（16）：159-160.

[20] 李浴峰，马海燕. 健康教育与健康促进 [J]. 北京：人民卫生出版社，2020.

[21] 马国珍，莫蓓蓉，姜鹏君，等. 改进健康教育方式对促进社区流动儿童及时接种疫苗的效果 [J]. 中华护理杂志，2017，52（1）：87-92.

[22] BERGER BE, FERRANS CE, LASHLEY FR. Measuring stigma in people with HIV: psychometric assessment of the HIV stigma scale [J]. Res Nurs Health, 2001, 24（6）：518-529.

[23] HOLZEMER WL, UYS LR, CHIRWA ML, et al. Validation of the HIV/AIDS Stigma Instrument- PLWA（HASI-P）[J]. AIDS Care, 2007, 19（8）：1002-1012.

[24] SAYLES JN, HAYS RD, SARKISIAN CA, et al. Development and psychometric assessment of a multidimensional measure of internalized HIV stigma in a sample of HIV-positive adults [J]. AIDS Behav, 2008, 12（5）：748-758.

[25] ZELAYA CE, SIVARAM S, JOHNSON SC, et al. HIV/AIDS stigma: reliability and validity of a new measurement instrument in Chennai, India [J]. AIDS Behav, 2008, 12（5）：781-788.

[26] KALICHMAN SC, SIMBAYI LC, JOOSTE S, et al. Development of a brief scale to measure AIDS-related stigma in South Africa [J]. AIDS Behav, 2005, 9（2）：135-143.

[27] VISSER MJ, KERSHAW T, MAKIN JD, et al. Development of parallel scales to measure HIV-related stigma [J]. AIDS Behav, 2008, 12（5）：759-771.

[28] STEIN JA, LI L. Measuring HIV-related stigma among Chinese service providers: confirmatory factor analysis of a multidimensional scale [J]. AIDS Behav, 2008, 12（5）：789-795.

[29] 邓睿，叶润华，陈莹，等. 试论艾滋病健康教育的效果评估方法——基于云南省德宏州社区出租房流动人口艾滋病健康教育项目的分析 [J]. 教育教学论坛，2018（47）：57-61.

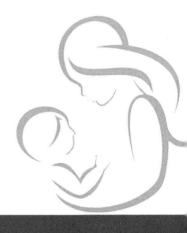

第十二章

实践案例

实践一　HIV 感染流动孕产妇全程管理

一阵电话铃声打破下班前的宁静，紧急报告一例 HIV 初筛阳性病例，随后杭州市疾控中心的检验报告单确诊了孕妇感染 HIV 的消息。这是一名怀孕 11 周的高龄孕妇，流动人口，文化程度低，尚未用药。也就是从这一天开始，杭州市临平区妇幼保健院的医生们和这名特殊孕妇开始了一场艰难拉锯的"守护战"。

一、孕妇回避失联，社区医生无奈找上门

孕妇李某，三年前和丈夫从老家来到杭州市临平区打工。虽然经济拮据，但日子过得平静踏实，怀上宝宝更是让夫妻俩的日子有了盼头和拼劲。然而，怀孕 11 周时李某在丈夫陪同下至社区建卡，结果 HIV 初筛阳性，后经补充试验确诊 HIV 感染。之后，孕妇从一开始的偶尔回复信息，到电话不接，微信不回，甚至拉黑医生微信。面对李某逃避的态度，妇保医生深知不能再守株待兔，决定主动出击。

在医院分管领导的陪同下，妇保医生走访现场，终于在简陋杂乱的出租屋里见到了李某的丈夫，李某丈夫却因没钱、没时间、路途太远等理由拒绝为李某治疗。医务人员不厌其烦地给家属做思想工作，"我们大家这是关心你们，你妻子现在怀孕了，要对宝宝负责。如果打电话打扰你了，那我们微信联系。抗病毒药物是免费的，没时间我们帮你向领导请假。路途太远我们派车送你过去，这些问题都帮你解决了，你还有什么顾虑吗？"同时，也帮助孕妇预约了第二天杭州市西溪医院的母婴阻断专家门诊号，因为考虑孕妇是外地人口且文化程度低，社区卫生服务中心准备专车，由妇保医生陪同李某一起去西溪医院检查。

第二天，妇保医生按照约定一早来到医院，等待着李某和其丈夫一起前往医院。结果等了一上午，李某依然拒绝妇保医生的陪同，并告知自己会去检查，之后孕妇又失联了。

二、妇保医生不放弃，孕妇终于接受治疗

妇保医生并没有放弃，她们明白李某的抗拒可能是因为无知，或者是出于自尊心，也可能是一种母亲对孩子本能的"保护欲"。但是毫无疑问，目前保护孕妇和腹中胎儿最好的方法就是"母婴阻断"。

在区妇幼保健院和社区卫生服务中心妇保医生，坚持不懈的沟通和推心置腹的劝说，孕妇终于被说服，至杭州市西溪医院接受正规的检查，并开始服用抗病毒药物。服药期间孕妇出现了腹泻等药物反应，也在医生不间断的随访和宽慰鼓励下，李某最终坚持下来。

三、孕妇提前临产，中心连夜派车护送

孕37周左右，在随访过程中得知孕妇不打算至西溪医院分娩。医务人员告知孕妇及其丈夫至定点医院分娩才有安全保障，新生儿出生后需抗病毒用药，同时建议近期至医院产检，让专科医生评估后再决定分娩方式。后期随访得知孕妇未就诊。

考虑到孕妇及其丈夫比较固执，且孕周已有38周，区妇幼保健院保健部、妇保科医生和社区中心妇保医生再次与孕妇和丈夫面对面进行沟通。在交谈过程中，孕妇又再次以没钱、工作忙、路太远不方便等为由，不愿意至定点医院分娩。通过1个多小时的耐心交流，并再次告知孕妇母婴阻断的重要性，国家补助政策和定点分娩医院的必要性，同时帮孕妇联系母婴阻断专家，安排第二天一早由社区卫生服务中心派车，妇保医生专程护送孕妇至西溪医院就诊。

第二天凌晨3点多，李某出现腹痛症状，4点左右呼叫"120"，由社区医生护送下急转西溪医院，顺利分娩一名男婴。在西溪医院，新生儿宝宝继续接受阻断治疗。从此刻开始，守护的"接力棒"传递到儿保医生手中。

四、儿保医生接棒，助力宝宝完成早诊

妇保医生们十个月的"拉锯战"即将告一段落，儿保医生的"斗争"马上拉开序幕！

终于我们翘首以待的宝宝诞生了，区妇幼保健院儿保科王医生第一时间了解

宝宝出生后的基本情况和用药情况，同时把情况告知社区儿保医生，准备做出院后的新生儿访视。但是，宝宝的随访工作也举步维艰。一开始，新生儿访视被家属无理由拒绝。我们心急如焚，一次又一次的商量对策，新生儿指导的每一步都至关重要，必须当面交代！

去电、挂断，再联系，又被拒绝，经过二十多次的反复沟通，我们终于与家属达成了共识，约定上门访视时间。访视前王医生和社区医生进行了多次通话，在电话里王医生多次叮嘱抽血的注意事情，一共 2 份早期诊断检测样本送样单，由儿保医生亲自交予患者，检测时间分别为 42 天一次，3 个月一次，抽血地点为西溪医院产科护士长处。我们甚至预演到送样单遗失的情况，由儿保医生再亲自护送，以确保事情的顺利进行。

儿保医生怀着不安的心情、带着坚定的信念踏进了患者的家门，在那间只有 10 多个平方米的小屋子里，我们的社区医生感受到了患者的困难，我们更应该竭尽所能去帮助他们。第一次的交流还算顺利，社区医生仔细检查和记录了宝宝的各项情况，还拍了照片包括桌子上摆着的齐多夫定糖浆，也提醒患者遵医嘱服药。儿保医生耐心的告知了抽血的种种注意事项，家属终于同意宝宝 42 天时配合验血。

临近 42 天第一次抽血的日子，出发前几天我们再次电话提醒，之后我们能做的便只是信任。出发前一天社区医生无奈地说家属因故要晚一天去，我们忐忑的等待了一天，生怕事情有变。果然，抽血时间被家属无故一推再推，每一天清晨，我们满怀希望的联系他们，结果总是失望而归。一想到孩子，一想到疾病的危险性，我又充满了斗志！电话不接，我们就上门当面交谈，嫌公交车不方便，我们就派专车接送，上班没空，我们就待你休息，派医生随行。"精诚所至，金石为开"，终于，我们完成了第一次早期诊断。虽然波折，但是个好的开始，以后的随访之路，我们也会坚定地走下去！因为，每多得到一张阴性报告，就多造福一个家庭！

经过了 18 个月的随访，终于等到了我们期待的结果——阴性。

（杭州市临平区妇幼保健院　谭建琴　龚梦露　王　金）

实践二　外籍人士的预防母婴传播实践

2021 年 4 月 26 日，义乌市妇幼保健院接待了一位来自伊朗的产妇，这是她产后定期来院随访的缩影。医生为她和家属普及了产后母婴保健的相关知识。该产妇从备孕、孕期直至分娩都选择在义乌市妇幼保健院，医院实现了外籍孕产妇服务利用的均等化，为其提供了健康宣教、孕产期保健、安全助产、产后随访等一系列服务，政府买单项目也做到应免尽免。这在义乌市的几家接产单位并不罕见。

一、背景

义乌市是浙江省国际贸易综合改革试验区，每年接待来义乌外商超 56 万人次，外籍常驻义乌人口达 1.3 万，主要来自俄罗斯、乌克兰、也门、阿富汗、巴基斯坦、伊朗等国家，信仰伊斯兰教，其中，外籍人员以 30~50 岁的青中年人为多，他们对医疗保健服务的需求呈现出多层次、多元化的特征。外籍孕产妇、儿童这一群体，更需要义乌市的医疗保健服务特需化。

二、服务模式

（一）加强宣教

母婴健康是全人群的关注点，面对外籍妇女儿童的健康服务需求，医务人员除了在接诊时开展母婴安全宣教，同时在对外籍孕产妇的管理上以"艾梅乙"母婴阻断为切入点，依托义乌市"联合国社区"暨义乌市鸡鸣山社区的工作人员与外籍志愿者，组建社区母婴安全宣教团队，参与社区人群的母婴阻断等知识宣传。同时，借助外籍人士语言培训班扩大宣传面。经统计，通过培训班该社区外籍人群年受益量可达 1300 余人次。

（二）政策支持

除了宣教平台，外籍孕产妇的"艾梅乙"母婴阻断在政策上也给予了大力支持。首先，义乌市卫生健康局在 2015 年修订了《义乌市预防艾滋病、梅毒和乙肝母婴传播工作实施方案》，明确职责，完善诊治流程，指定管理机构与分娩机构，对居住在义乌市内的外籍孕产妇在初次孕检时与国内孕产妇一样进行同质化管理，开展"艾梅乙"项目免费检测，绑定"母子健康手册"，对确诊阳性外籍孕产妇给予规范随访，让其与国内孕产妇享受一致的补助政策等。

（三）协作管理

医疗保健机构的检验部门与市疾控中心密切联系，第一时间掌握筛查阳性和确诊患者，及时进行信息交流，杜绝漏管。义乌市妇幼保健院为了更好地服务外籍孕产妇，特成立了一支外语水平较好的外籍孕产妇服务志愿团队，随时解决外籍孕产妇就诊时语言沟通不便的状况。另外，义乌市稠州医院、商城妇产医院等民营医院专门引进外籍医生，方便外籍人士的就诊。

三、工作成效

近三年来，义乌市医务工作人员入社区、进学校，多途径、多平台地为全市近 5000 人次的外籍人士进行母婴安全、传染病防治等知识的宣教；对近 600 人次外籍孕产妇进行免费"艾梅乙"项目检测与咨询；在义乌分娩的外籍产妇有 530 余例，这些孕产妇均无艾滋病、梅毒感染，其中 8 例乙肝表面抗原阳性的产妇所分娩的新生儿均予以乙肝免疫球蛋白免费注射，在后续儿童管理、随访过程中，未发生母婴传播。

四、存在问题与不足

义乌市的外籍人口来自 70 余个国家，经济状态不平衡，宗教信仰多样化，语言沟通有困难，外出不方便；部分妇女地位偏低，在妇幼保健上无自主权，对新生儿出生素质要求存在不同观念，这些都是我们医务人员平时会碰到的问题。义乌市医务人员的语言沟通能力，对外籍孕产妇的身体状况、患病特征的了解还有待提升。

五、下一步计划

义乌市将依托数字化改革，逐步建立、完善外籍人士信息库；加强外籍适龄妇女孕前"艾梅乙"项目检测咨询，动态管理外籍流动孕产妇；将"联合国社区"的外籍贯人员"艾梅乙"宣传、管理模式以点带面，在疾控中心人员、妇保管理人员、基层幼保健人员的共同参与下，在外籍人员集聚区加以推广和不断完善；制作"艾梅乙母婴阻断"双语宣传折页，营造尊重关心外来人士的社会环境；此外，在主要助产机构成立外籍人士服务专班，让外籍孕产妇、儿童在义乌市能够享受到优质的全程服务，提高外籍孕产妇、儿童的保健质量，提高妇幼保健国际化服务水平。

（义乌市妇幼保健院　宗俊英）

实践三　以问题为导向，重点病例评审

为进一步推进嘉兴市消除艾滋病、梅毒母婴传播工作，分析艾滋病或梅毒感染孕产妇所生儿童感染与死亡情况，探索主要影响因素，2018—2020年，嘉兴市开展以问题为导向的重点病例评审，提升消除母婴传播管理与服务质量。

一、建立评审制度

根据国家《艾滋病感染孕产妇所生儿童重点案例评审方案》《2011—2020年中国妇女儿童发展纲要实施方案》《浙江省消除艾滋病、梅毒和乙肝母婴传播试点方案（2017—2020年）》和《浙江省消除艾滋病、梅毒和乙肝母婴传播项目督导评估方案（2018年）》要求，嘉兴市妇幼保健院制定了全市消除艾滋病、梅毒母婴传播重点病例评审制度和实施方案。该制度明确重点病例评审由卫生健康行政部门主导，消除母婴传播项目业务管理机构（各级妇幼保健院）牵头实施，通过机构自查、专家评审相结合的形式，实施从机构－区县－市级的逐级评审，形成评审反馈，注重评审后的持续质量改进。原则上各级评审工作每年度组织一次，特殊情况适当增加评审频次（比如爆发性的母婴传播病例或死亡病例，或有争议的感染孕产妇治疗病例）。嘉兴市卫生健康委发文成立嘉兴市艾滋病、梅毒感染孕产妇及所生儿童重点案例评审专家组，包含来自妇幼保健机构、综合性医院、疾病预防控制中心从事管理、妇保、儿保、妇产科、儿科、感染／传染科、实验室、公共卫生等领域专家。倡导各区县成立评审专家组，开展逐级评审，评审方案明确了纳入评审案例标准，原则上为临产时确诊艾滋病或梅毒感染孕产妇、艾滋病母婴传播病例、先天梅毒病例和感染孕产妇发生的死胎病例；建立了评审流程，确定了评审需要报送的资料。

二、制定评审流程

（一）选择评审病例

每年评审病例来自嘉兴市预防艾滋病、梅毒和乙肝母婴传播信息系统。根据评审病例标准，选择当年报告的临产时确诊艾滋病或梅毒感染孕产妇、艾滋病母婴传播病例、先天梅毒病例和感染孕产妇发生的死胎或新生儿死亡病例。上述案例包括本地户籍或流动人口感染孕产妇及分娩儿童。

（二）评审时间和形式

原则上每年第一个季度开展上一年度重点病例市级评审，在此之前，各机构和区县完成逐级评审。评审分为自查和专家评审会议。自查由提供预防母婴传播服务的机构自行开展，对符合评审要求的案例围绕各机构内提供孕产妇检测、孕产期保健、感染相关治疗、安全助产和儿童保健等服务环节开展问题梳理，形成自查报告和制定整改计划。评审会议由辖区妇幼保健机构组织，参与服务提供的各级医疗机构协助评审线索提供和资料采集。评审结束后，专家组形成评审报告和改进建议，反馈病例报告机构和辖区管理机构。

（三）评审材料准备

评审要求准备材料包括感染孕产妇及分娩儿童个案卡、孕产期保健／儿童保健手册，有关检测与治疗的医疗记录（如检验报告单、抗病毒治疗记录、抗梅毒治疗机构、产时记录、原始病例资料）等。

（四）机构开展自查

为评审病例提供预防母婴传播服务的机构，根据机构自身提供的服务内容开展问题梳理，形成自查报告报送辖区妇幼保健机构。辖区妇幼保健机构围绕各机构的自查报告，按照感染孕产妇及分娩儿童全程管理环节，汇总整理形成自查报告。

（五）评审会议流程

辖区妇幼保健机构确定评审病例、评审专家，制定评审记录表并组织评审会议。评审前 1 周，评审组织方将入选评审病例相关资料（包括机构自查材料、检验单、病例信息、孕产期保健或儿童保健主要记录等）发送专家审阅。评审现场采取辖区管理机构进行案例汇报，评审专家根据管理、治疗、实验室检测等方面存在的问题进行点评。评审结束，各位评审专家需要就每一个病例提交专家评审表，包括问题和建议。评审组织方汇总专家意见，形成评审报告，反馈给存在问题的相关机构（图 12-1）。

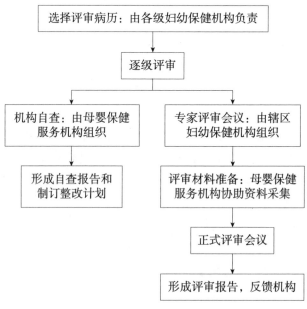

图 12-1　评审流程图

三、病例评审成效

（一）形成评审机制，促进部门联动

嘉兴市制定了评审制度、评审方案，并连续三年开展重点病例评审，形成了长效的工作机制。医疗机构将评审考核结果纳入科室绩效考核，保障了常态化的工作运行。评审专家团队来自不同机构和部门，增强了工作联动和协作。

（二）质量持续改进，工作成效明显

1. 病历书写质量提高　通过重点病例评审，全面梳理了病例书写问题，包括病例书写需要按照孕产期保健管理的时间线展开，每一个节点是否存在瑕疵，以及详细描述梅毒感染孕产妇孕期治疗的时间和用药种类（表 12-1）。

2. 主要指标明显改善　实施重点病例评审前后，嘉兴市艾滋病感染孕产妇治疗率从 66.67% 上升到 100%，梅毒感染孕产妇治疗率从 84.43% 上升到 100%，孕晚期初次接受治疗的感染孕产妇逐步减少。

3. 公立民营机构服务趋同　重点病例评审实施前后，公立机构与民营机构纳入的问题病例数量差异缩小。民营医院普遍存在保健管理的问题，比如不重视艾滋病、梅毒和乙肝感染人群的、转介，延误该群体的治疗。重点病历评审实施后，大多数民营助产医院设立了妇保专员，专职或兼职管理三病感染孕产妇和高危孕产妇，对三级妇幼保健网络起到了补充作用。

表 12-1　重点病例专家评审表

个案编号（孕产妇）：×××××-××-×××××-×××
分类：□ HIV 产妇未规范治疗　　□ HIV 母婴传播　　□ HIV 分娩婴儿死亡 　　　□ 梅毒产妇未规范治疗　　□ 先天梅毒　　　　□ 梅毒分娩婴儿死亡
存在问题：

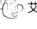

续表

主要问题（如多选，按照问题主次1，2，3……编号在□）：
□妇保科　　□产科　　□儿科（新生儿科）　□实验室检测 □传染科　　□儿保科　□多部门协作 □非医疗方面（注明）
整改建议：
评审专家姓名：×× 评审时间：××××-××-××

（嘉兴市妇幼保健院　潘晓娜）

实践四　提升流动人口消除母婴传播服务获得策略

　　浙江省感染孕产妇中流动人口占比较高。项目初期，该人群孕早期艾滋病、梅毒检测，孕期抗病毒、抗梅毒治疗比例低于本地人口。近年来，浙江通过政策保障、宣传倡导，健全信息网络追踪随访，促进流动人口感染孕产妇早诊早治。

一、背景

　　浙江省位于中国东南沿海，良好的社会经济发展带来人口流动频繁。近年来，流动人口出生数占全省出生人口总数的1/3。感染孕产妇中流动人口比例更高。省外流入孕产妇约占HIV感染孕产妇总数的70%，占梅毒感染孕产妇总数的50%。该人群普遍受教育程度较低，无固定职业，生活工作环境不稳定，孕产保健意识薄弱，卫生服务利用较差。项目实施初期，浙江省流动人口孕产妇孕早期艾滋病、梅毒和乙肝检测比例不足 50%，艾滋病、梅毒感染孕产妇孕期治疗率不足 90%。

二、目标

促进流动人口感染孕产妇早诊早治。

三、措施

（一）加强政策保障，落实监督指导

早在 2015 年，浙江省卫生计生委下发《浙江省预防艾滋病、梅毒和乙肝母婴传播实施方案》，明确要求为所有感染孕产妇提供服务、落实经费减免，其中包括流动人口感染孕产妇。实施消除项目以来，浙江省完善了一系列制度建设，促进流动人口感染孕产妇服务获得的均等化。2017 年，浙江省卫生计生委下发《浙江省消除艾滋病、梅毒和乙肝母婴传播实施方案（2018—2020 年）》，强调全省开展消除母婴传播工作，"推进孕产妇（特别是流动人口、贫困妇女、青少年等特殊群体）尽早获得孕产期保健服务"。全省妇幼保健机构等级评审和绩效考核纳入感染孕产妇检测治疗指标，包含流动人口统计。重点病例评审制度，纳入流动人口感染者未检未治病例分析。健全联合监督制度，覆盖流动人口孕产期保健相对薄弱的民营助产机构。省疾控中心开展"互联网＋"干预检测、尿液传递检测等多项创新试点工作，促进包含流动人口在内的 HIV 主动检测。信息管理制度增加感染孕产妇信息交换和核对。部分地区增加地方财政投入，保障流动人口孕产妇服务获得。此外，浙江通过出生缺陷防治等其他妇幼健康服务对流动人口的覆盖，间接促进了流动人口感染孕产妇孕产期保健。

（二）做好宣传倡导，引导服务利用

各级广泛开展形式多样、内容丰富的健康教育与宣传倡导，营造良好的社会氛围，促进流动人口感染孕产妇主动获取消除母婴传播服务。包括对外公布咨询电话，接受社会监督；用好重点场所，媒体平台，促进科普知识和惠民政策传递至流动人口孕产妇。健康宣教进企业、购物中心、城市广场、KTV 等；宣传海报

进地铁、公交、电梯等；视频、科普资讯进"健康浙江""中国妇幼健康""浙江妇女保健""浙江在线健康""今日头条"和浙江省及地方广播电视电台等主流媒体。

（三）依托信息平台，提升数据决策

各级充分发挥互联网＋平台功能，依托医院 HIS 系统，妇幼保健三级网络、母子健康手册 APP 及区域信息平台，健全从孕早期建册、系统产检、安全分娩、儿童保健一体化的感染孕产妇信息管理平台，做好网格化管理和全程管理。

妇幼保健机构牵头，社区卫生服务中心、乡镇卫生院、村医负责孕情摸底，及时掌握流动人口孕产妇孕情。注重过程管理，利用工作群和区域平台，做好流入流出孕产妇信息交换。定期开展数据分析，把握流动人口孕产妇特征、动向，关注服务利用指标，服务卫生决策。

（四）强调专人负责，注重隐私保护

为提升流动人口感染孕产妇全程管理，HIV 感染孕产妇由区县级妇幼保健机构妇保人员专人负责，梅毒感染孕产妇由区县级妇幼保健机构会同社区卫生服务中心、乡镇卫生院妇保人员共同管理和随访。结合高危妊娠管理，落实感染孕产妇孕产期保健专案管理。注重维护感染者权益、隐私保护，提高随访依从性。如加密信息转介，数据脱敏、信息平台均有专业网络安全维护等。

四、成效

（一）健全了流动人口感染孕产妇管理服务机制

浙江省出台了相关制度、完善了服务流程，落实了监督考核，健全了一系列针对流动人口感染孕产妇管理服务机制，确保流动人口感染孕产妇服务获得公平性。

（二）提升了流动人口感染孕产妇服务利用指标

流动人口感染孕产妇孕早期检测率、孕期治疗率显著提升。至 2020 年，流动人口 HIV 感染孕产妇孕早期检测率达 64.5%，孕期治疗率达 96.8%，分别较项目实施初期提升 72.9% 和 10.3%；流动人口梅毒感染孕产妇孕早期检测率达 61.5%，

孕期治疗率达 98.3%，分别较初期提升 36.1% 和 6.5%。

（三）营造了良好的社会支持氛围

在各级各类的健康宣教和社会倡导中，建立了对流动人口及感染孕产妇友好的支持环境。

五、成功因素和经验教训

一是有政策保障，确保流动人口感染孕产妇获得公平、可及、同质化的消除母婴传播服务。二是从公共卫生层面加强宣传倡导，做好对流动人口感染孕产妇消除母婴传播服务的政策告知、服务告知，促进其主动接受服务。三是依托信息平台，强化过程管理，开展主要指标监测，为决策做好数据支持。四是数据收集和服务提供中要注意隐私保护，以充分赢得服务对象的信任，提高管理的依从性。

六、推广建议

一要确保流动人口感染孕产妇服务获得的政策支持和经费保障，完善多部门合作及社会监督网络。二要用好各种形式和载体的宣传倡导，尤其覆盖流动人口孕产妇重点区域、孕产保健关键环节。三要完善信息网络，做好人口流动的动态管理和数据交换。

（浙江大学医学院附属妇产科医院　张晓辉　陈银炜）

实践五　强宣传、广合作、营造社会支持环境

浙江建立政府倡导、部门合作、社会组织参与的消除母婴传播健康促进网络。通过开展形式多样、内容丰富的宣传倡导和公益活动，营造良好的社会支持环境，

为感染孕产妇提供咨询与帮助，进一步促进感染孕产妇早诊、早治。

一、背景

实现消除母婴传播的愿景需要良好的社会支持环境。项目初期，浙江省预防母婴传播服务重医疗，宣传倡导形式单一，对感染者权益保护和非政府组织参与不足。部分感染孕产妇担心隐私暴露，害怕被歧视，外加保健意识薄弱，影响接受预防母婴传播服务。浙江大学医学院附属妇产科医院随机调查了 400 名艾滋病、梅毒感染孕产妇，自我感知社会歧视占 25%。感染孕产妇孕早期建卡率、治疗率等指标提升一度处于瓶颈。

二、目标

营造良好的社会支持环境，进一步提升感染孕产妇早诊、早治。

三、措施

（一）政府主导，部门合作，构建消除母婴传播健康促进网络

浙江省建立了政府主导，医疗保健机构牵头，媒体支持，非政府组织参与，依托省 – 市 – 区县三级妇幼保健、性病艾滋病防治体系的消除母婴传播健康促进网络。浙江省项目实施方案明确健康教育为主要内容之一。各级医疗保健机构结合婚孕前保健、孕期保健、儿童保健、诊间和出院宣教等日常工作，为感染孕产妇提供健康宣教和咨询服务。浙江省性病艾滋病防治协会母婴传播疾病防治专委会牵头，带动各级志愿者团队参与消除母婴传播宣传倡导和公益活动，发动媒体宣传代言。

（二）载体丰富，形式多样，提升消除母婴传播社会影响力

浙江省在传统宣传折页、宣传海报、孕妇学校授课的基础上，充分利用新媒体深化项目宣传。近年来，于"三八妇女节""母亲节""艾滋病日"等主题日，依托"浙江妇女保健""健康浙江""浙江在线健康""浙江红丝带""浙江省广

电"今日头条"和"中国妇幼健康"等平台发布科普知识、公布服务电话,接受大众监督。2017年,省广播电视新闻频道播放了省级项目启动会,呼吁全社会关注感染孕产妇母婴健康。2019年、2020年艾滋病日前夕,省卫生健康委联合省经视频道举办两期消除母婴传播实践对话,由政府、医疗机构、社会人士代表面向公众再次发布宣传倡议。

宣传阵地覆盖重点场所,进校园、进企业、进购物中心、进KTV、进地铁公交等;宣传材料品种多样,包括折页、海报、手册、动漫、视频等;宣传方式创新突破,以快闪、亲子涂鸦、骑行等增强公众参与。省性病治疗机构为全省性病诊疗机构配备健康服务包,省项目实施机构统一制作科普视频,确保宣传同质化。

(三)平台优势,资源整合,推动消除母婴传播公益服务

浙江省是全国首个依托浙江省性病艾滋病防治协会成立母婴传播疾病防治专委会的省份。专委会现有团队成员30人,来自全省各级医疗机构保健、妇儿、感染、护理等领域医务人员。专委会组织感染孕产妇小组活动,建立微信群,线上线下为服务对象提供帮助;每年组织召开学术会议,定期参加协会工作会议,与分支机构保持良好的伙伴关系,建立长效的工作机制。

专委会在带动浙大妇院七色光志愿者团队、杭州市余杭区妇幼保健协会、温州市瓯海区妇幼健康志愿者团队参与消除母婴传播工作中起到引领作用。志愿者人群逐步从医务人员拓展到社区妇女主任、镇街网格员、社会人士代表和感染者,为感染妇女提供营养、心理等评估干预。浙江省性病艾滋病防治协会每年举办优秀志愿者表彰,激励志愿者服务队伍砥砺前行。

四、成效

(一)初步构建了多部门参与的消除母婴传播健康促进网络,常态化地开展科普宣传和反歧视教育

培育了专委会牵头,一批非政府组织,志愿者团队参与消除母婴传播服务工作。至2020年,志愿者团队成员已达百余人。2017—2020年,专委会累计举办4期覆盖1000人次医务人员的消除母婴传播专题培训;志愿者团队通过微信群服务感染孕产妇200余名,为100余名感染孕产妇提供了心理保健。

（二）营造了良好的社会支持环境

项目实施以来，全省无对感染孕产妇及分娩儿童歧视、侵权报告。微信群不定期有感染孕产妇分享诞生健康宝宝的感恩与幸福体验。

（三）宣传倡导、社会支持等工作获得有关部门认可

2017年，专委会副主委，杭州市西溪医院产科主任张素英获国务院副总理刘延东接见。2019年，杭州市余杭区妇幼保健院、温州市瓯海区妇计中心获浙江省性病艾滋病防治协会先进志愿者集体，七色光专业志愿者团队获"浙江大学青年志愿服务优秀项目奖"。2021年，浙江省卫生健康系统志愿服务银奖。

（四）间接提升了感染孕产妇服务利用指标

感染孕产妇孕早期建册率、治疗率和孕早期治疗比例，HIV感染人群分别从2017年46.4%、91.1%和49.1%，上升到2020年70.0%、97.8%和80.0%；梅毒感染人群分别从2017年60.4%、78.1%和93.1%，上升到2020年70.7%、84.1%和98.5%。

五、成功因素和经验教训

1. 增强各级机构对健康教育、宣传倡导在消除母婴传播工作中的重要性认识和合作支持，明确职责分工，是构建健康促进网络的基础。

2. 健康教育、宣传倡导有计划、有策略，常规工作和重点工作结合，各项活动切合服务对象需求，是可持续发展的关键。

3. 依托成熟的行业平台，整合已有的志愿者团队参与消除母婴传播服务公益活动，可以提高工作效率。

六、推广建议

一是建立涵盖消除母婴传播内容的健康教育工作机制，确定参与机构职责分工，争取经费支持。二是有计划地开展相关工作，注重工作方式，宣传倡导结合服务对象需求，开展志愿者服务。三是充分挖掘现有的平台或社会组织，加强资源整合，服务于消除母婴传播工作。

（浙江大学医学院附属妇产科医院　张晓辉　王　虹）

实践六　基于母子健康手册助力三病全程管理

杭州市通过实施电子版母子健康手册，实现医疗保健机构、服务对象之间孕产期保健信息互联互通，形成了艾滋病、梅毒和乙肝感染孕产妇的筛查诊断、诊疗处置、保健随访的闭环管理，提升消除母婴传播全程高效管理。

一、背景

2018 年，杭州市全面启动消除艾滋病、梅毒和乙肝母婴传播项目。项目初期，各级医疗保健机构三病感染孕产妇孕产期保健、治疗信息尚未实现互联互通。全市每年管理孕产妇约 10 万余人，其中乙肝感染孕产妇近 5000 例，依靠人工采集信息工作量大，且无法实现机构间诊疗信息共享。同期，杭州市全面推行母子健康手册的使用，包含网络版的医生端和 APP 版的孕妇端。该手册记录了孕产妇基本健康信息，以及孕产期保健、产时产后、儿童保健内容。目前，杭州市孕产妇或家属绑定使用用户达 85 万。

二、目标

为了提升感染孕产妇全程精准管理，杭州市通过电子版母子健康手册搭建感染孕产妇检测、治疗、随访专病管理模块；母子健康手册 APP 端为孕产妇提供健康宣教，开展动态管理，进而提高工作管理效率和信息报告的及时性和准确性。

三、措施

（一）开展健康教育，提高疾病认识

各级妇幼保健机构依托母子健康手册 APP，开展预防母婴传播疾病科普宣传，

公布三病筛查诊疗、援助支持等方面的惠民政策。感染孕产妇可以快速获悉开展相应服务的医疗保健机构的相关信息，尽早得到艾滋病、梅毒和乙肝免费检测、诊疗等干预措施。孕妇可以在 APP 端查询化验结果，知晓本人感染状况，通过线上孕妇学校模块，学习相关知识。

（二）整合服务内容，增加手册使用

2017 年以来，杭州市建立妊娠风险"五色 +ABC"评估模型，根据诊断等数据，分别用"绿（低风险）、黄（一般风险）、橙（较高风险）、红（高风险）、紫（传染病）"5 种颜色进行孕产期高危风险分级标识评估，同时，根据孕产妇个体高危因素的程度差异进行 ABC 三级管理。比如，标注"紫色"的孕产妇作为重点人群列入三病专案管理，乙肝不需治疗为 A 级、乙肝需要治疗为 B 级，重症肝炎为 C 级，进一步加强了管理的精准度。将专案管理与基本公共卫生孕产妇保健服务相结合，与传染病防治工作相结合，与基层医师的签约服务相结合，与保健服务的绩效考核相结合，不断优化电子版母子健康手册的承载模块，落实签约医师责任制，加强业务知识及信息平台操作培训，提高医务人员使用率和记录的完整性。

（三）依托母子健康手册，贯通全程管理

杭州市所有孕妇在 12^{+6} 周于居住地社区卫生服务中心建立电子版母子健康手册，接受免费的艾滋病、梅毒和乙肝相关检测，明确感染状况。孕产妇相关信息通过电子版母子健康手册与杭州市医疗保健机构产科电子病历对接，尽早为感染孕产妇提供干预措施，包括采取安全性行为、营养、相关感染症状和体征的监测、心理支持、家庭防护等方面的指导。通过 APP 还可以提醒服务对象复诊时间，避免因延迟就诊而耽误最佳干预时机。医院分娩时在产时信息中导入孕妇的感染状态，提醒医护人员做好相应安全助产措施，并及时将所生儿童的联合免疫情况进行登记描述。每个阶段的记录通过产科电子病历回传到社区平台的电子版母子健康手册，社区保健医师及时进行产后访视和儿童的规范生长发育监测与感染状况和预防效果的评估。

（四）数据收集纠错，确保准确安全

医疗保健机构的产科电子病历可自动获取本单位的三病检测结果，对检测

发现的艾滋病、梅毒感染孕产妇和乙肝表面抗原阳性的孕产妇，进行高危因素的紫色评估，提醒医师填报个案信息。同时，医疗机构的产科电子病历与母子健康手册孕产妇保健信息实时对接，形成覆盖孕产期全程信息的一览表，并对检测和医疗信息进行数据整合及逻辑纠错，随时查询掌握辖区感染孕产妇及所生儿童的状况。

四、成效

通过该项实践，解决了感染孕产妇及所生儿童的全程档案化管理难题，依托电子版母子健康手册，将来自医院门诊、住院，以及 HIS、LIS、PACS 等系统关于母婴传播相关信息及时进行收集整合，加强预警，提升母婴传播消除信息采集手段与统计功能，及时对报告的数据信息进行审核与逐级汇总，确保数据信息管理、利用与分析的及时性和有效性。

通过信息化的助力，近三年常住孕产妇三病孕期检测率持续在99%以上，孕早期检查达到80%，艾滋病感染治疗率100%，梅毒感染治疗率99%，艾滋病暴露婴儿早期诊断检测率为92.9%。2020年统计乙肝感染者母子健康手册使用率达98.3%。

五、成功因素和经验教训

杭州市妇幼保健院协助卫生行政部门，制订相关文件，梳理管理流程，落实目标考核，保障经费使用。同时在确保信息安全的前提下，搭建共享数据平台，规范母子健康手册填写。尽管艾滋病、梅毒和乙肝感染为个人隐私，但存在传播的社会危害性，医患之间通过先进的网络管理平台实现互动，患者可以根据医生制定的个性化管理方案在家进行自我监测，接受妇幼保健医生和护士的远程管理。

六、推广建议

1. 争取政策支持 卫生行政相关部门如基妇处、疾控处、医政处等相关处室密切配合，为落实三病消除工作联动机制，明确各相关业务部门的任务目标和考核细则奠定基础。

2. 确保经费保障　杭州市地方财政配套经费，制订文件明确经费使用范围，并在母子健康手册 APP 上公布预防母婴传播免费服务内容。

3. 依托技术支撑　定期通过电子版母子健康手册进行相关部门之间数据的核查与比对，避免漏报错报，但目前对数据录入环节的质控，还需要进一步完善。

（杭州市妇幼保健院　朱旭红）

实践七　促进乙肝高病毒载量孕妇抗病毒治疗

针对乙肝高病毒载量孕妇抗病毒治疗率较低的情况，浙江大学医学院附属妇产科医院成立工作小组，梳理流程、加强培训、规范诊治；志愿者团队开展反歧视宣传和咨询，乙肝高病毒载量孕妇抗病毒治疗率从项目初期的 41% 上升到终期评估的 70%。

一、背景

对高病毒载量 HBsAg 阳性孕妇进行抗病毒治疗是实现消除乙肝母婴传播的重要干预策略。浙江大学医学院附属妇产科医院产七科（以下简称"我科"）是感染孕产妇专科病房。2016 年 2 月至 2018 年 5 月，我科调查数据显示，乙肝高病毒载量孕妇抗病毒治疗比例仅 41%（122/297）；母婴传播率为 2%（6/297），高于乙肝低病毒载量水平孕产妇所生儿童。该人群孕产妇未接受抗病毒治疗的主要原因是规范诊治和孕产妇依从性有待提升。

二、目标

规范乙肝高病毒载量孕产妇抗病毒药物治疗，提升抗病毒治疗率。

三、措施

（一）组织筹备

我科于 2019 年成立"提高乙肝高病毒载量孕妇口服抗病毒药物治疗"工作小组。小组成员包括不同职称的医生和护士各 5 人。医生负责医护培训，护士负责宣传品制作和志愿者活动。科主任和护士长承担监督指导工作。

（二）原因分析

工作组开展头脑风暴，利用鱼骨图方法分析未治疗原因主要是：①非专科门诊医生对抗病毒治疗时机等掌握不全面；②门诊存在对乙肝感染孕妇歧视和隐私保护不到位的情况；③乙肝感染孕产妇转介专科门诊就诊比例小，缺乏乙肝专科规范性的指导；④产科门诊缺乏预防乙肝母婴传播相关宣传，孕妇对相关知识缺乏了解。

（三）对策实施

1. 加强临床医生乙肝感染诊治最新指南的培训 全科医护人员通过线上线下形式学习，结合科内日常查房提问，巩固知识。

2. 促进临床医护人员保护患者隐私 工作组倡导医务人员承诺"不泄露患者隐私、不羞辱和歧视患者"，且承诺书上墙；每年在科内及产科门诊举办 2 次"反歧视"宣传；七色光专业志愿者团队每年在院内外开展反歧视宣传 3~6 次，向医务人员和孕产妇发放宣传品。

3. 规范诊治随访流程 工作小组建立院内乙肝感染孕产妇转介专科门诊流程，提高乙肝病毒携带孕产妇的专科门诊就诊率。科内创建乙肝感染孕产妇出院随访的云平台，通过云随访平台追踪反馈抗病毒治疗情况和母婴阻断实施效果。

4. 加强宣传教育提高乙肝患者对疾病的认知 借助省"互联网＋平台""掌上孕妇学校"对所有我院就诊的孕妇进行宣教；依托妊娠合并感染性疾病门诊、乙肝母婴阻断随访门诊，专科医生对乙肝感染者进行一对一宣传和指导；七色光微信群，为乙肝感染者提供在线咨询；七色光志愿者服务团队在门诊候诊大厅、非专科医生的诊室等发放宣传折页和定期开展讲解，为孕妇科普宣教。

（四）质量评估

1. 定期开展过程性质量评估　工作小组成员每月定期召开质控会议，通报进展、反馈问题。工作小组成员通过柏拉图找出主要问题，再通过鱼骨图分析找出该问题的要因和真因。

2. 制定改进措施　根据鱼骨图分析结果，工作小组成员头脑风暴提出整改意见，归纳汇总，给出解决方案，落实专人追踪实施效果。

例如：2019 年 8 月—2019 年 11 月，门诊产检乙肝高病毒载量孕妇 45 人进行改善后的抗病毒治疗统计，抗病毒治疗率 57.8%（26 人）。

2019 年 10 月—2020 年 3 月，门诊产检乙肝高病毒载量孕妇 112 人，抗病毒治疗 69 人，治疗率 61.6%。因新冠肺炎疫情的影响，门诊就诊的人员较少，面对面的宣传和指导下降，工作小组增加了线上平台的授课和宣传等扩大受益人群覆盖。

2020 年 7 月—2020 年 10 月，门诊产检乙肝高病毒载量孕妇 100 人，抗病毒治疗共计 70 人，治疗率 70%，乙肝高病毒载量孕妇抗病治疗成效显著。

四、成效

1. 乙肝感染高载量孕妇抗病毒治疗比例提升，从项目实施前的 41% 增加到 2020 年 7 月至 10 月的 70%，无母婴传播病例。

2. 在项目实施期间，100 多名医务人员接受了乙肝指南和乙肝反歧视培训，有效提高了医务人员知识掌握，促进规范干预服务；感染者在就诊过程中感受到医务人员的歧视几乎为"零"。

3. 制定乙肝高病毒载量孕妇口服抗病毒药物治疗的标准化作业流程，建立了从孕期保健、安全助产、产后访视全程管理流程，创建了乙肝孕产妇出院云随访平台，每月随访率 ≥ 93%。

4. 培养了志愿者团队。项目实施以来，一批年轻、专业、有担当的医护人员和志愿者成立了七色光志愿者队伍，开展宣传倡导，为感染孕产妇提供关怀和帮助。

5. 社会影响力逐步扩大。2019 年，我科荣获全院品管圈大赛"一等奖"、七色光专业志愿者团队荣获"浙江大学青年志愿服务优秀项目奖"、设计宣传折页荣获中华预防医学会宣传品大赛三等奖；2020 年，志愿者团队负责人王虹荣获浙江省性病艾滋病防治协会"消除艾滋病、梅毒和乙肝"优秀志愿者。

五、成功因素和经验教训

1. 制定乙肝高病毒载量孕妇口服抗病毒药物治疗的标准化作业流程，规范指导工作。

2. 创建乙肝孕产妇的随访管理系统，有助于全程管理和效果评估。

3. 加强医务人员对艾滋病、梅毒和乙肝常态化反歧视的宣传，促进和谐医患关系，提升患者依从性。

六、推广建议

1. 组建培训师资，每年对医务人员进行艾滋病、梅毒和乙肝反歧视和相关知识培训。

2. 建立健全三病信息管理平台，推动乙肝一站式管理模式。

3. 依托志愿者平台，开展宣传倡导和志愿者活动，营造良好的就医氛围，提高患者抗病毒治疗的依从性。

（浙江大学医学院附属妇产科医院 王 虹）

实践八 大健康背景下的感染
孕产妇心理保健探索

为促进感染孕产妇心理健康，提升感染性疾病治疗率，温州市瓯海区建立了政府主导，妇幼保健机构牵头，各级医疗保健机构参与，专业心理团队指导的感染孕产妇心理保健长效工作机制与服务模式。该项实践取得显著成效。

一、背景

艾滋病、梅毒感染孕产妇普遍因担心社会歧视，母婴传播等，存在不同程度的心理健康问题。消除母婴传播项目实施初期，经观察发现感染孕产妇中有情绪低落、消极，对生活失去信心，怕别人知晓自己的病情，不愿接受孕产期保健和配合疾病治疗的思想，严重者有自残或自杀倾向。这不仅仅影响了干预措施的应用，也直接影响到感染孕产妇和儿童的身心健康。

二、目标

建立艾滋病、梅毒感染孕产妇心理筛查、评估干预服务模式与服务网络，常规为感染孕产妇免费提供心理筛查，对心理筛查异常的感染孕产妇进行免费心理疏导和必要时治疗，促进感染孕产妇心理健康，同时提高艾滋病、梅毒治疗率。

三、措施

（一）制定感染孕产妇心理卫生保健方案

瓯海区区政府给予政策支持和经费保障，委托瓯海区妇幼保健中心组织专家制定艾滋病、梅毒感染孕产妇心理卫生保健方案。方案中明确评估对象范围，确定各机构职责分工，制定服务流程、组织开展实施。

（二）建立社区参与的网络建设

瓯海区妇幼保健中心与专业的心理健康类社会组织签订服务协议，确定医疗服务单位，为感染孕产妇提供医疗关怀和心理健康服务，形成"政府领导、部门负责，全社会共同参与"的网络建设格局。

（三）工作流程

1. 健康教育　瓯海区医疗卫生机构首诊医生或社区卫生服务中心医务人员对全区初次产前保健确诊的艾滋病、梅毒感染孕产妇提供一对一健康宣教。宣教内容针对预防母婴传播服务知识和心理健康知识。

2. 心理筛查　感染孕产妇通过手机移动端或电脑端登录心理测评网站，填写"心理健康量表和SCL90自评量表"（国际医疗机构和国内三甲医院当前使用最为广泛的精神障碍和心理疾病门诊检查量表）。测评结果通过网络实时传输至瓯海区妇幼保健中心。瓯海区妇幼保健中心组织专家对测评结果进行专业分析。通过打电话和发微信反馈至孕产妇。

3．心理干预　对心理测评结果异常的孕产妇及时安排专业的心理咨询师进行面对面心理辅导。必要时由医务人员提供上门心理咨询指导。

4．心理异常的转介　对心理辅导治疗效果不佳的感染孕产妇，由瓯海区妇幼保健中心牵头，联系心理卫生专科提供心理干预指导。

四、成效

（一）建立了长效的感染孕产妇心理保健服务模式

瓯海区初步形成以卫生行政主导，妇幼保健机构牵头，医疗机构参与的感染孕产妇"心理筛查－预警－干预－康复"全程心理卫生服务模式。建立健全了覆盖社区卫生服务中心、各级医疗卫生机构感染孕产妇心理筛查、干预服务网络。

（二）促进了感染孕产妇心理健康

2018—2020 年，对全区 112 例艾滋病和梅毒感染孕产妇进行了心理健康量表线上心理评估。结果发现，存在不同程度心理异常的感染孕产妇 22 例，占 19.6%。经过心理治疗师专业的心理疏导，孕期结束再次评估，达到正常健康心理水平 17 例，治愈率达 77.3%。项目实施期间，无感染孕产妇自残、自杀等事件报告。期间，为 4 例孕妇提供转介，心理干预后，感染孕产妇对待生活不再消极，会跟咨询者们敞开心扉，主动寻求外界帮助。

（三）提高了预防母婴传播服务利用

通过心理干预，间接提高了感染孕产妇孕产期保健水平和预防母婴传播服务利用率。感染孕产妇孕早期接受检测比例增长，由 2018 年的 52.1% 上升到 2020 年的 84.3%。项目实施期间，无因心理顾虑导致 HIV 感染孕产妇未接受预防母婴传播服务者；梅毒感染孕产妇治疗率从 91.7% 提升到 100%。

五、成功因素和经验教训

成功的重要因素：①政府部门、各级医疗保健机构树立心理支持在提高感染孕产妇身心健康，促进预防母婴传播服务重要性的认识；②政策支持和经费保障。

本次实践活动是由瓯海区政府筹资，免费为感染孕产妇提供心理筛查与干预指导；③多部门密切合作的工作机制。该项工作从孕产妇确诊、孕产期保健、心理筛查、干预指导和必要时转介各环节，由妇幼保健机构牵头，得到了各级医疗卫生机构、心理团队、志愿者团队的支持和合作；④专业的心理咨询师和治疗师团队，认真负责的工作态度及对感染孕产妇充满友爱、耐心、贴心的服务。

事实证明，在守护感染孕产妇的身心健康方面，心理支持有着重要的意义，既可以促进心理健康又可以提高预防母婴传播服务利用率，值得在更大范围内进行推广。

六、推广建议

要进一步推广本实践，要做到以下几点：

1. 政策保障，经费支持　当地政府要对这个项目给予足够的重视，并给予一定资金以及政策上的支持，倡导医疗卫生机构将感染孕产妇心理卫生服务纳入常规工作。

2. 机构合作，职责明确　建立由明确的责任主体机构牵头实施，确定服务网络中各部门、机构的职责与分工的长效工作机制。

3. 专业团队，专人管理　心理咨询与干预指导需要有专业的心理咨询师、治疗师团队以确保服务的规范性。牵头的实施机构需要落实专人管理，协助从筛查、干预到必要时转介的全程服务。

4. 以患者需求为导向的工作模式　对每一个测评结果异常的孕产妇进行一对一心理辅导工作。需要充分考虑服务对象的需求和便利，必要时提供主动服务和上门服务。

（温州市瓯海区妇幼保健中心　李美珍　林金燕）

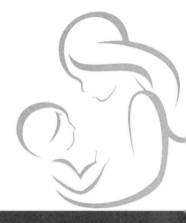

附　　录

附录 A　专业术语

1. 消除艾滋病、梅毒和乙肝母婴传播：WHO 倡导各国给予解决艾滋病、梅毒和乙肝母婴传播阻断的公共卫生问题优先权。实现 WHO 定义的消除艾滋病、梅毒和乙肝母婴传播包含过程指标和结局指标。

2. 梅毒充分治疗：对血清反应阳性的妇女，为预防梅毒传染给婴儿，至少在产前 30 天肌内注射一剂或以上苄星青霉素 G（BPG）进行治疗。理想情况下，母亲的梅毒治疗应在孕期的前 3 个月进行，孕期确诊者，则应尽早进行治疗。

3. 婴儿早期诊断：对 HIV 暴露的婴儿在 2 月龄之前进行检测，以及时诊断和开始 HIV 治疗。

4. 消除公共卫生问题：将疾病的发病率、患病率或死亡率努力降低至其造成的公共卫生负担被认为可忽略不计的水平以下。某一特定疾病的目标水平通常由 WHO 在全球范围内确定。在达到该目标之后仍需继续采取措施以维持较低的水平。艾滋病、性传播疾病和病毒性肝炎的全球卫生部门战略（2016—2021 年）中使用的"消除公共卫生威胁"一词被认为等同于"消除公共卫生问题"。

5. 暴露婴儿：本书指艾滋病、梅毒或乙肝感染的母亲所生婴儿。

6. 外部质量保证（EQA）：以实验室之间的比较来确定检测服务是否能提供正确的检测结果和诊断。样品板通常由外部参考实验室提供。

7. 乙型肝炎 e 抗原（HBeAg）：是一种在 HBV 活跃复制期发现的病毒蛋白，通常是病毒高水平复制的标志。

8. 乙型肝炎表面抗原（HBsAg）：HBV 的表面抗原，在急性和慢性 HBV 感染时可在血液中检测到。

9. HIV 检测服务（HTS）：这个术语不仅包括 HIV 检测本身，还包括应与 HIV 检测一起提供的全部服务，包括咨询（检测前的简要信息和检测后的咨询），与 HIV 预防、护理、治疗服务以及其他临床和支持性服务挂钩，并与实验室服务协调以保证服务质量。

10. HIV 状态：是对疾病状态的最终解释，是基于一个或多个检测项目产生的检测结果的集合。HIV 状态可以报告为 HIV 阳性、HIV 阴性或 HIV 不确定。

11. 婴儿诊断：对婴幼儿进行 HIV 检测，以确定其在母亲孕期、分娩过程和产后可能接触到 HIV 后的 HIV 状况。婴儿诊断应在 18 月龄以内时使用分子（核酸）技术进行，18 月龄以上的儿童可使用血清学检测。

12. 知情同意：接受检测服务的人必须对接受检测和咨询表示知情同意。他们应被告知检测和咨询的过程以及他们拒绝检测的权利。

13. 综合服务的提供：保健服务应确保根据人们在不同生命阶段的需要，在不同级别和地点的卫生系统均能获得连续的健康促进、感染预防、诊断、治疗、疾病管理、康复和姑息治疗服务。

14. 整合：指不同卫生服务领域的服务和资源的协同和共享。这包括在提供艾滋病、梅毒和乙肝检测、预防、治疗和护理服务的同时提供其他卫生服务，比如普通医疗服务以及侧重于结核病（TB）、性传播感染（STI）或乙肝 / 丙肝的服务、产前保健（ANC）、疫苗接种、避孕和其他计划生育服务，以及包括非传染性疾病在内的其他疾病的筛查和护理。

15. 重点人群：指在所有流行环境中 HIV 感染风险高及负担过重的群体。他们常面临法律和社会方面的挑战，使其更容易感染 HIV，包括在获得 HIV 预防、诊断、治疗和其他健康和社会服务方面的种种阻碍。重点人群包括男男性行为者、注射毒品者、监狱和其他封闭环境中的人、性工作者和变性人。

16. 验证维护：确认一个国家通过持续满足所有验证标准，坚持长期预防新的儿童感染系统应对措施，以及维持母亲的健康。

17. HIV 感染女性的有意义参与：基于艾滋病感染者的更多参与（GIPA）原则和艾滋病感染者的有意义参与（MIPA）原则，促进人们参与影响其生活的决策过程。指出："作为卫生系统的积极参与者，女性群体的观点对如何提供服务和干预措施以响应她们的优先事项、关切和权利具有重要影响。"各国政府在 1994 年首次承诺遵守这一原则，又在随后的联合国关于艾滋病毒 / 艾滋病的政治宣言中承诺。

18. 非梅毒螺旋体试验：是测定宿主对感染免疫反应的间接标记物的一类梅毒血清学检测，包括快速血浆反应素试验（RPR）、性病研究实验室试验（VDRL）和甲苯胺红不加热血清试验（TRUST）。这些测试在大多数情况下能够检测出当前的梅毒感染状态，但由于它们并非 100% 敏感或 100% 特异，因此，应在诊断性测试策略的背景下使用。非梅毒螺旋体试验也可用于监测疗效。

19．核酸检测（NAT）：一种分子技术，例如聚合酶链式反应（PCR）或基于核酸序列的扩增（NASBA），可以定性或定量地检测极少量的病毒核酸（DNA 或RNA）。

20．消除路径（PTE）：一套用于确认高负担国家在阻断艾滋病、梅毒和乙肝母婴传播方面取得实质性进展的标准。

21．政策：用于指导一个机构或部门在特定领域行动的制度性声明。

22．质量保证：是质量管理的一部分，致力于提供质量要求会得到满足的信任。

23．质量控制：即验证产品是否符合质量要求。它是一种识别产品缺陷和正式拒绝有缺陷产品的机制。

24．质量管理系统：在质量方面对组织进行指导和控制的系统。系统化和过程中的努力对于实现质量目标至关重要。

25．快速诊断试验（RDT）：检测抗体或抗原的免疫测定法，可在 30 分钟内得到检测结果。大多数 RDT 可以通过指尖取样采集毛细血管全血来进行，有些则通过口腔液体取样。

26．测试算法：即将特定的产品填充到一个测试策略中。一个特定的产品由产品名称、产品代码、生产地点和监管版本来定义。测试算法可能会根据验证哪些特定产品一起使用和采购而发生变化。

27．检测策略：为实现特定的目标而对检测方法进行的一系列测试，如筛查感染或诊断感染。

28．梅毒螺旋体试验：用于测定感染抗体的梅毒血清学试验，包括梅毒螺旋体血凝试验（TPHA）、梅毒螺旋体颗粒凝集试验（TPPA）和荧光螺旋体抗体吸收（FTA-ABS）。螺旋体试验可以识别任何终生感染，但不能区分目前正在被感染还是已经被治愈。

29．验证：对消除公共卫生问题 / 威胁的独立确认，证明并记录一个国家已成功达到消除艾滋病、梅毒和乙肝母婴传播的标准。

30．性传播疾病（sexually transmitted diseases，STD）：通过性接触而传播的一组传染性疾病，主要病变发生在生殖器部位。

31．母婴传播（moter to child transmission，MTCT）：指感染孕产妇在妊娠、分娩和产后哺乳等过程中将母体感染的疾病传染给胎儿或婴儿，导致胎儿或婴儿感染母体疾病。

32. 人类免疫缺陷病毒（human Immunodeficiency Virus，HIV）：又称艾滋病病毒，是造成人类免疫系统缺陷的一种逆转录病毒，分为 HIV-1 和 HIV-2。

33. 获得性免疫缺陷综合征（acquired Immune Deficiency Syndrome，AIDS）：又称艾滋病，是由人类免疫缺陷病毒（HIV）感染引发的全身性疾病。

34. 免疫缺陷（immunodeficiency）：是一种由于人体的免疫系统发育缺陷或免疫反应障碍致使人体抗感染能力低下的状态，临床表现为反复感染或严重感染性疾病。免疫缺陷分为原发性和继发性两类。前者主要见于婴儿和儿童。

35. 急性 HIV 感染综合征（acute HIV infection syndrome）：在初次感染 HIV 时可出现的发热、咽痛、皮疹、肌肉关节痛、淋巴结肿大、头痛、腹泻、恶心、呕吐等一组临床表现。

36. HIV 消耗综合征（HIV wasting syndrome）：HIV 感染在半年内出现体重减轻超过 10%，伴有持续发热超过 1 个月，或者持续腹泻超过 1 个月（一天最少两次），食欲差，体虚无力等症状和体征。

37. HIV 相关神经认知障碍（HIV-associated neurocognitive disorders，HAND）：是 HIV 感染中枢神经系统的直接表现，其特征是获得性认知功能缺损，记忆力、注意力、处理信息的速度、精细运动功能障碍。

38. 持续性全身性淋巴结病（persistent generalized lymphadenopthy，PGL）：HIV 感染者无其他原因的腹股沟以外两处或两处以上的淋巴结肿大，直径 > 1 cm，持续 3 个月以上。

39. 窗口期（window period）：从 HIV 感染人体到感染者血清中的 HIV 抗体、抗原或核酸等感染标志物能被检测出之前的时期。根据检测试剂类型和感染者个体差异，窗口期可以达 2 周至 3 个月。

40. HIV 病毒载量测定（HIV viral load assay）：使用反转录 PCR、核酸序列依赖性扩增（NASBA）技术和实时荧光定量 PCR 扩增技术（Real-time PCR）等方法定量检测血浆中病毒 RNA 的量。

41. HIV 抗体筛查试验（HIV antibody screening test）：一类初步了解机体血液或体液中有无 HIV 抗体的检测方法，也包括同时检测 HIV 抗体和抗原的方法。

42. HIV 补充试验（HIV supplementary test）：在获得筛查试验结果后，为了准确判断，继续检测机体血液或体液中有无 HIV 抗体或核酸的方法，包括抗体确证试验和核酸试验。

43．抗逆转录病毒治疗（anti-Retroviral Therapy，ART）：俗称"鸡尾酒疗法"，临床上联合使用几种（通常是三种或四种）抗逆转录病毒药物治疗逆转录病毒感染。

44．肺孢子菌肺炎（pulmonary coccidioidomycosis，PCP）：既往称卡氏肺孢子虫肺炎、卡氏肺囊虫肺炎，是由肺孢子菌引起的呼吸系统感染，是艾滋病患者最常见的机会性感染和最主要的死亡原因。

45．梅毒（syphilis）：由梅毒螺旋体（TP）引起的一种慢性传染病，主要通过性接触和血液传播。本病危害性极大，可侵犯全身各组织器官或通过胎盘传播引起流产、早产、死产和先天性梅毒。

46．妊娠梅毒（syphilis in pregnancy）：孕期发生或发现的梅毒称妊娠梅毒。

47．先天梅毒（congenital syphilis）：又称胎传梅毒，患有梅毒的孕妇妊娠期间梅毒螺旋体经胎盘传染胎儿，婴儿出生后逐渐出现皮肤黏膜及内脏损害。

48．潜伏梅毒（latent syphilis）：指存在梅毒螺旋体感染，血清学检验阳性但无任何临床表现，包括早期潜伏梅毒（感染2年内）和晚期潜伏梅毒（2年或更久的潜伏梅毒感染）。

49．一期梅毒（luse1 Primary syphilis）：梅毒螺旋体进入人体在2~4周潜伏期后，在梅毒螺旋体侵入部位发生皮肤损害，主要表现为硬下疳和硬化性淋巴结炎，一般无全身症状。

50．二期梅毒（mesosyphilis；secondary syphilis）：发生在硬下疳出现后6~12周，为病原体血行播散全身的症状，病损主要见于皮肤及黏膜，同时可侵犯骨骼、感觉器官及神经系统等，临床表现为全身皮疹。

51．早期梅毒（early syphilis）：获得性梅毒在感染2年内发生者，称为早期梅毒，包括一期梅毒（下疳）、二期梅毒、二期复发梅毒。

52．晚期梅毒（late syphilis）：由早期梅毒发展而成，包括三期梅毒和晚期潜伏梅毒，病程在两年以上。

53．吉－海反应（jarisch-Herxheimer reaction）：驱梅治疗后，梅毒螺旋体被杀死后释放出大量异种蛋白和内毒素，导致机体产生强烈变态反应。表现为发热、子宫收缩、胎动减少、胎心监护暂时性晚期胎心率减速等。

54．病毒性肝炎（viral heptitis）：由肝炎病毒引起的传染病，分为甲、乙、丙、丁、戊型肝炎。

55．乙型肝炎：又称乙肝，是由乙型肝炎病毒（hepatitis B virus，HBV）感染引起的病毒性肝炎。

56．丙型肝炎：又称丙肝，是由丙型肝炎病毒（hepatitis C virus，HCV）感染引起的病毒性肝炎。

57．乙型肝炎病毒（hepatitis B virus，HBV）：是引起乙型肝炎的病原体，属嗜肝 DNA 病毒科。

58．乙肝表面抗原携带者（hepatitis B virus carrier）：指乙肝表面抗原（HBsAg）阳性持续 6 个月以上，很少有肝病相关的症状与体征，肝功能基本正常的慢性乙肝病毒感染者。

59．HBV DNA 定量检测：检测乙肝病毒在血液中的含量，HBV DNA 定量检测结果主要是为抗病毒治疗提供检测和疗效参考。

60．标准预防（standard precautions）：认定所有血液、体液、分泌物、排泄物（不含汗水）、破损的皮肤和黏膜都可能带有可被传播的感染源，需进行隔离，接触上述物质者必须采取防护措施。

61．早期诊断（early diagnosis）：在疾病早期未出现症状或临床表现不明显时所作出的诊断。

62．产前诊断（prenatal diagnose）：又称宫内诊断或出生前诊断，指结合遗传学检测和影像学检查结果，对出生前的胎儿是否患有某些遗传病或先天畸形作出诊断，可分为有创性（侵入性）产前诊断和无创性产前诊断。

63．新生儿疾病筛查（neonatal screening）：指在新生儿期对某些危害严重的先天性疾病、遗传性疾病进行群体普查，进行早期诊断、早期治疗，以免发生不可逆的体格和智能发育障碍。

64．围产期（perinatal period）：指怀孕 28 周到产后 7 天这一分娩前后的重要时期。

65．围产儿（perinatal infant）：指围产期中的胎儿和新生儿。

66．婚前保健（premarital health care）：指公民在民政部门进行婚姻登记前，依据相关规定，获得的有针对性的基本保健服务。婚前保健主要包括医学检查、健康咨询和健康指导三方面。

67．孕前保健（antepartum care）：准备怀孕的夫妇在怀孕前至少 6 个月提供教育、咨询、信息和技术服务，进行必要的检查、评估、治疗和干预，使妇女在最佳的生理、心理和环境状态下有计划、有准备地受孕。

68．儿童保健（child health）：研究小儿时期生长发育规律及其特殊影响因素采取有效措施，加强有利条件，防止不利因素，促进和保证小儿健康成长的综合性防治医学。

69．不良妊娠结局（adverse Pregnancy Outcome）：指除正常妊娠以外所有的病理妊娠及分娩期并发症，主要包括自然流产、医学流产/引产、早产、低出生体重、出生缺陷、死胎死产等。

70．出生缺陷（congenital malformation）：指出生时伴有的结构畸形或功能障碍，可以由遗传、环境、遗传与环境的交互作用引起，也有 50% 的出生缺陷不明原因。

71．唐氏综合征（down Syndrome）：21 三体综合征，又称先天愚型或 Down 综合征，是由染色体异常（多了一条 21 号染色体）而导致的疾病。60% 患儿在胎内早期即流产，存活者有明显的智能落后、特殊面容、生长发育障碍和多发畸形。

72．神经管缺陷（neural tube defects）：又称神经管畸形，指胎儿的中枢神经系统存在畸形。主要表现为无脑儿、脑膨出、脑脊髓膜膨出、脊柱裂/隐性脊柱裂、唇裂及腭裂等。

73．地中海贫血（thalassemia）：珠蛋白生成障碍性贫血，又称海洋性贫血，是由于遗传的基因缺陷致使血红蛋白中一种或一种以上珠蛋白链合成缺如或不足所导致的贫血或病理状态。本病广泛分布于世界许多地区，东南亚即为高发区之一。我国广东、广西、四川多见，长江以南各省区有散发病例，北方则少见。

74．18 三体综合征（18-trisomy syndrome，Edwards syndrome）：又称爱德华综合征。18 三体综合征的畸形主要包括中胚层及其衍化物的异常（如骨骼、泌尿生殖系统、心脏最明显）。此外，接近中胚层的外胚层（如皮肤皱褶、皮峭及毛发等）及内胚层（如梅克尔憩室、肺及肾）也异常。

75．一级预防（primary prevention）：也称初级预防，就是在问题尚没有发生前便采取措施，减少病因或致病因素，防止或减少心理障碍的发生。

76．二级预防（secondary prevention）：通过早期发现、早期诊断和早期治疗，以争取疾病缓解后有良好的预后并防止复发的预防环节。

77．三级预防（tertiary prevention）：也称临床预防，是对已知患某种疾病的患者，采取措施积极治疗，防止病情进一步发展和恶化。

78．血清学筛查（serological screening）：是利用抗原与抗体的特异性反应检测病毒及其抗体的血清学技术。包括中和试验、红细胞凝集试验、补体结合试验、蛋白检测以及发光物质和荧光素标记的酶联免疫吸附试验（ELISA）等方法。

79. 参与式健康教育（participatory health education，PHE）：是通过目标人群真正的参与，能找出他们真实存在的健康问题，让他们制定切实可行的传播策略和健康教育的督导与评估方案，达到提高目标人群健康知识知晓率和健康行为形成率的目的。

80. 健康教育（health education）：指有计划、有组织、有系统的社会教育活动，使人们自觉地采纳有益于健康的行为和生活方式，消除或减轻影响健康的危险因素，预防疾病，促进健康，提高生活质量，并对教育效果作出评价。其核心是教育人们树立健康意识、促使人们改变不健康的行为生活方式，养成良好的行为生活方式，以减少或消除影响健康的危险因素。

81. IgG 抗体（immunoglobulinG，IgG）：哺乳类动物抗体，是免疫球蛋白的种型之一。在免疫应答中起着激活补体，中和多种病原的作用。人 IgG 分为四个亚类，抵抗病原入侵的抗体相关免疫力，主要由该种型下的四种类型所提供，它是唯一一种可以穿过胎盘为胎儿提供被动免疫力的抗体。

82. SIgA（secretory immunoglobulin A）：是在肠道黏膜免疫当中起到关键作用的是分泌型免疫球蛋白 A。

83. 病毒载量（viral load，VL）：简单地说就是通过测量从而显示每毫升血液里病毒的数量。

84. 身体质量指数（body mass index，BMI）：简称体质指数，是国际最常用的衡量人体胖瘦程度以及是否健康的一个标准。计算公式为：$BMI = 体重 \div 身高^2$（体重单位：千克；身高单位：米）。

附录 B 信息管理制度

浙江省消除艾滋病、梅毒和乙肝母婴传播项目信息管理方案

为进一步规范消除艾滋病、梅毒和乙肝母婴传播项目信息管理,根据《预防艾滋病、梅毒和乙肝母婴传播工作实施方案(2015年版)》《全国消除艾滋病、梅毒和乙肝母婴传播实施指南(试行版)》《浙江省预防艾滋病、梅毒和乙肝母婴传播实施方案(2015年版)》和《浙江省消除艾滋病、梅毒和乙肝母婴传播实施方案(2018—2020年)》工作要求,制订本方案。

一、目的

规范消除艾滋病、梅毒和乙肝母婴传播项目信息管理,为卫生决策提供科学支持。

二、工作职责

在卫生健康行政部门的领导下,各级妇幼保健机构负责本行政辖区内消除艾滋病、梅毒和乙肝母婴传播项目信息管理,包括资料搜集整理、质量控制、审核分析、业务指导和督导培训。

三、工作要求

本方案基于常规工作基础上,进一步就信息安全、信息转介、质量控制、指标计算和台账管理做如下工作要求。

(一)重视信息安全

各级要高度重视信息安全,包括内容安全、设备安全、行为安全和数据安全。

妥善管理密钥和原始资料，做好数据备份，尊重隐私，不得透露感染者信息，依法提供统计咨询，数据使用与发布需征得卫生健康行政部门授权。

（二）完善信息转介

各级本着首诊报告、居住地管理、动态监测、全程互通的原则，做好信息转介。信息转介以邮件形式发送，必要时电话告知和反馈。

1. 跨省转介

转出：由转出地妇幼机构发送转介卡至省妇保负责信息交换；同时发至同级市级妇幼机构备份。

转入：由省妇保将转入信息发至市级妇幼机构，并由市级妇幼机构逐级落实。

2. 跨市转介

转出：由转出地妇幼机构填写转介卡发至转入地市级妇幼机构，同时发至辖区所在市级妇幼机构备份。转出地确认转入信息后，及时完成网络报告终审。

转入：由转入地市级妇幼机构收到转介卡 10 个工作日内，完成转入信息确认；转入地辖区妇幼机构填写反馈卡，发至转出地妇幼机构，并同时通知转入地市级妇幼机构。转介信息报告流程，见图 B-1。转介卡见附件 1。转入地辖区妇幼机构完成后续资料的网络报告。

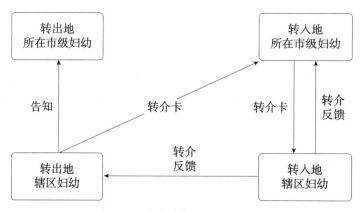

图 B-1　省内转介信息报告流程

3. 市内转介

参照辖区管理要求做好市内转介。

（三）严格质量控制

各级应规范信息报告，定期开展多源数据核对，确保数据的真实、准确和及时。质控形式可通过访谈，查阅报表、个案卡、孕产妇保健手册、病历、化验单等相关痕迹资料，做好资料填写、收集、统计、上报等各个环节质量控制。质量控制结果及时反馈受检机构和受检机构辖区妇幼机构。信息管理质量控制为项目质量控制的一部分，质量控制结果均以书面形式反馈。省级质量控制结果于全省工作会议反馈，对存在问题进行通报。

（四）规范指标计算

项目主要指标计算公式，见附件 2。

（五）加强台账管理

工作台账、个案登记卡、工作月报表的填写登记必须及时、真实、准确、完整，纸质登记要求字迹工整、清晰。工作台账、个案登记卡、工作月报表的保存和销毁应依照国家档案管理有关规定执行。

（六）倡导数据利用

做好数据分析利用，及时掌握辖区孕产妇及所生儿童艾滋病、梅毒和乙肝感染状况、影响因素及工作进展，揭示服务和管理过程中存在的问题，撰写分析报告，为决策制订提供科学依据。

附件1　转介卡模板

浙江省消除母婴传播项目个案转介卡（转出联）

_____妇幼保健机构：

现有我辖区服务对象拟至____省____市____区____街道____（具体地址）接受后续服务，请给予帮助。

姓名:_____个案编号:_____手机号码:_____

身份证号码:_____病种:____（1. 艾滋病；2. 梅毒；3. 乙肝）

转出时期:（1. 孕期，孕____周；2. 产后，婴儿____月；3. 其他_____）

目前治疗状态:（1. 治疗；2. 未规范治疗；3. 未治疗）

儿童诊断状态:（1. 确诊；2. 待排除；3. 其他_____）

具体情况说明:（注明转介理由，个案检测、用药情况等）

转出单位:_____　转出时间:_____年___月___日

经手人签名:_____　联系电话:_____

备注: 转出单位在确认个案转介后，请及时完成网络报告终审。

转介卡（回执联）

_____妇幼保健机构：

经核实，_____1. 未发现转入个案；

_____2. 转入对象姓名_____（个案编号:_____）已于

_____年___月___日到我辖区单位（机构名称）:

_____接受服务。

转入单位:_____　转入时间:_____年___月___日

经手人签名:_____　联系电话:_____

备注: 接收单位请在收到转介卡后10个工作日内，报送回执联给转出单位。

附件 2　主要指标计算公式

1. 效果指标

表 B-1　艾滋病母婴传播率

定　　义	HIV 暴露儿童中因母婴传播途径造成感染的人数所占的百分比
分　　子	某时期 HIV 感染孕产妇所生儿童中因母婴传播途径而感染艾滋病的儿童数
分　　母	同期 HIV 感染孕产妇所生活产数
评估目标	＜2%
数据来源	预防母婴传播系列个案登记表 3-3
计算方法	1. 死亡调整评估 （HIV 感染产妇所生已满 18 月龄且 18 月龄 HIV 检测结果为阳性的儿童数 + HIV 感染产妇所生已满 18 月龄且在 18 月龄内已死亡的儿童数 *0.37）/（HIV 感染产妇所生已满 18 月龄且在 18 月龄接受 HIV 检测的儿童数 + HIV 感染产妇所生已满 18 月龄且在 18 月龄内已死亡的儿童数） 2. 婴儿早期诊断结果评估（推荐） HIV 感染暴露儿童在 3 月龄内至少 1 次婴儿早期诊断结果阳性的人数 /HIV 感染暴露儿童 3 月龄内至少接受 1 次婴儿早期诊断的人数 3. 疫情估计软件 SPECTRUM 的估计值
评估频次	省、市、县每年一次
适　用　性	计算方法 1：省、市、县都可评估 计算方法 2：3 月龄内至少 1 次婴儿早期诊断比例在 90% 以上的地区可以评估 计算方法 3：项目省级进行评估
备　　注	多方印证：三种评估方法的结果可相互印证 其他：艾滋病疫情低发地区可 3 年评估 1 次，或每年报告因母婴传播造成感染的儿童数

表 B-2　先天梅毒报告发病率

定　　义	某地区活产儿中先天梅毒报告例数所占的比值
分　　子	某时期先天梅毒报告的例数
分　　母	同期活产数

续表

评估目标	≤50/10万活产
数据来源	传染病报告信息管理信息系统、妇幼年报
计算方法	某时期某地区通过国家传染病信息管理系统上报统计的先天梅毒病例数/同期某地区通过国家妇幼卫生信息年报上报统计的活产数
评估频次	省、市、县每年一次
适 用 性	省、市、县都可评估
备　　注	多方印证：与预防母婴传播管理信息系统，以及梅毒防治机构相关数据核对

表 B-3　乙肝母婴传播率

定　　义	乙肝暴露儿童中因母婴传播途径而造成感染人数所占的百分比
分　　子	某时期乙肝感染孕产妇所生儿童中因母婴传播途径而感染乙肝病毒的儿童数
分　　母	同期乙肝感染孕产妇所生活产数
评估目标	<2%
数据来源	乙肝感染孕产妇及所生儿童随访表、专题调查
计算方法	1. 干预随访调查（纵向研究） 某时期某地区"乙肝感染孕产妇及所生儿童随访表"中报告乙肝表面抗原阳性结果的儿童数/某时期某地区填报"乙肝感染孕产妇及所生儿童随访表"的儿童数 2. 人群流行病学调查（横向研究） 某时期某地区通过乙肝流行病学专题调查获得的乙肝感染孕产妇所生的乙肝感染儿童数/同期乙肝暴露儿童数
评估频次	省、市、县每年一次
适 用 性	省、市、县都可评估，有条件的地区鼓励开展乙肝母婴阻断效果评估。
备　　注	多方印证：与综合医疗机构、疾病预防控制机构、儿童保健机构、相关高校、科研单位或独立调查机构的相关数据进行比对

2. 过程指标

表 B-4　孕产妇产前检查率

定　　义	某地区某年中接受过至少1次产前检查的产妇人数与活产数之比
分　　子	某年某地区产前接受过至少1次产前检查的产妇人数

分　　母	同期活产数
评估目标	≥ 95%
数据来源	妇幼卫生年报
计算方法	某时期某地区在分娩前接受过至少 1 次产前检查服务的孕产妇人数 / 辖区同期活产数
评估频次	省、市、县每年一次
适 用 性	省、市、县都可评估
备　　注	多方印证：地区年报指标、各医疗机构原始登记统计结果

表 B-5　孕产妇艾滋病检测率

定　　义	产妇中在孕产期接受艾滋病检测的人数所占的百分比
分　　子	某时期分娩产妇中接受过艾滋病检测的人数
分　　母	同期产妇数
评估目标	≥ 95%
数据来源	预防母婴传播工作月报表 1
计算方法	孕期或仅产时接受过至少 1 次艾滋病检测的产妇数 /（住院分娩产妇数 + 非住院分娩产妇数）
评估频次	省每年一次，市每半年一次，县每季度一次
适 用 性	省、市、县都可评估
备　　注	多方印证：地区年报指标、各医疗机构原始登记统计结果

表 B-6　孕产妇梅毒检测率

定　　义	产妇中在孕产期接受梅毒检测的人数所占的百分比
分　　子	某时期分娩产妇中接受过梅毒检测的人数
分　　母	同期产妇数
评估目标	≥ 95%
数据来源	预防母婴传播工作月报表 1、2

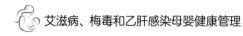

续表

计算方法	孕期或仅产时接受过至少 1 次梅毒检测的产妇数 /（住院分娩产妇数 + 非住院分娩产妇数）
评估频次	省每年一次，市每半年一次，县每季度一次
适 用 性	省、市、县都可评估
备 注	多方印证：地区年报指标、各医疗机构原始登记统计结果

表 B-7 孕产妇乙肝检测率

定 义	产妇中在孕产期接受乙肝检测的人数所占的百分比
分 子	某时期分娩产妇中接受过乙肝检测的人数
分 母	同期产妇数
评估目标	≥ 95%
数据来源	预防母婴传播工作月报表 1、2
计算方法	孕期或仅产时接受过至少 1 次乙肝检测的产妇数 /（住院分娩产妇数 + 非住院分娩产妇数）
评估频次	省每年一次，市每半年一次，县每季度一次
适 用 性	省、市、县都可评估
备 注	多方印证：地区年报指标、各医疗机构原始登记统计结果

表 B-8 孕产妇孕早期艾滋病检测率

定 义	产妇中在孕早期接受艾滋病检测的人数所占的百分比
分 子	某时期分娩产妇中在孕早期接受过艾滋病检测的人数
分 母	同期产妇数
评估目标	≥ 80%
数据来源	预防母婴传播工作月报表 1、医疗助产机构原始登记
计算方法	医疗助产机构原始登记（台账）中在孕 12^{+6} 周前接受过艾滋病检测的产妇数 /［同期助产机构原始登记（台账）中产妇数，或工作月报表 1 中住院分娩产妇数 + 非住院分娩产妇数］

续表

评估频次	省每年一次，市每半年一次，县每季度一次
适用性	省、市、县都可评估
备 注	多方印证：医疗机构 HIS 系统、孕产妇随访管理系统、各医疗机构原始登记、专题调查

表 B-9　孕产妇孕早期梅毒检测率

定 义	产妇中在孕早期接受梅毒检测的人数所占的百分比
分 子	某时期分娩产妇中在孕早期接受过梅毒检测的人数
分 母	同期产妇数
评估目标	≥ 80%
数据来源	预防母婴传播工作月报表 1、医疗助产机构原始登记
计算方法	医疗助产机构原始登记（台账）中在孕 12^{+6} 周前接受过梅毒检测的产妇数 /［同期助产机构原始登记（台账）中产妇数，或工作月报表 1 中住院分娩产妇数 + 非住院分娩产妇数］
评估频次	省每年一次，市每半年一次，县每季度一次
适用性	省、市、县都可评估
备 注	多方印证：医疗机构 HIS 系统、孕产妇随访管理系统、各医疗机构原始登记、专题调查

表 B-10　孕产妇孕早期乙肝检测率

定 义	产妇中在孕早期接受乙肝检测的人数所占的百分比
分 子	某时期分娩产妇中在孕早期接受过乙肝检测的人数
分 母	同期产妇数
评估目标	≥ 80%
数据来源	预防母婴传播工作月报表 1、医疗助产机构原始登记
计算方法	医疗助产机构原始登记（台账）中在孕 12^{+6} 周前接受过乙肝检测的产妇数 /［同期助产机构原始登记（台账）中产妇数，或工作月报表 1 中住院分娩产妇数 + 非住院分娩产妇数］
评估频次	省每年一次，市每半年一次，县每季度一次

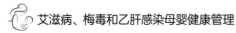

续表

适 用 性	省、市、县都可评估
备 注	多方印证：医疗机构 HIS 系统、孕产妇随访管理系统、各医疗机构原始登记、专题调查

表 B-11　艾滋病感染孕产妇抗病毒药物应用比例

定 义	艾滋病感染孕产妇中应用抗病毒药物的人数所占的百分比
分 子	某时期艾滋病感染产妇中应用抗病毒药物的人数
分 母	同期艾滋病感染产妇数
评估目标	≥ 95%
数据来源	预防母婴传播个案登记表 3-2
计算方法	某时期某地区预防母婴传播个案登记卡 3-2 中填报了"用药"的分娩产妇数 / 同期上报的个案登记卡 3-2 中分娩产妇总数
评估频次	省每年一次，市每半年一次，县每季度一次
适 用 性	省、市、县都可评估
备 注	多方印证：医疗机构 HIS 系统、抗病毒治疗机构、各医疗机构原始登记

表 B-12　艾滋病暴露儿童抗病毒药物应用比例

定 义	艾滋病暴露儿童中应用抗病毒药物的人数所占的百分比
分 子	某时期艾滋病暴露儿童中应用抗病毒药物的人数
分 母	同期 HIV 暴露儿童数
评估目标	≥ 95%
数据来源	预防母婴传播个案登记表 3-2
计算方法	某时期某地区预防母婴传播个案登记卡 3-2 中填报了新生儿"用药"的记录数 / 同期上报的个案登记卡 3-2 中新生儿总数
评估频次	省每年一次，市每半年一次，县每季度一次
适 用 性	省、市、县都可评估
备 注	多方印证：医疗机构 HIS 系统、抗病毒治疗机构、各医疗机构原始登记

表 B-13　梅毒感染孕产妇接受治疗比例

定　　义	梅毒感染孕产妇中接受梅毒治疗的人数所占的百分比
分　　子	某时期接受梅毒治疗的梅毒感染产妇人数
分　　母	同期梅毒感染产妇数
评估目标	≥ 95%
数据来源	预防母婴传播个案登记表 4-2
计算方法	某时期某地区在个案登记卡 4-2 中上报接受至少 1 次梅毒治疗的产妇数 / 同期上报的个案登记表 4-2 产妇总数
评估频次	省每年一次，市每半年一次，县每季度一次
适 用 性	省、市、县都可评估
备　　注	多方印证：医疗机构 HIS 系统、梅毒防治机构、各医疗机构原始登记

表 B-14　乙肝暴露儿童免疫球蛋白接种率

定　　义	乙肝暴露儿童中接受乙肝免疫球蛋白注射者的人数所占的百分比
分　　子	某时期乙肝感染孕产妇所生新生儿中，出生后 24 小时内接种乙肝免疫球蛋的人数
分　　母	同期乙肝感染孕产妇所生活产数
评估目标	≥ 95%
数据来源	预防母婴传播工作月报表 2
计算方法	乙肝暴露儿童中接受乙肝免疫球蛋白注射的人数 / 同期乙肝暴露儿童总数
评估频次	省每年一次，市每半年一次，县每季度一次
适 用 性	省、市、县都可评估
备　　注	多方印证：医疗机构 HIS 系统、疾病预防控制机构计免部门

表 B-15　艾滋病暴露儿童早期诊断检测率

定　　义	艾滋病暴露儿童中接受婴儿早期诊断检测服务的人数所占的百分比
分　　子	某时期艾滋病感染产妇所生已满 3 月龄的儿童中接受过 HIV 核酸检测的人数

续表

分　　母	同期艾滋病暴露儿童数
评估目标	≥ 90%
数据来源	预防母婴传播个案登记表 3-3
计算方法	HIV 暴露儿童中在 3 月龄内接受过至少 1 次早期诊断检测服务的人数 / 同期已满 3 个月的 HIV 暴露儿童数
评估频次	省每年一次，市、县每半年一次
适用性	省、市、县都可评估
备　　注	多方印证：区域实验室 LIS 系统、婴儿早期诊断数据采集系统

附录 C　项目督导方案

浙江省消除艾滋病、梅毒和乙肝母婴传播项目督导评估方案

一、目的

提升消除艾滋病、梅毒和乙肝母婴传播项目管理，促进干预措施落实，评估项目工作效果，为决策制定提供科学依据。

二、督导评估内容

督导评估内容围绕消除艾滋病、梅毒和乙肝母婴传播项目管理服务、数据质量、实验室检测和人权社区组织支持。

三、督导评估方法

督导评估通过座谈会、医务人员小组讨论、服务对象个人访谈、医疗保健服务机构内台账查阅及现场调研的形式，了解项目工作开展情况。

四、督导评估范围与频次

提供消除艾滋病、梅毒和乙肝母婴传播服务的医疗保健机构均应纳入督导评估，包括民营医疗机构、第三方检测机构、疾病预防控制中心、社区卫生服务中心、乡镇卫生院和村卫生室。原则上省级每年至少开展一次督导评估，市级每年至少开展两次督导评估，区县级至少每季度开展一次督导评估。

五、结果反馈

督导评估采用定性评价（表 C-1）和定量评价（表 C-2）。督导评估结果以现场反馈和书面报告反馈。被督导机构应根据反馈结果进行整改。辖区妇幼保健机构应对督导评估存在问题机构进行工作指导。

表 C-1　浙江省消除艾滋病、梅毒和乙肝母婴传播项目专家评估表

督导机构：	
督导领域：	□（1 项目服务　2 实验室　3 数据质量　4 社区支持）
优　　点：	
存在不足：	
建　　议：	
专家签名：	
督导时间：	

表 C-2　浙江省消除母婴传播工作督导评分表

督导年度（自然年）_____

接受督导机构_____

得分_____

督导项目	督导内容	分值	评分说明	得分	扣分理由
一、项目管理（15分）	实施方案、工作机制	4	有实施方案（2分），多部门合作机制（2分）		
	工作流程	4	院外转介流程（2分），院内协作流程（2分）		
	经费分配和使用记录	3	有经费到账记录，使用合账，合理合规，确保专款专用		
	机构内培训或参与相关培训记录	2	有参加培训（1分），有组织机构内培训（1分）		
	机构内母婴阻断药物、耗材管理记录	2	有入库记录（1分），出库记录（1分）		
二、健康教育（15分）	相关宣传（形式不限）	5	至少一种得1分（宣传册、媒体、孕妇学校、主题日活动、讲座、其他等），最高5分		
	有社区组织、志愿者参与	5	查看活动记录，至少一次活动得1分，最高5分		
	孕产妇母婴阻断知识政策知晓情况	5	机构内随机抽查5人，根据感染状态提问，每例孕产妇正确回答全部问题可得1分，共计5分　普通孕产妇：1是否孕期接受三病检测？2是否知晓三病传播危害？感染孕产妇：1是否接受三病检测？2是否接受三病治疗？3是否获得政策补助？		
三、服务利用（50分）	抽查孕产妇保健手册5本，查看三病检测记录（1分/本，共5分）	5	每名孕产妇孕早期检测（13周内）得1分		
	抽查感染者病例5本，查看治疗记录（1分/本，共5分）	5	HIV、梅毒或乙肝病例记录，规范准确，每本1分		
	孕产妇HIV、梅毒和乙肝产前检查率≥95%（每个率达标1分）	3	产妇数_____　HIV检测数_____　梅毒检测数_____　乙肝检测数_____		

续表

督导项目	督导内容	分值	评分说明	得分	扣分理由
三、服务利用（50分）	HIV产妇抗病毒治疗率≥95%（省内产妇3分，省外产妇2分）	5	HIV产妇数___ 治疗数___ 未治疗原因___ 其中本地户籍HIV产妇数___ 治疗数___ 省外户籍HIV产妇数___ 治疗数___		
	HIV产妇分娩婴儿抗病毒治疗率≥95%（省内婴儿3分，省外婴儿2分）	5	HIV产妇分娩婴儿数___ 治疗数___，未治原因___ 其中本地户籍数___ 治疗数___ 省外户籍数___ 治疗数___		
	HIV产妇分娩婴儿早期诊断率≥90%	5	分娩婴儿数___ 3月龄内早期诊断数___ 阳性数___		
	梅毒产妇治疗率≥95%（省内产妇3分，省外产妇2分，治疗1次即可）	5	梅毒产妇数___ 治疗数___ 未治疗原因___ 其中本地户籍梅毒产妇数___ 治疗数___ 省外户籍梅毒产妇数___ 治疗数___		
	先天梅毒治疗率≥95%（省内产妇分娩3分，省外产妇分娩2分）	5	梅毒产妇数___ 治疗数___ 未治疗原因___ 其中本地户籍分娩婴儿数___ 治疗数___ 省外户籍分娩婴儿数___ 治疗数___		
	梅毒产妇分娩婴儿预防性治疗率≥95%	5	应预防性治疗数___ 实际治疗数___ 未治疗原因___ 其中本地户籍应预防性治疗数___ 治疗数___ 省外户籍应预防性治疗数___ 治疗数___		
	隔离产房建设	5	规范___ 不规范（不规范酌情扣分）___		
	乙型肝炎表面抗原阳性产妇分娩儿童乙肝免疫球蛋白接种率≥95%	2	调查年度实际接种率___		

续表

督导项目		督导内容	分值	评分说明	得分	扣分理由
四、信息管理（10分）		信息安全（密码修改、钥匙资料存贮等）	2	凡是存在安全隐患，酌情扣分		
		个案、报表原始记录	2	有　无		
		开展多源数据核对，并有记录	2	有　无		
		随访率达到80%	2	HIV随访率（1分）____梅毒随访率（1分）____		
		资料归档	2	有　无		
五、实验室（10分）		标准化操作流程和记录	5	有规范的SOP流程（3分），有规范工作记录（2分）		
		实验室考评	2.5	年度实验室质评优秀（2.5分）		
		人员建设（相关培训、考核）	2.5	参加业务培训（2.5分）		
六、结果指标		感染儿童	按照实际	年度内确诊一例母婴传播扣5分		
总分			100			

督导时间：　　　　　　　　　　　督导小组成员：

259

附录 D 病例评审方案

艾滋病感染孕产妇所生儿童重点案例

——国卫妇幼便函 27 号，国家卫生健康委妇幼司关于印发《艾滋病感染孕产妇所生儿童重点案例评审方案》的通知

艾滋病感染孕产妇所生儿童（以下简称"暴露儿童"）重点案例评审是指对 2 岁以下暴露儿童中发生艾滋病感染或死亡的重点案例进行深入分析、发现问题并改进工作，是改进预防母婴传播工作、降低母婴传播率的有效措施。

一、评审目的

通过推断重点案例发生艾滋病感染或死亡的原因，并分析相关影响因素和预防艾滋病母婴传播过程中存在的问题，提出改进预防工作的建议，降低暴露儿童艾滋病感染和死亡风险，保护暴露儿童健康。

二、评审对象

本年度辖区内所有新发生或新报告艾滋病感染或死亡的 2 岁以下暴露儿童个案。包括以下两类：

（一）2 岁以下发生艾滋病感染的个案

符合下列情形之一的，应当认定为艾滋病感染重点案例：

1. 婴儿艾滋病感染早期诊断结果为阳性。

2. 18 月龄艾滋病抗体筛查与补充试验结果为阳性。

3. 其他途径发现并明确诊断为艾滋病感染。

（二）2 岁以下死亡的个案

2 岁以下死亡且死因可能与艾滋病母婴传播有关的暴露儿童。

三、评审组织形式

本省（区、市）卫生健康行政部门制定省级评审实施方案，明确评审组织形式。可根据地方实际情况采取下列形式之一。

（一）省级统一评审

省级卫生健康行政部门组织成立省级评审专家组，统一组织开展本省（区、市）所有暴露儿童重点案例评审工作。

（二）省市分级评审

由暴露儿童重点案例所在市（地、州）卫生健康行政部门成立市级评审专家组，组织开展本辖区暴露儿童重点案例评审工作；省级卫生健康行政部门组织成立省级评审专家组，根据需要对有代表性的案例开展专题评审，并对市级评审工作进行指导和质控。年度内评审工作可集中一次进行，也可根据工作需要分次进行。

四、评审内容

（一）预防艾滋病母婴传播服务提供与利用情况

1. 暴露儿童母亲　接受艾滋病检测与抗病毒治疗情况；接受孕产期保健、住院分娩服务情况等。

2. 暴露儿童　抗病毒用药情况；艾滋病检测（包括艾滋病早期诊断与抗体检测）与随访情况；接受儿童保健服务情况；儿童喂养和生长发育监测情况；疾病综合管理、诊疗与救治情况等。

（二）区域预防艾滋病母婴传播工作情况

所在区域预防艾滋病母婴传播服务网络建设、管理机制、工作要求落实、服务流程、服务能力、物资供应、信息管理等情况。

（三）照护人、家庭和社会环境因素

暴露儿童的母亲或其他照护人关于艾滋病防治、预防艾滋病母婴传播的知识水平和技能；所在家庭对暴露儿童的照护情况；社会支持情况等。

五、评审流程

（一）明确评审对象

通过预防艾滋病、梅毒和乙肝母婴传播管理信息系统和其他相关信息系统、暴露儿童随访管理等途径，及时发现暴露儿童感染或死亡信息，经核实后明确评审对象。

（二）收集评审资料

县级卫生健康行政部门在获得暴露儿童感染或死亡信息后 30 日内，完成评审资料的收集与整理（附件 1）。主要工作内容包括以下几方面。

1. 完善重点案例信息　复核并完善预防艾滋病、梅毒和乙肝母婴传播管理信息系统重点案例登记卡（《预防艾滋病、梅毒和乙肝母婴传播管理工作实施方案》相关信息。

2. 开展现场调研　核实暴露儿童母亲接受孕产期保健服务、抗病毒治疗的医疗机构和暴露儿童接受儿童保健、疾病救治的医疗机构。通过查阅相关医疗记录并访谈相关医护人员和儿童家属，根据不同情况，完成"艾滋病暴露儿童重点案例评审调查表"（附件 2）。

3. 复印、整理原始医疗记录、现场调研材料和其他补充材料　组织评审的卫生健康行政部门对县级卫生健康行政部门提交材料进行审核，并整理完成"艾滋病暴露儿童重点案例评审病历摘要"（附件 3）。

（三）确定评审专家和参会人员

评审专家组成员应涵盖妇女保健、儿童保健、妇产科、儿科、传染病科、疾病预防控制、卫生检验等领域，人数不少于 7 人。评审会参加人员还应当包括相

关卫生健康行政部门、妇幼保健机构、医疗机构有关人员。

（四）组织召开评审会

评审专家听取病例摘要，查阅评审资料，针对性提问并讨论。推断儿童感染或死亡原因，分析影响因素，针对预防母婴传播服务全过程和疾病诊疗过程中存在的问题提出改进意见，并完成"艾滋病暴露儿童重点案例评审意见表"（附件4）。

（五）评审意见应用

省/市级卫生健康行政部门应当及时向市/县级卫生健康行政部门反馈评审意见，并督促落实整改意见。对于发现的共性问题和薄弱环节，应完善工作机制，并列为督导评估重点；对于存在重大隐患的，应及时通报并进行专项整治。各省（区、市）卫生健康行政部门应于每年3月31日前向我司报送上一年度艾滋病暴露儿童重点案例评审工作总结报告。

六、其他事项

评审过程中应严格遵守保密制度，所有评审资料应隐去评审对象的个人和家庭识别信息，严格隐私保护。评审资料、评审经过与意见不得对外公开或发布。评审意见不作为医疗事故鉴定依据。

附件1　艾滋病暴露儿童重点案例评审资料清单

1. 预防艾滋病母婴传播登记卡　艾滋病病毒感染孕产妇／婚检妇女基本情况登记卡，艾滋病病毒感染孕产妇妊娠及所生婴儿登记卡，艾滋病病毒感染孕产妇妊娠及所生儿童随访登记卡。未在预防艾滋病、梅毒和乙肝母婴传播管理信息系统上报的重点案例应补充填写上述系列登记卡。

2. 评审调查表　艾滋病暴露儿童重点案例评审调查表（医疗机构），艾滋病暴露儿童重点案例评审调查表（儿童母亲或其他监护人），艾滋病暴露儿童死亡原因调查表（医疗机构内死亡），艾滋病暴露儿童死亡原因调查表（医疗机构外死亡）。

3. 其他补充资料

（1）传染病报告卡，来自传染病报告信息管理系统。

（2）儿童艾滋病抗病毒治疗病历记录，来源于艾滋病抗病毒治疗系统或艾滋病综合防治信息系统。

（3）死亡医学证明书、死亡报告卡和死亡评审记录，来源于全国疾病监测系统死因登记报告信息系统、中国妇幼卫生监测数据直报系统5岁以下儿童死亡监测系统、儿童死亡评审记录等。

（4）原始医疗记录，包括：孕产妇保健手册、儿童保健手册；孕产妇和儿童门诊记录和住院病历；孕产妇妊娠期抗病毒用药记录；儿童预防性抗病毒用药记录；孕产妇本次妊娠期间艾滋病检测（初筛、复检、补充试验）报告单；儿童艾滋病检测（婴儿早期诊断、抗体筛查试验、补充试验）报告单；儿童奶粉领用、免疫接种记录；儿童疾病救治、转介、死亡诊断记录等。

注：除上述清单所列资料外，如存在其他与评审内容相关的资料，也应一并收集。

附件 2　艾滋病暴露儿童重点案例评审调查表 –1
（医疗机构）

一、暴露儿童母亲预防艾滋病母婴传播相关信息

通过查阅暴露儿童母亲本次妊娠期间的保健手册、产前检查、抗病毒治疗、住院分娩等相关记录，询问为母亲提供预防艾滋病母婴传播服务的医务人员收集相关信息。

（一）母亲孕产期保健情况

1. 本次妊娠期间，母亲是否接受过产前保健服务？

①是，初次产前检查日期：_____ 年____ 月____ 日，机构名称：_____

②否（跳至 3 题）　　③不详（跳至 3 题）

2. 本次妊娠期间，母亲共接受过____ 次产前检查服务。

3. 母亲本次妊娠是否为住院分娩？

①是，助产机构名称：_____

②否，分娩地点：_____（跳至 7 题）

③不详（跳至 7 题）

4. 母亲在助产机构的待产地点为：

①隔离待产室　　②隔离待产床　　③普通待产室　　④其他，请注明：_____

5. 母亲在助产机构的分娩地点为：

①隔离产房　　　②隔离产床　　　③普通产房　　　④其他，请注明：_____

6. 母亲在助产机构分娩时，医务人员是否采取了特殊的防护措施？

①是，特殊防护措施具体描述：_____

②否，防护措施同一般孕产妇　　③不详

7. 本次妊娠期间，母亲是否因艾滋病感染而被转介至定点机构接受孕产期保健和助产服务？

①是，定点医疗机构名称：_____

②否　　　　　③其他，请注明：_____

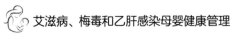
8. 本次妊娠期间，母亲是否因感染艾滋病而被纳入高危孕产妇管理？

①是，高危孕产妇管理机构名称：_____

②否　　　　③不详

9. 本次妊娠期间，是否有固定的预防艾滋病母婴传播医务人员负责母亲的孕产期保健管理？

①是，由_____机构_____科室的医务人员负责

②否　　　　③不详

（二）母亲艾滋病相关检测情况

10. 本次妊娠期间，母亲是否接受过艾滋病筛查检测？

①是（跳至 12 题）　　②否　　　　③不详（跳至 15 题）

11. 本次妊娠期间，母亲未接受艾滋病筛查的原因是什么？

①本次妊娠前已经确被认为艾滋病感染者

②母亲或家属拒绝检测

③产检机构/助产机构不具备艾滋病筛查能力

④其他，请注明：_____（跳至 15 题）

12. 本次妊娠期间，母亲艾滋病筛查检测相关信息：

筛查时期	次序	样本采集日期	检测机构	检测方法	检测结果	结果反馈日期
孕期	1	___年___月___日				___年___月___日
	2	___年___月___日				___年___月___日
	3	___年___月___日				___年___月___日
产时	—	___年___月___日				___年___月___日
产后	—	___年___月___日				___年___月___日

13. 母亲艾滋病初筛阳性后，是否接受过艾滋病复检和补充试验检测？

①是　　　　②否（跳至 15 题）　　　　③不详（跳至 15 题）

14. 母亲艾滋病复检和补充试验检测信息

检测项目	样本采集时间	样本采集机构	检测机构	检测方法	检测结果	结果报告日期
复检试验	___年___月___日					___年___月___日
	___年___月___日					___年___月___日
补充试验	___年___月___日					___年___月___日

15. 本次妊娠期间，首诊 / 专管医生获知母亲感染艾滋病的时间：_____年___月___日

所处时期：①___孕周　　②分娩前___小时　　③产后___天___小时

16. 请简要描述母亲从接受艾滋病初筛到确诊感染的过程（包括检测时点、流程、结果反馈和检测过程中的障碍等）

_____

_____

_____

17. 本次妊娠期间，母亲是否接受过病毒载量检测？

①是，检测时间：_____年___月___日，检测机构名称：_____
病毒载量计数：_____拷贝 /ml

②否（跳至 19 题）

18. 母亲本次分娩前，病毒载量检测结果是否已经反馈至产前检查 / 助产机构？

①是，病毒载量结果反馈日期：_____年___月___日

②否　　③其他，请注明：_____

（三）母亲艾滋病抗病毒治疗情况

19. 本次妊娠期间，母亲是否曾接受过抗病毒治疗？

①是（跳至 21 题）　　②否　　③不详（跳至 24 题）

20. 母亲未接受抗病毒治疗的原因是:（请逐项回答）

A. 母亲或家属拒绝治疗　　　　　　　　　　　①是　②否　③不详

B. 艾滋病补充试验结果未回　　　　　　　①是　②否　③不详

C. 医疗机构未配备抗病毒药物　　　　　　①是　②否　③不详

D. 医生认为不需治疗　　　　　　　　　　①是　②否　③不详

E. 其他，请注明：＿＿＿＿＿＿＿＿＿＿＿＿＿＿＿＿（跳至24题）

21. 母亲抗病毒治疗开始时间是：

①本次妊娠之前

②本次妊娠期间，开始治疗日期＿＿＿年＿＿月＿＿日，＿＿孕周

③本次分娩时，治疗日期＿＿＿年＿＿月＿＿日

④本次分娩后＿＿天，治疗日期＿＿＿年＿＿月＿＿日

⑤其他，请注明：＿＿＿＿＿＿＿＿＿＿＿＿＿＿＿＿＿＿＿＿

22. 本次妊娠期间，母亲接受抗病毒治疗的机构名称：＿＿＿＿＿＿＿＿＿＿＿

23. 本次妊娠期间，母亲抗病毒治疗情况

药物名称	开始日期	单次剂量	使用方法	停药日期	停药原因
AZT	＿＿年＿＿月＿＿日	＿＿mg/次	＿＿次/天	＿＿年＿＿月＿＿日	
3TC	＿＿年＿＿月＿＿日	＿＿mg/次	＿＿次/天	＿＿年＿＿月＿＿日	
LPV/r	＿＿年＿＿月＿＿日	＿＿mg/次	＿＿次/天	＿＿年＿＿月＿＿日	
TDF	＿＿年＿＿月＿＿日	＿＿mg/次	＿＿次/天	＿＿年＿＿月＿＿日	
EFV	＿＿年＿＿月＿＿日	＿＿mg/次	＿＿次/天	＿＿年＿＿月＿＿日	
NVP	＿＿年＿＿月＿＿日	＿＿mg/次	＿＿次/天	＿＿年＿＿月＿＿日	
其他＿＿＿	＿＿年＿＿月＿＿日	＿＿mg/次	＿＿次/天	＿＿年＿＿月＿＿日	
其他＿＿＿	＿＿年＿＿月＿＿日	＿＿mg/次	＿＿次/天	＿＿年＿＿月＿＿日	
其他＿＿＿	＿＿年＿＿月＿＿日	＿＿mg/次	＿＿次/天	＿＿年＿＿月＿＿日	

24. 本次分娩后，母亲是否被转介至抗病毒治疗机构继续接受治疗？

①是，抗病毒治疗机构名称：_____

②否，原因：_____

③不详

25. 请简要描述母亲接受抗病毒治疗的过程（包括开始时间、治疗机构、不良反应和治疗过程中的障碍等）

_____

_____

_____

二、艾滋病暴露儿童预防艾滋病母婴传播服务相关信息

查阅暴露儿童出生记录、儿保手册、儿保机构医疗记录、抗病毒治疗机构等医疗记录，询问预防母婴传播管理、产科、儿保、抗病毒治疗等相关人员。

（一）暴露儿童出生后保健随访管理情况

26. 新生儿娩出后，是否及时使用流动的温水进行冲洗？

①是　　②否　　③不详

27. 是否为暴露儿童母亲 / 儿童照护者提供过喂养咨询服务？

①是　　②否　　③不详

28. 暴露儿童的喂养方式为：

①母乳喂养　　②人工喂养　　③混合喂养

④其他，请注明：_____　⑤不详

29. 是否为儿童提供过免费奶粉或奶粉补助？

①是　　②否（跳至 32 题）　　③不详

30. 免费奶粉或者奶粉补助领取机构名称：_____

31. 儿童出生后，共发放免费奶粉_____罐，奶粉补助_____元。

32. 是否将暴露儿童纳入了高危儿童管理系统？

①是，管理机构名称：_____

②否　　③不详

33. 是否为暴露儿童提供保健随访服务？

①是，共随访_____次　　②否（跳至35题）　　③不详（跳至35题）

34. 暴露儿童保健随访机构名称：_____机构_____科室

35. 在随访管理过程中是否发现暴露儿童出现过下列症状：（请逐项回答）

A. 半年内体重下降 10% 以上

　　①是　②否　③不详

B. 反复低烧、夜间盗汗

　　①是　②否　③不详

C. 口腔内有白斑 / 白膜

　　①是　②否　③不详

D. 原因不明腹泻持续 1 个月及以上

　　①是　②否　③不详

E. 原因不明发热持续 1 个月及以上

　　①是　②否　③不详

F. 原因不明的持续全身淋巴结肿大多于 1 个月

　　①是　②否　③不详

G. 原因不明的乏力、食欲减退（吞咽困难、吞咽疼痛）

　　①是　②否　③不详

H. 原因不明的精神悒郁、表情淡漠呈慢性病容、痴呆

　　①是　②否　③不详

I. 反复发作的疱疹病毒感染（如皮肤、口腔、生殖器官等）

　　①是　②否　③不详

J. 反复发生的细菌性肺炎或者长时间不明原因咳嗽

　　①是　②否　③不详

K. 中枢神经系统症状（头痛、昏迷、喷射性呕吐、抽搐）

　　①是　②否　③不详

L. 其他，请描述：_____

（二）暴露儿童预防性抗病毒用药情况

36. 暴露儿童出生后是否曾接受过预防性抗病毒用药？

①是（跳至 38 题）　　②否　　③不详（跳至 40 题）

37．暴露儿童出生后未接受预防性抗病毒用药的原因是什么？

①助产机构未配备婴儿抗病毒药物

②母亲或家人拒绝

③其他，请注明：＿＿＿＿＿＿＿＿＿＿＿＿＿＿＿＿＿＿＿＿＿

④不详（跳至 40 题）

38．暴露儿童出生后预防性抗病毒用药的给药机构：＿＿＿＿机构＿＿＿＿科室

39．暴露儿童出生后预防性应用抗病毒药物情况：

药物名称	药物剂型 *	剂量	使用方法	开始日期	停药日期
AZT	□混悬液 □片剂	＿＿mg/ 次	＿＿次 / 天	＿＿年＿＿月 ＿＿日	＿＿年＿＿月 ＿＿日
NVP	□混悬液 □片剂	＿＿mg/ 次	＿＿次 / 天	＿＿年＿＿月 ＿＿日	＿＿年＿＿月 ＿＿日
3TC	□混悬液 □片剂	＿＿mg/ 次	＿＿次 / 天	＿＿年＿＿月 ＿＿日	＿＿年＿＿月 ＿＿日
LPV/r	□混悬液 □片剂	＿＿mg/ 次	＿＿次 / 天	＿＿年＿＿月 ＿＿日	＿＿年＿＿月 ＿＿日
其他＿＿＿＿	□混悬液 □片剂	＿＿mg/ 次	＿＿次 / 天	＿＿年＿＿月 ＿＿日	＿＿年＿＿月 ＿＿日
其他＿＿＿＿	□混悬液 □片剂	＿＿mg/ 次	＿＿次 / 天	＿＿年＿＿月 ＿＿日	＿＿年＿＿月 ＿＿日

备注：* 请在相应的选项前画“√”。

40．请简要描述暴露儿童预防性抗病毒用药情况（包括开始时间、治疗机构、用药方案、不良反应和治疗过程中的障碍等）

＿＿＿＿＿＿＿＿＿＿＿＿＿＿＿＿＿＿＿＿＿＿＿＿＿＿＿＿＿＿＿＿＿＿

＿＿＿＿＿＿＿＿＿＿＿＿＿＿＿＿＿＿＿＿＿＿＿＿＿＿＿＿＿＿＿＿＿＿

＿＿＿＿＿＿＿＿＿＿＿＿＿＿＿＿＿＿＿＿＿＿＿＿＿＿＿＿＿＿＿＿＿＿

（三）暴露儿童艾滋病检测情况

41．暴露儿童是否接受过婴儿 HIV 感染早期诊断检测？

①是（跳至 43 题）　　②否　　③不详（跳至 44 题）

42. 暴露儿童未接受婴儿 HIV 感染早期诊断检测的原因是什么？（请逐项回答）

　　A. 儿童年龄未到早期诊断时间点，不需检测　　①是　②否　③不详

　　B. 随访机构不具备婴儿采血能力　　　　　　　①是　②否　③不详

　　C. 随访机构未配备滤纸片　　　　　　　　　　①是　②否　③不详

　　D. 儿童母亲 / 监护人拒绝　　　　　　　　　　①是　②否　③不详

　　E. 儿童失访，无法取得联系　　　　　　　　　①是　②否　③不详

　　F. 其他，请注明：＿＿＿＿＿＿＿＿＿＿＿＿＿＿＿＿（跳至 44 题）

43. 暴露儿童艾滋病感染早期诊断检测情况

检测项目	样本采集时间	样本采集机构	检测机构	检测方法	检测结果	结果反馈日期
早诊 1	＿＿年＿＿月＿＿日					＿＿年＿＿月＿＿日
早诊 2	＿＿年＿＿月＿＿日					＿＿年＿＿月＿＿日
早诊 3	＿＿年＿＿月＿＿日					＿＿年＿＿月＿＿日
早诊 4	＿＿年＿＿月＿＿日					＿＿年＿＿月＿＿日
早诊 5	＿＿年＿＿月＿＿日					＿＿年＿＿月＿＿日

44. 暴露儿童是否接受过艾滋病抗体检测？

①是（跳至 46 题）　　②否　　③不详（跳至 47 题）

45. 暴露儿童未接受艾滋病抗体检测的原因是什么？（请逐项回答）

　　A. 儿童年龄未满 18 个月，不需检测　　　　①是　②否　③不详

　　B. 随访机构不具备抗体检测能力　　　　　　①是　②否　③不详

　　C. 儿童母亲 / 监护人拒绝　　　　　　　　　①是　②否　③不详

　　D. 儿童失访，无法取得联系　　　　　　　　①是　②否　③不详

　　E. 其他，请注明：＿＿＿＿＿＿＿＿＿＿＿＿＿＿＿＿（跳至 47 题）

46. 暴露儿童艾滋病抗体检测情况

检测项目	样本采集时间	样本采集机构	检测机构	检测方法	检测结果	结果反馈日期
检测 1	＿＿年＿＿月＿＿日					＿＿年＿＿月＿＿日
检测 2	＿＿年＿＿月＿＿日					＿＿年＿＿月＿＿日
检测 3	＿＿年＿＿月＿＿日					＿＿年＿＿月＿＿日
检测 4	＿＿年＿＿月＿＿日					＿＿年＿＿月＿＿日
检测 5	＿＿年＿＿月＿＿日					＿＿年＿＿月＿＿日

三、预防艾滋病母婴传播信息填报情况

47. 母亲的艾滋病病毒感染孕产妇／婚检妇女基本情况登记卡（表 3-Ⅰ）：
由＿＿＿＿＿＿＿＿＿＿机构＿＿＿＿＿＿＿＿＿＿科室人员填写

48. 母亲和儿童的艾滋病病毒感染孕产妇妊娠及所生婴儿登记卡（表 3-Ⅱ）：
由＿＿＿＿＿＿＿＿＿＿机构＿＿＿＿＿＿＿＿＿＿科室人员填写

49. 母亲和儿童的艾滋病病毒感染产妇及所生儿童随访登记卡（表 3-Ⅲ）：
由＿＿＿＿＿＿＿＿＿＿机构＿＿＿＿＿＿＿＿＿＿科室人员填写

四、暴露儿童感染、存活情况

50. 儿童目前的艾滋病感染状态为：
①感染，诊断日期＿＿＿＿＿年＿＿月＿＿日，诊断依据：＿＿＿＿＿＿＿＿＿＿＿＿
②未感染，诊断日期＿＿＿＿＿年＿＿月＿＿日，诊断依据＿＿＿＿＿＿＿＿（跳至 53 题）
③感染状态不详（跳至 53 题）

51. 儿童确认感染艾滋病后，是否为儿童提供抗病毒治疗转介服务？
①是，抗病毒治疗机构名称：＿＿＿＿＿＿＿＿＿＿＿＿＿＿＿＿＿＿＿（跳至 53 题）

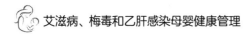

②否　　　　③不详（跳至 53 题）

52．儿童确认感染艾滋病后，未转介至抗病毒治疗机构接受抗病毒治疗的原因是？（请逐项回答）

A．当地抗病毒机构认为儿童感染状态未确诊，不接诊

①是　②否　③不详

B．当地抗病毒机构不具备儿童诊治能力，不接诊

①是　②否　③不详

C．儿童母亲 / 监护人拒绝治疗

①是　②否　③不详

D．其他，请注明：＿＿＿＿＿＿＿＿＿＿＿＿＿＿＿＿＿＿＿＿＿

53．暴露儿童是否发生死亡？

①是　②否（答题结束）　　③不详（答题结束）

54．暴露儿童死亡时间：＿＿＿＿年＿＿＿月＿＿＿日

医疗机构调查结束，谢谢配合！

附件 2　艾滋病暴露儿童重点案例评审调查表 –2
（儿童母亲或其他监护人）

核对母亲姓名、儿童姓名和出生日期信息。如无误，请继续开展以下调查。

第一部分：艾滋病暴露儿童母亲信息（仅儿童母亲填写）

（一）基本信息

55．您目前的婚姻状况：

①未婚　　②初婚　　③再婚　　④离婚　　⑤丧偶

56．您共生育子女＿＿＿个，目前存活＿＿＿个

57．您家共有＿＿＿人（指居住在一起的家庭成员数目）。

58．您家庭年收入：①＿＿＿元 / 年　　②拒绝回答　　③不详

59．您是否参加了下列医疗保险：（请逐项询问）

A．新型农村合作医疗　　　　　　　　　　①是　②否　③不详

B．城镇居民基本医疗保险　　　　　　　　①是　②否　③不详

C．城乡居民基本医疗保险　　　　　　　　①是　②否　③不详

D．城镇职工基本医疗保险　　　　　　　　①是　②否　③不详

E．公费医疗　　　　　　　　　　　　　　①是　②否　③不详

F．其他，请注明：＿＿＿＿＿＿＿＿＿＿＿＿＿＿＿＿＿＿＿＿

（二）孕产期保健情况

60．本次妊娠期间，您是否接受过产前检查服务？

①是（跳至 8 题）　　②否

61．本次妊娠期间您未接受产前检查服务的原因是什么？（请逐项回答）

A．不知道需要做产前检查　　　　　　　　①是　②否　③不详

B．不知道到哪里做产前检查　　　　　　　①是　②否　③不详

C．认为没必要做产前检查　　　　　　　　①是　②否　③不详

D. 孕前已知晓感染，害怕被歧视 　　　①是　②否　③不详

E. 经济困难 　　　　　　　　　　　①是　②否　③不详

F. 交通不便 　　　　　　　　　　　①是　②否　③不详

G. 计划外生育 　　　　　　　　　　①是　②否　③不详

H. 其他，请注明：_____（跳至12题）

62. 本次妊娠期间，您是在哪里接受了第一次产前检查服务？

①乡镇卫生院　　②县区级公立医疗机构

③地市级及以上医疗机构　　④私立机构　　⑤其他_____

63. 初次产前检查机构的名称：_____

64. 初次产前检查的日期：____年___月___日

65. 本次妊娠期间，您共接受过产前检查____次。

66. 本次妊娠，您是否为住院分娩？

①是　　②否（跳至14题）

67. 您分娩所在助产机构名称：_____（跳至15题）

68. 您未住院分娩的原因是：（请逐项回答）

A. 不知道需要住院分娩 　　　　　①是　②否　③不详

B. 认为没必要住院分娩 　　　　　①是　②否　③不详

C. 发生急产，未能及时前往医院 　①是　②否　③不详

D. 害怕暴露自己的感染状况 　　　①是　②否　③不详

E. 经济困难 　　　　　　　　　　①是　②否　③不详

F. 交通不便 　　　　　　　　　　①是　②否　③不详

G. 计划外生育 　　　　　　　　　①是　②否　③不详

H. 其他，请注明：_____

（三）母亲艾滋病检测和抗病毒治疗情况

69. 本次妊娠期间，您是否接受过艾滋病检测服务？

①是（跳至17题）　　　②否　　　③不详（跳至17题）

70. 本次妊娠期间，您未接受艾滋病检测服务的原因是？

①本次妊娠前已经诊断感染

②医生未告知要进行检测

③拒绝检测

④其他，请注明：_____

71．您首次检测日期：_____年____月____日，

检测机构：_____

72．是谁告知您已感染艾滋病的？

①本次妊娠前，由_____医疗机构的医生告知

②本次妊娠产前检查时，由_____医疗机构的医生告知

③本次妊娠分娩时，由_____医疗机构的医生告知

④本次妊娠分娩后____天，由_____医疗机构的医生告知

⑤其他，请注明：_____

73．您得知自己感染艾滋病的日期是：_____年____月____日

74．本次妊娠期间，医生是否为您提供过下列预防母婴传播咨询服务？（可提示，多选）

咨询内容	服务提供	咨询服务提供机构
艾滋病相关检测	□提供　□未提供	
抗病毒治疗	□提供　□未提供	
性伴检测	□提供　□未提供	
艾滋病母婴传播风险	□提供　□未提供	
预防母婴传播措施	□提供　□未提供	
安全助产	□提供　□未提供	
婴儿预防性抗病毒用药	□提供　□未提供	
婴儿艾滋病感染早期诊断	□提供　□未提供	
儿童艾滋病抗体检测	□提供　□未提供	
儿童喂养	□提供　□未提供	
感染儿童治疗	□提供　□未提供	
其他_____	□提供　□未提供	
其他_____	□提供　□未提供	

备注：* 请在相应的选项前画"√"。

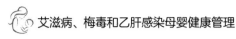

75. 本次妊娠期间，您是否接受过抗病毒治疗？

①是（跳至 23 题）　　②否　　③不详（跳至 25 题）

76. 您未接受抗病毒治疗的原因是：（请逐项回答）

A. 不知道需要治疗　　　　　　　　　　　　　　①是　②否　③不详

B. 不知道到哪治疗　　　　　　　　　　　　　　①是　②否　③不详

C. 担心对自己身体不利，不愿治疗　　　　　　①是　②否　③不详

D. 担心对孩子身体不利，不愿治疗　　　　　　①是　②否　③不详

E. 家人不同意治疗　　　　　　　　　　　　　　①是　②否　③不详

F. 医生未提供抗病毒治疗　　　　　　　　　　①是　②否　③不详

G. 其他，请注明：＿＿＿＿＿＿＿＿＿＿＿＿＿＿＿＿＿＿（跳至 25 题）

77. 您开始接受抗病毒治疗的时期和地点是：

①本次妊娠分娩前，抗病毒治疗机构名称：＿＿＿＿＿＿＿＿＿＿＿＿＿＿

②本次妊娠期间，给药机构名称：＿＿＿＿＿＿＿＿＿＿＿＿＿＿＿＿＿＿

③本次妊娠临产时，给药机构名称：＿＿＿＿＿＿＿＿＿＿＿＿＿＿＿＿＿

④本次妊娠分娩后，给药机构名称：＿＿＿＿＿＿＿＿＿＿＿＿＿＿＿＿＿

⑤其他，请注明：＿＿＿＿＿＿＿＿＿＿＿＿＿＿＿＿＿＿＿＿＿＿＿＿＿

78. 本次妊娠期间，您的抗病毒治疗用药情况：

药名	开始时间	停药时间	停药原因	漏服比例*	漏服原因
AZT	＿＿年＿＿月＿＿日	＿＿年＿＿月＿＿日		□ < 20% □ 20% ~ 50% □ > 50%	
3TC	＿＿年＿＿月＿＿日	＿＿年＿＿月＿＿日		□ < 20% □ 20% ~ 50% □ > 50%	
LPV/r	＿＿年＿＿月＿＿日	＿＿年＿＿月＿＿日		□ < 20% □ 20% ~ 50% □ > 50%	
EFV	＿＿年＿＿月＿＿日	＿＿年＿＿月＿＿日		□ < 20% □ 20% ~ 50% □ > 50%	
TDF	＿＿年＿＿月＿＿日	＿＿年＿＿月＿＿日		□ < 20% □ 20% ~ 50% □ > 50%	

药名	开始时间	停药时间	停药原因	漏服比例*	漏服原因
NVP	___年___月___日	___年___月___日		□ < 20% □ 20% ~ 50% □ > 50%	
其他___	___年___月___日	___年___月___日		□ < 20% □ 20% ~ 50% □ > 50%	
其他___	___年___月___日	___年___月___日		□ < 20% □ 20% ~ 50% □ > 50%	
其他___	___年___月___日	___年___月___日		□ < 20% □ 20% ~ 50% □ > 50%	

备注：* 请在相应的选项前画"√"。

79．请简要描述艾滋病检测和治疗过程（诊断过程，治疗开始时间、机构、不良反应等）

_____

_____

_____

_____

（四）社会和家庭环境

80．本次妊娠期间诊断艾滋病感染后，您是否定期接受预防母婴传播保健指导？

　①是，接受服务的医疗机构名称：_____

　②否　　③其他，请注明：_____

81．本次妊娠期间诊断艾滋病感染后，您在医疗机构就诊时医生是否对您或您的家人有歧视性行为？

　①有歧视，请描述：_____

　②无歧视　　③其他，请注明：_____

82. 您丈夫是否知道您感染了艾滋病？

①知道 　　　②不知道（跳至 30 题） 　　③不详（跳至 30 题）

83. 您丈夫得知您感染艾滋病后，对您的态度如何？

①关怀支持，鼓励治疗 　　　②无所谓

③排斥，变得疏远 　　　　　④其他_____

84. 您丈夫是否也感染了艾滋病？

①感染 　　　②未感染 　　　③不详

85. 除您丈夫外，还有无其他家人知道您感染了艾滋病？

①有，他们分别是_____

②无，其他家人都不知晓（跳至 33 题）

86. 除您丈夫外，其他家人得知您感染艾滋病后对您的态度是：

①关怀支持，鼓励治疗 　　　②无所谓

③排斥，变得疏远 　　　　　④其他_____

87. 除您和您丈夫之外，您家里其他人是否发生感染？

①是，发生艾滋病感染的家人有（请描述）_____

②否，其他家人均未感染

③不详

第二部分：艾滋病暴露儿童信息（儿童母亲或其他监护人填写）

88. 访谈对象与暴露儿童的关系是什么？

①母亲 　　　②父亲 　　　③其他，请注明：_____

89. 儿童的出生日期：_____年____月____日

（请与预防艾滋病母婴传播信息系统登记卡出生信息核对确认）

90. 您和孩子的诊疗费用是由什么来支付的？

A. 新型农村合作医疗	①是	②否	③不详
B. 城镇居民基本医疗保险	①是	②否	③不详
C. 城乡居民基本医疗保险	①是	②否	③不详
D. 城镇职工基本医疗保险	①是	②否	③不详
E. 公费医疗	①是	②否	③不详

F. 其他，请注明：_____

（一）预防性抗病毒治疗情况

91. 暴露儿童出生后，是否服用过抗病毒药物？
①是（跳至 39 题）　　②否　　③不详（跳至 43 题）

92. 暴露儿童出生后，未服用抗病毒药物的原因是什么？

A. 助产机构医生未告知孩子需要服药　　　　①是　②否　③不详

B. 助产机构未配置儿童抗病毒药物　　　　　①是　②否　③不详

C. 孩子出生后生病，不适宜抗病毒用药　　　①是　②否　③不详

D. 母亲／监护人担心药物对孩子的不良反应　①是　②否　③不详

E. 家中分娩，不知道孩子需要服药　　　　　①是　②否　③不详

F. 其他，请注明：_____

（跳至 43 题）

93. 暴露儿童出生后，第一次服药抗病毒药物的日期是：_____年____月____日

94. 暴露儿童出生后的抗病毒用药情况：

药名	开始时间	用药方法	给药机构	停药时间	停药原因
AZT	___年___月___日			___年___月___日	
3TC	___年___月___日			___年___月___日	
LPV/r	___年___月___日			___年___月___日	
NVP	___年___月___日			___年___月___日	
其他_____	___年___月___日			___年___月___日	
其他_____	___年___月___日			___年___月___日	

95. 暴露儿童出生后抗病毒治疗期间药物漏服情况：

药名	漏服比例*	漏服原因
AZT	□ < 20%　□ 20% ~ 50%　□ > 50%	
3TC	□ < 20%　□ 20% ~ 50%　□ > 50%	

续表

药名	漏服比例 *			漏服原因
LPV/r	□ < 20%	□ 20% ~ 50%	□ > 50%	
NVP	□ < 20%	□ 20% ~ 50%	□ > 50%	
其他_____	□ < 20%	□ 20% ~ 50%	□ > 50%	
其他_____	□ < 20%	□ 20% ~ 50%	□ > 50%	

备注：* 请在相应的选项前画 "√"。

96．暴露儿童出生后抗病毒治疗期间，主要由谁负责喂服药物？

①父亲　　②母亲　　③祖父母（外祖父母）　④其他，请注明：_____

97．暴露儿童出生后抗病毒用药过程中，是否定期接受用药指导服务？

①是，提供用药指导的医疗机构名称：_____

②否　　　③不详

（二）儿童喂养和随访情况

98．儿童出生后，医生是否为母亲 / 监护人提供过儿童喂养指导？

①是　　②否（跳至 46 题）　　③不详（跳至 46 题）

99．医生对儿童的喂养建议是什么？

①母乳喂养　　　　　　　　②人工喂养

③其他，请注明：_____　④不详

100．儿童出生后是否吃过母乳？

①是　　②否（跳至 49 题）　　③不详（跳至 49 题）

101．儿童母乳喂养的原因是什么？

A．母亲 / 监护人认为母乳营养好	①是　②否　③不详
B．医生建议母乳喂养	①是　②否　③不详
C．医生没告知孩子需要喂食奶粉	①是　②否　③不详
D．经济困难，无法负担购买奶粉费用	①是　②否　③不详
E．没有安全饮用水，不具备喂养奶粉的条件	①是　②否　③不详
F．儿童拒绝食用奶粉	①是　②否　③不详

G．母亲不知道要给孩子喂奶粉　　　　　　　　①是　②否　③不详

H．母亲担心别人知道自己感染不愿给孩子喂奶粉　①是　②否　③不详

I．其他，请注明：_____

102．母乳喂养期间，儿童是否曾吃过下列食品？

A．米糊、面条、面包、馒头等主食　　　　　　①是　②否　③不详

B．水、果汁等饮料　　　　　　　　　　　　　①是　②否　③不详

C．婴儿配方奶粉　　　　　　　　　　　　　　①是　②否　③不详

D．其他，请注明：_____

103．儿童出生后，您是否领取过免费奶粉或奶粉补助？

①是　　　　②否（跳至 53 题）　　　③不详（跳至 53 题）

104．免费奶粉或者奶粉补助领取机构名称：_____

105．儿童出生后，共领取免费奶粉_____罐，奶粉补助_____元。

106．领取的免费奶粉或者奶粉补助是否能够满足儿童喂养需要？

①是　　　　②否　　　　　　③不详

107．母亲 / 监护人是否曾为儿童自费购买过婴儿配方奶粉（除奶粉补贴之外的额外支出）？

①是　　　　②否（跳至 55 题）　　　③不详（跳至 55 题）

108．自费购买婴儿奶粉费支出是否对家庭生活产生了影响？

①是，为购买奶粉不得不减少其他家庭日常开支

②否，购买奶粉费用对家庭生活无明显影响

③其他，请注明：_____

④不详

109．儿童出生后，第一次添加辅食的时间为出生后____月____周____天，添加的辅食是_____。

110．您或者其他家人是否曾给孩子喂食过咀嚼后的食物？

①是　　　　②否（跳至 58 题）　　　③不详（跳至 58 题）

111．是谁给儿童咀嚼喂食的？

	是否咀嚼喂食儿童*	喂养人艾滋病感染状态
母亲	□是　□否　□不详	□感染　□未感染　□不详

续表

	是否咀嚼喂食儿童*	喂养人艾滋病感染状态
父亲	□是　□否　□不详	□感染　□未感染　□不详
祖父	□是　□否　□不详	□感染　□未感染　□不详
祖母	□是　□否　□不详	□感染　□未感染　□不详
其他＿＿＿	□是　□否　□不详	□感染　□未感染　□不详
其他＿＿＿	□是　□否　□不详	□感染　□未感染　□不详

备注：*请在相应的选项前画"√"。

112. 儿童是否接受过保健随访服务？

①是　　　②否（跳至60题）　　　③不详（跳至60题）

113. 儿童保健随访的机构名称是：＿＿＿＿＿＿＿＿＿＿＿＿＿＿＿＿＿

114. 您的孩子在接受相关医疗保健服务时，医生是否因为艾滋病感染而对您、您的孩子或其他家人有歧视行为？

①有歧视，请描述：＿＿＿＿＿＿＿＿＿＿＿＿＿＿＿＿＿＿＿＿＿＿

＿＿＿＿＿＿＿＿＿＿＿＿＿＿＿＿＿＿＿＿＿＿＿＿＿＿＿＿＿＿＿＿

②无歧视　③其他，请注明：＿＿＿＿＿＿＿＿＿＿＿＿＿＿＿＿＿＿

115. 儿童目前是否存活？

①是（跳至65题）　　②否　　③不详（跳至65题）

116. 儿童死亡的日期是：＿＿＿＿年＿＿月＿＿日

117. 儿童死亡的地点是：

①家中　　②医疗机构　　　③去医疗机构途中

④其他，请注明：＿＿＿＿＿＿　　⑤不详

118. 医务人员是否曾告诉您儿童死亡的原因？

①是，医务人员说死亡原因是：＿＿＿＿＿＿＿＿＿＿＿＿＿＿＿＿

②否　　　③不详

（三）儿童感染状态检测诊断情况

119. 儿童是否曾出现过下列症状：（请逐项回答）

A. 半年内体重下降10%以上

①是　②否　③不详

B. 反复低烧、夜间盗汗

①是　②否　③不详

C. 口腔内有白斑 / 白膜

①是　②否　③不详

D. 原因不明腹泻持续 1 个月及以上

①是　②否　③不详

E. 原因不明发热持续 1 个月及以上

①是　②否　③不详

F. 原因不明的持续全身淋巴结肿大多于 1 个月

①是　②否　③不详

G. 原因不明的乏力、食欲减退（吞咽困难、吞咽疼痛）

①是　②否　③不详

H. 原因不明的精神抑郁、表情淡漠呈慢性病容、痴呆

①是　②否　③不详

I. 反复发作的疱疹病毒感染（皮肤、口腔、生殖器官等）

①是　②否　③不详

J. 反复发生的细菌性肺炎或者长时间不明原因咳嗽

①是　②否　③不详

K. 中枢神经系统症状（头痛、昏迷、喷射性呕吐、抽搐）

①是　②否　③不详

L. 其他，请描述：_____

120. 儿童目前的艾滋病感染状态是什么？

①感染　　②未感染

③不详（跳至 73 题）　　　　④其他，请注明：_____

121. 是谁告诉您儿童的诊断结果的？

①妇幼保健机构医生　　　　②综合医院医生　　　③疾控机构医生

④其他，请注明：_____　⑤不详

122. 儿童诊断结果获知日期：_____年___月___日

（感染儿童继续填写第四部分，非感染儿童跳至第五部分 73 题）

（四）儿童确诊感染后，抗病毒治疗转介情况（仅艾滋病感染儿童填写）

123. 儿童确诊艾滋病感染后，是否转介至抗病毒治疗机构接受治疗？
①是　　　②否（跳至 71 题）　　③不详（跳至 72 题）

124. 儿童抗病毒治疗机构名称：＿＿＿＿＿＿＿＿＿＿＿＿＿（跳至 72 题）

125. 感染儿童未接受治疗的原因是：

A. 当地抗病毒治疗机构不提供感染儿童治疗服务　①是　②否　③不详

B. 抗病毒治疗机构太远，交通不方便　　　　　　①是　②否　③不详

C. 医生未提供转介服务，不知去哪里治疗　　　　①是　②否　③不详

D. 治疗费用太高，无法承担　　　　　　　　　　①是　②否　③不详

E. 孩子身体很好，不需要治疗　　　　　　　　　①是　②否　③不详

F. 孩子已经没救了，放弃治疗　　　　　　　　　①是　②否　③不详

G. 其他，请注明：＿＿＿＿＿＿＿　　　　　　　①是　②否　③不详

126. 得知孩子艾滋病感染后，家人对孩子的态度：
①关怀照顾　　②漠不关心　　③排斥疏远
④其他，请注明：＿＿＿＿＿＿＿＿＿＿＿＿＿＿＿＿＿＿

（五）其他

127. 请调查员描述调查过程中发现的其他需补充说明的内容：

＿＿＿＿＿＿＿＿＿＿＿＿＿＿＿＿＿＿＿＿＿＿＿＿＿＿＿＿＿＿＿＿＿

在医疗机构中发生的儿童死亡，请继续填写表；医疗机构之外发生的儿童死亡，请继续填写表 4。

此问卷调查结束，感谢配合！

附件 2　艾滋病暴露儿童重点案例评审调查表 −3
（医疗机构内死亡）

请查阅产科、儿科、转院病历摘要等相关记录填写本表，必要时通过询问死亡儿童家庭成员获得信息，并在相应选项编号上画"○"或在空格 / 横线上直接文字描述。

1.　基本情况		
1.1	_____省_____市（地）_____县（市、区）	
1.2	儿童出生日期	_____年___月___日
1.3	死亡发生医院	
	医院地址	
1.4	医院级别	①省级　　　　　　②市（地）级 ③县（市、区）级　④其他_____
1.5	病历号	
1.6	入院日期	_____年___月___日
1.7	死亡日期	_____年___月___日
1.8	死亡地点	①产科　②儿科 / 新生儿科　③感染科　④其他_____
2.　本次异常情况就诊经历（本次病程中所就诊医院及诊断，按就诊的时间顺序列出）		
就诊医院 1：_____，就诊方式为：①住院　②门诊； 如住院就诊，入院日期_____年___月___日，出院日期_____年___月___日，出院诊断__ _____		
就诊医院 2：_____，就诊方式为：①住院　②门诊； 如住院就诊，入院日期_____年___月___日，出院日期_____年___月___日，出院诊断__ _____		
就诊医院 3：_____，就诊方式为：①住院　②门诊； 如住院就诊，入院日期_____年___月___日，出院日期_____年___月___日，出院诊断__ _____		

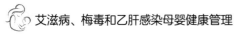

续表

3. 本次异常情况的治疗和抢救过程（包括暴露儿童本次异常情况治疗和抢救过程，若为死亡儿童为新生儿，请同时描述母亲孕产期保健、分娩情况等）
请描述主要治疗、疗效和抢救过程（应包括临床表现及发生时间，辅助检查，治疗措施，治疗反应等。采取的措施，如吸氧、辅助通气，所用药物名称、剂量、给药途径，喂养，保暖等；常见临床表现包括：发热、青紫、呼吸困难、拒乳、呕吐、腹泻、反应差、抽搐、脐带残端发红或流脓、皮疹、皮肤黄染等）。如果内容较多，请另加附页。

4. 死亡情况		
4.1	死亡时间	_____年____月____日____时____分
4.2	死亡诊断	
4.3	是否放弃治疗	①是，原因是（可多选，在选项前画"√"）： （　）病情危重　　　　（　）经济原因 （　）担心不良预后　　（　）其他_____ ②否
4.4	是否做尸体解剖检查	①是，报告结果_____ ②否
4.5	是否进行院内死亡病历讨论	①是　②否
4.6	死亡病例讨论结果	

此问卷结束，感谢配合！

附件 2 艾滋病暴露儿童重点案例评审调查表 –4
（医疗机构外死亡）

第一部分：儿童基本信息

1. 儿童出生日期_____年____月____日
2. 儿童死亡日期_____年____月____日
3. 儿童死亡地点：
①到医院或保健机构的途中　②离院返家途中
③家中　　　　　　　　　　④其他，请注明：_____
死亡地址（具体描述）：_____

第二部分：儿童病史

4. 儿童死亡前患病多长时间？ ____月____天
5. 儿童生病期间，在家庭之外寻求过治疗吗？　①有　②无　③不详
如有，在哪里或从谁那里得到治疗？（可多选）

巫医	①是	②否	③不详
村医或个体医生	①是	②否	③不详
乡镇卫生院或社区卫生服务中心	①是	②否	③不详
区县级医疗保健机构	①是	②否	③不详
地市级医疗保健机构	①是	②否	③不详
省级医疗保健机构	①是	②否	③不详
药店，售药人员、杂货店	①是	②否	③不详

其他，请描述：_____

第三部分：意外

6. 儿童是否死于外伤、意外、中毒、咬伤、烧伤或溺水？

①是　　②否　　③不详

如果是，请描述意外发生的过程：

_____

_____

_____

（出生后 28 天内发生死亡的暴露儿童请继续填写第四部分；出生后 28 天及以后发生死亡的儿童请跳至第五部分）

第四部分：新生儿死亡（仅 < 28 天死亡的暴露儿童填写）

7. 这个妊娠是单胎还是多胎？

①单胎　　　②多胎

8. 这次妊娠是早产、足月产或是过期产？

①早产　　　②足月产　　　③过期产　　　④不详

9. 母亲妊娠晚期、分娩期是否出现并发症？

①是　　　②否　　　③不详

10. 妊娠晚期、分娩期出现什么并发症？（可多选）

A. 母亲惊厥　　　　　　　　　①是　②否　③不详

B. 胎儿足先露　　　　　　　　①是　②否　③不详

C. 出血过多　　　　　　　　　①是　②否　③不详

D. 急诊剖宫产　　　　　　　　①是　②否　③不详

E. 多胎分娩　　　　　　　　　①是　②否　③不详

F. 其他，请注明：_____

（应答者回答完，提醒）：还有其他并发症吗？（不断提示，直到应答者回答再也没有为止）

11. 在分娩发动前，是否发生了羊膜破水？

①是　　　②否（跳至 12 题）　　　③不详（跳至 12 题）

12. 分娩发动前多长时间出现羊膜破水？

①＜24 小时　　②≥ 24 小时

13. 羊水是否呈黄色（胎粪污染）？

①是　　　　②否　　　　③不详

14. 分娩用了多长时间？（注意：当子宫收缩间隔时间小于 10 分钟，分娩开始）

①＜12 小时　②≥12 小时　③不详

15. 孩子出生时身上有无挫伤或其他外伤痕迹？

①有　　　　②无　　　　③不详

16. 孩子出生时有无畸形？

①有　　　　②无　　　　③不详

17. 出生时，畸形发生在什么部位？

①头部　　　②躯干　　　③上肢　　　④下肢

18. 孩子出生时：

①非常小　　　②比正常孩子小　　　③和正常孩子差不多大

④比正常孩子大　⑤其他，请注明：_____

19. 孩子出生后，能呼吸吗？（注意：不包括喘息或经短暂努力后的呼吸）

①能　　　　②不能　　　③不详

20. 孩子出生后，皮肤颜色为：

①青紫或苍白　②身体红，四肢青紫　　　③全身红　　　④不详

21. 孩子出生后，弹足底后的反应为：

①无反应　　②有些动作，如皱眉　　　③哭，喷嚏　　④不详

22. 孩子出生后，四肢的活动状态：

①松弛　　　②略屈曲　　　③四肢活动　　　④不详

23. 孩子出生后，能正常吮吸（或奶瓶喂养）吗？

①能　　　　②不能　　　③不详

24. 孩子死前还有正常吮吸吗？

①是　　　　②否（跳至 26 题）　　③不详（跳至 26 题）

25. 孩子死之前多久停止吮吸的？

①1 天之内　　②1～2 天　　③3～7 天

④8～14 天　　⑤15～30 天　　⑥不详

26. 孩子出生后，哭声正常吗？

①是　　　　　②否　　　　　③不详

27. 孩子死前还有哭叫吗？

①是　　　　　②否（跳至 29 题）　　　③不详（跳至 29 题）

28. 孩子死之前多久停止哭叫的？

① 1 天之内　　　② 1 天或更久

29. 在本次患病期间，孩子出现过抽搐或惊厥吗？

①是　　　　　②否　　　　　③不详

30. 在本次患病期间，孩子是否出现过无反应或嗜睡？

①是　　　　　②否　　　　　③不详

31. 在本次患病期间，孩子是否出现过囟门膨隆？

①是　　　　　②否　　　　　③不详

32. 在本次患病期间，孩子是否得过"破伤风"？注意使用当地语言解释破伤风。

①是　　　　　②否　　　　　③不详

33. 在本次患病期间，孩子眼睛是否发黄？

①是　　　　　②否　　　　　③不详

34. 在本次患病期间，孩子脐带残端是否发红或有分泌物？

①是　　　　　②否　　　　　③不详

35. 在本次患病期间，孩子皮肤是否有局部发红和发烫？

①是　　　　　②否　　　　　③不详

36. 在本次患病期间，孩子皮肤是否出现皮疹或化脓肿块？

①是　　　　　②否　　　　　③不详

37. 在本次患病期间，孩子是否发烧？

①是　　　　　②否（跳至 39 题）　　　③不详（跳至 39 题）

38. 孩子发烧持续了多少天？　_____天

39. 在本次患病期间，孩子大便是否有腹泻（稀大便或水样便）？

①是　　　　　②否（跳至 44 题）　　　③不详（跳至 44 题）

40. 孩子稀大便或水样便多少天？　_____天

41. 孩子的稀大便或是水样便中是否带血？

①是　　　　　②否　　　　　③不详

42. 在稀大便或是水样便期间，孩子是否喝水或口服补液？
①是　　　　　　　②否　　　　　　　③不详

43. 在本次患病期间，孩子是否咳嗽？
①是　　　　　　　②否（跳至 46 题）　　③不详（跳至 46 题）

44. 孩子咳嗽持续了多少天？_____天

45. 在本次患病期间，孩子是否有呼吸困难（可见呼吸费力）？
①是　　　　　　　②否（跳至 48 题）　　③不详（跳至 48 题）

46. 孩子呼吸困难持续了多少天？_____天

47. 在本次患病期间，孩子是否呼吸急促？（呼吸比正常孩子明显增快）
①是　　　　　　　②否（跳至 50 题）　　③不详（跳至 50 题）

48. 孩子呼吸急促持续了多少天？_____天

49. 在本次患病期间，孩子是否出现较长时间的呼吸暂停？
①是　　　　　　　②否　　　　　　　③不详

50. 在本次患病期间，孩子是否出现胸部凹陷？
①是　　　　　　　②否　　　　　　　③不详

51. 在本次患病期间，孩子有呼吸杂音吗？（演示每种杂音）
A. 喘鸣音　　　　　　　　　　　　　①有　②无　③不详
B. 痰鸣音　　　　　　　　　　　　　①有　②无　③不详
C. 哨鸣音　　　　　　　　　　　　　①有　②无　③不详
（跳至第六部分 101 题）

第五部分：婴幼儿死亡（仅 ≥ 28 天死亡的暴露儿童填写）

52. 在本次患病期间，孩子呼吸时有鼻翼扇动吗？
①是　　　　　　　②否　　　　　　　③不详

53. 在本次患病期间，孩子有肺炎吗？
①是　　　　　　　②否　　　　　　　③不详

54. 在本次患病期间，孩子是否发烧？
①是　　　　　　　②否（跳至 56 题）　　③不详（跳至 56 题）

55. 孩子发热持续了多少天？_____天

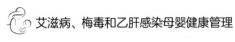

56. 在本次患病期间，孩子是否有腹泻（稀大便或水样便）？

①是　　　　　　②否（跳至60题）　　③不详（跳至60题）

57. 孩子稀大便或水样便多少天？_____天

58. 孩子的稀大便或是水样便中是否带血？

①是　　　　　　②否　　　　　　③不详

59. 在稀大便或是水样便期间，孩子是否喝水或口服补液？

①是　　　　　　②否　　　　　　③不详

60. 在本次患病期间，孩子是否咳嗽？

①是　　　　　　②否（跳至63题）　　③不详（跳至63题）

61. 孩子咳嗽持续了多少天？_____天

62. 孩子咳嗽非常严重吗？

①是　　　　　　②否　　　　　　③不详

63. 在本次患病期间，孩子是否有呼吸困难（呼吸费力）？

①是　　　　　　②否（跳至65题）　　③不详（跳至65题）

64. 孩子呼吸困难持续了多少天？_____天

65. 在本次患病期间，孩子是否呼吸急促？（呼吸比正常孩子明显增快）

①是　　　　　　②否（跳至67题）　　③不详（跳至67题）

66. 孩子呼吸急促持续了多少天？_____天

67. 在本次患病期间，孩子是否出现胸部凹陷？

①是　　　　　　②否　　　　　　③不详

68. 在本次患病期间，孩子有呼吸杂音吗？（演示每种杂音）

A. 喘鸣音　　　　　　　　　　　　①有　②无　③不详

B. 痰鸣音　　　　　　　　　　　　①有　②无　③不详

C. 哨鸣音　　　　　　　　　　　　①有　②无　③不详

69. 在本次患病期间，孩子在呼吸时有鼻翼扇动吗？

①是　　　　　　②否　　　　　　③不详

70. 在本次患病期间，孩子有肺炎吗？

①是　　　　　　②否　　　　　　③不详

71. 在本次患病期间，孩子是否出现了惊厥或痉挛吗？

①是　　　　　　②否　　　　　　③不详

72．在本次患病期间，孩子有意识障碍吗？

①是　　　　　　②否　　　　　　③不详

73．在本次患病期间，孩子是否不能抓握东西？

①是　　　　　　②否（跳至 75 题）　③不详（跳至 75 题）

74．在死亡前，孩子不能抓握东西有多长时间了？

①＜ 12 个小时　　②≥12 个小时，约为＿＿＿＿天　③不详

75．在本次患病期间，孩子是否丧失了对声音刺激的反应能力？

①是　　　　　　②否　　　　　　③不详

76．在死亡之前，孩子丧失对声音刺激的反应能力有多长时间了？

①＜ 12 个小时　　②≥12 个小时，约为＿＿＿＿天　③不详

77．在本次患病期间，孩子丧失了用眼追随动作的能力吗？

①是　　　　　　②否（跳至 79 题）　③不详（跳至 79 题）

78．在死亡之前，孩子丧失用眼追随动作的能力有多长时间了？

①＜ 12 个小时　　②≥12 个小时，约为＿＿＿＿天　③不详

79．在本次患病期间，孩子有颈强直吗？（演示）

①是　　　　　　②否　　　　　　③不详

80．在本次患病期间，孩子有囟门膨隆（突出）吗？

①是　　　　　　②否　　　　　　③不详

81．在死亡之前的那个月里，孩子出现了皮疹吗？（使用麻疹的当地用语）

①是　　　　　　②否（跳至 88 题）　③不详（跳至 88 题）

82．皮疹遍及孩子的全身吗？

①是　　　　　　②否　　　　　　③不详

83．孩子的脸上也有皮疹吗？

①是　　　　　　②否　　　　　　③不详

84．孩子皮疹持续多少天了？＿＿＿＿天

85．孩子皮疹有含有清亮液体的水泡吗？

①有　　　　　　②无　　　　　　③不详

86．出现皮疹后，皮肤有龟裂或剥落吗？

①有　　　　　　②无　　　　　　③不详

87．该疾病是"麻疹"吗？

①是　　　　　　②否　　　　　　③不详

88. 在本次患病期间，孩子消瘦了吗？
①是　　　　　　　②否　　　　　　　③不详

89. 在本次患病期间，孩子出现了腿或脚肿胀吗？
①是　　　　　　　②否（跳至 91 题）　　③不详（跳至 91 题）

90. 孩子腿或脚肿胀持续多长时间了？_____周

91. 在本次患病期间，孩子的皮肤有斑片状剥落吗？
①是　　　　　　　②否　　　　　　　③不详

92. 孩子的头发颜色变枯黄色吗？
①是　　　　　　　②否　　　　　　　③不详

93. 在死亡之前的那个月里，孩子有"恶性营养不良"吗？
①是　　　　　　　②否　　　　　　　③不详

94. 在死亡之前的那个月里，孩子出现了"衰竭"吗？
①是　　　　　　　②否　　　　　　　③不详

95. 在本次患病期间，孩子出现了"贫血"或"苍白"吗？
①是　　　　　　　②否　　　　　　　③不详

96. 在本次患病期间，孩子出现了手掌苍白吗？
①是　　　　　　　②否　　　　　　　③不详

97. 在本次患病期间，孩子出现了甲床（指甲盖）发白吗？
①是　　　　　　　②否　　　　　　　③不详

98. 在本次患病期间，孩子出现了腋窝肿块吗？
①是　　　　　　　②否　　　　　　　③不详

99. 在本次患病期间，孩子出现了腹股沟肿块吗？
①是　　　　　　　②否　　　　　　　③不详

100. 在本次患病期间，孩子的嘴里或舌头上有白色疹子吗？
①是　　　　　　　②否　　　　　　　③不详

（继续填写第六部分）

第六部分：治疗和记录

101. 孩子是否使用过以下药物？
A. 抗生素　　　　　　　　　　　　①是　②否　③不详

B．阿司匹林　　　　　　　　　　　　①是　②否　③不详

102．你是否看到属于孩子的任何诊疗记录？

①是　　　　　　②否　　　　　　③不详

如果是，转录孩子死亡之前 12 个月内的所有条目。

记录最近两次称重的日期和体重：

_____/_____/_____（年 / 月 / 日）_____ _____._____千克

_____/_____/_____（年 / 月 / 日）_____ _____._____千克

诊疗记录（或出院记录）

记录最后治疗的日期：_____/_____/_____（年 / 月 / 日）

转录该记录

_____

_____

_____

_____

103．是否发给了死亡证明？

①是　　　　　　②否　　　　　　③不详

如果是，

记录来自死亡证明的直接死因_____

记录来自死亡证明的第一位基本死因（A）_____

_____

记录来自死亡证明的第二位基本死因（B）_____

_____

记录来自死亡证明的第三位基本死因（C）_____

_____

记录来自死亡证明的起作用的死因（D）_____

_____

开放性病史请调查员简要描述导致儿童死亡的疾病或事件的经过和救治情况：

_____

_____

_____

此问卷结束，感谢配合！

附件 3 艾滋病暴露儿童重点案例评审病历摘要

暴露儿童重点案例评审编号： □□□□□□ ---- □□□□ ---- □□□□ ---- □ 暴露儿童结局（用"√"标记）：艾滋病感染（　）　死亡（　） 送审机构：＿＿＿＿＿＿＿＿＿＿＿＿＿＿＿＿
一、母亲和儿童基本情况：
二、母亲孕产期保健及分娩情况：
三、母亲艾滋病筛查和抗病毒治疗情况：
四、儿童预防性抗病毒治疗和随访情况：
五、艾滋病感染儿童诊断、转诊和抗病毒治疗情况：
六、死亡儿童疾病诊疗情况：

附件 4　艾滋病暴露儿童重点案例评审意见表

暴露儿童重点案例评审编号： □□□□□ ---- □□□□ ---- □□□□ ---- □ 暴露儿童结局（用"√"标记）：艾滋病感染（　　）　死亡（　　） 评审组级别（用"√"标记）：省级（　　）　地市级（　　）
重点案例摘要（儿童基本情况、服务提供与利用情况等）
评审结果（儿童感染／死亡的可能原因，发现的主要问题）
整改措施与建议
评审组长签名：   其他评审专家签名：   　　　　　　　　　　　　　　　　_____年___月___日

附录 E　相关告知书

HIV 检测结果意义与风险知情告知书
（建议模板）

患者姓名：_____　　出生日期：_____

住址：_____　　身份证：_____

患者于□孕期/□产时/□婚前检查/□孕前检查/□体检行 HIV 抗体自愿检测，初筛于_____年____月____日检测结果_____，筛查单位_____，筛查方法/试剂_____；行确认实验检测时间_____年____月____日检测结果_____，确认单位_____，确认方法/试剂_____。

【HIV 抗体检测结果意义及相关风险告知如下】

□检测结果是阴性

1. 说明没有感染 HIV。

2. 已感染 HIV 但处于"窗口期"，体内还没有产生 HIV 抗体，需要 2~3 个月后再次检测。

□确认结果阳性

1. 已感染 HIV 病毒，但不一定是病人，潜伏期内保持身体健康可以延缓发病。

2. 需要进一步评估感染的严重性，再决定抗病毒药物的治疗。

3. HIV 感染孕妇在妊娠、分娩或产后哺乳等过程中，可能加强疾病进展，出现免疫力下降、机会性感染、恶性肿瘤等发病率增高，导致胎膜早破、产科并发症及不良妊娠结局增加可能，严重时可导致母婴死亡率增高可能。

4. HIV 感染孕妇在妊娠、分娩或产后哺乳等过程中，可能将 HIV 病毒传播给胎儿或婴儿，造成胎儿或婴儿感染可能。

5. 如有以下症状，应尽可能寻求医学帮助：发热、持续腹泻、上呼吸道感染、排尿困难、外阴骚痒/阴道分泌物恶臭、体重不增加（孕期）、皮肤感染等。

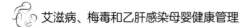

6. 感染孕产妇本人知情选择妊娠结局，应在正规医院接受分娩 / 终止妊娠服务。

7. 鼓励告知配偶及性伴，同时建议性伴参与 HIV 抗体检测，可以防治伴侣间重复感染级防止传染婴儿，积极接受艾滋病治疗与支持服务。

8. 尚可能出现目前无法预知的风险等，并建议认真接受随访、咨询、指导服务。

患者或委托人意见

□本人已经仔细阅读并同意上述内容；医生对 HIV 抗体检测意义及有关感染 HIV 病毒风险已行充分解释；本人对上诉告知内容表示充分知情并理解。

患者或者委托人签字_____　与患者关系_____
谈话医生签字_____　签字时间_____年___月___日
记录单位：_____

浙江省预防 HIV 母婴传播抗病毒治疗前知情同意谈话记录
（建议模板）

姓名：_____　年龄：_____　孕周：_____
□门诊号 / □住院号：_____　住址：_____
HIV 可以通过母婴传播感染胎儿（婴儿），导致死胎、早产、低出生体重或新生儿死亡等风险。及早使用抗病毒药物可以降低母婴传播风险，避免不良妊娠结局，提高母婴健康。根据《预防艾滋病、梅毒和乙肝母婴传播工作规范（2020 年版）》及《浙江省卫生健康委办公室关于印发浙江省消除艾滋病、梅毒和乙肝母婴传播工作规范（2021 年版）》，根据母婴传播风险分级进行分类干预。

您目前符合
□孕晚期 HIV 抗体阳性，且 HIV 病毒载量 > 50 CPs/ml
□ HIV 抗体阳性，无 HIV 病毒载量检测结果，孕期抗病毒治疗不足 12 周
□临产时或分娩后 HIV 初筛试验阳性
□ HIV 确证试验阳性
□以上均不符合

推荐抗病毒治疗方案

☐替诺福韦（TDF）+拉米夫定（3TC）+洛匹那韦/利托那韦（LPV/r）

☐替诺福韦（TDF）+拉米夫定（3TC）+依非韦伦（EFV）

☐齐多夫定（AZT）+拉米夫定（3TC）+洛匹那韦/利托那韦（LPV/r）

高风险孕产妇（孕 28 周之后首次确诊治疗）

☐替诺福韦（TDF）+拉米夫定（3TC）/恩曲他滨（FTC）+整合酶抑制剂

服用抗病毒药物可能出现的反应及注意事项

1. 恶心、腹泻、头痛或发热，常在服药初期出现，一般用药 2~3 周消失。

2. 巩膜发黄、面色苍白、腹痛剧烈、呼吸短促、皮疹、四肢疼痛等。如果这些症状持续出现，应到医院就诊。

3. 孕妇在服药期间需要进行定期血常规，肝肾功能等检测，定期进行 CD4 细胞计数、病毒载量、耐药测定。同时检测乙肝、丙肝和梅毒。

4. 服药后需要加强产前诊断，目前认为妊娠 28 周后服用抗病毒药物不会增加胎儿畸形发生。

5. 严重时，新生儿有可能发生严重酸中毒、多系统衰竭等。

患者或委托人意见

☐本人已经仔细阅读并同意上述内容；

☐医生对服用抗病毒药物已行充分解释；

☐对抗病毒药物可能出现的毒副反应及并发症表示理解；

☐同意接受抗病毒药物治疗；

☐不同意接受抗病毒药物治疗；

患者或者委托人签字_____ 与患者关系_____

谈话医生签字_____ 签字时间_____年___月___日

附录 F 心理测试量表推荐

表 F-1 汉密尔顿抑郁量表（HAMD）

项目	分值	分数
1. 抑郁情绪	0 分 = 没有 1 分 = 只在问到时才诉述 2 分 = 在访谈中自发地表达 3 分 = 不用言语也可以从表情，姿势，声音或欲哭中流露出这种情绪 4 分 = 患者的自发言语和非语言表达（表情，动作）几乎完全表现为这种情绪	
2. 有罪感	0 分 = 没有 1 分 = 责备自己，感到自己已连累他人 2 分 = 认为自己犯了罪，或反复思考以往的过失和错误 3 分 = 认为目前的疾病是对自己错误的惩罚，或有罪恶妄想 4 分 = 罪恶妄想伴有指责或威胁性幻觉	
3. 自杀	0 分 = 没有 1 分 = 觉得活着没有意义 2 分 = 希望自己已经死去，或常想与死亡有关的事 3 分 = 消极观念（自杀念头） 4 分 = 有严重自杀行为	
4. 入睡困难（初段失眠）	0 分 = 没有 1 分 = 主诉入睡困难，上床半小时后仍不能入睡（要注意平时患者入睡的时间） 2 分 = 主诉每晚均有入睡困难	
5. 睡眠不深（中段失眠）	0 分 = 没有 1 分 = 睡眠浅，多噩梦 2 分 = 半夜（晚 12 点钟以前）曾醒来（不包括上厕所）	
6. 早醒（末段失眠）	0 分 = 没有 1 分 = 有早醒，比平时早醒 1 小时，但能重新入睡，应排除平时习惯 2 分 = 早醒后无法重新入睡	

项目	分值	分数
7. 工作和兴趣	0 分 = 没有 1 分 = 提问时才诉述 2 分 = 自发地直接或间接表达对活动、工作或学习失去兴趣，如感到没精打采，犹豫不决，不能坚持或需强迫自己去工作或劳动 3 分 = 活动时间减少或成效下降，住院患者每天参加病房劳动或娱乐不满 3 小时 4 分 = 因目前的疾病而停止工作，住院者不参加任何活动或者没有他人帮助便不能完成病室日常事务 – 注意不能凡住院就打 4 分	
8. 阻滞（指思维和言语缓慢，注意力难以集中，主动性减退）	0 分 = 没有 1 分 = 精神检查中发现轻度阻滞 2 分 = 精神检查中发现明显阻滞 3 分 = 精神检查进行困难 4 分 = 完全不能回答问题（木僵）	
9. 激越	0 分 = 没有 1 分 = 检查时有些心神不定 2 分 = 明显心神不定或小动作多 3 分 = 不能静坐，检查中曾起立 4 分 = 搓手、咬手指、头发、咬嘴唇	
10. 精神性焦虑	0 分 = 没有 1 分 = 问及时诉述 2 分 = 自发地表达 3 分 = 表情和言谈流露出明显忧虑 4 分 = 明显惊恐	
11. 躯体性焦虑（指焦虑的生理症状，包括口干、腹胀、腹泻、打呃、腹绞痛、心悸、头痛、过度换气和叹气，以及尿频和出汗）	0 分 = 没有 1 分 = 轻度 2 分 = 中度，有肯定的上述症状 3 分 = 重度，上述症状严重，影响生活或需要处理 4 分 = 严重影响生活和活动	
12. 胃肠道症状	0 分 = 没有 1 分 = 食欲减退，但不需他人鼓励便自行进食 2 分 = 进食需他人催促或请求和需要应用泻药或助消化药	

续表

项目	分值		分数
13. 全身症状	0分 = 没有 1分 = 四肢，背部或颈部沉重感，背痛、头痛、肌肉疼痛、全身乏力或疲倦 2分 = 症状明显		
14. 性症状（指性欲减退、月经紊乱等）	0分 = 没有 1分 = 轻度 2分 = 重度 3分 = 不能肯定，或该项对被评者不适合（不计入总分）		
15. 疑病	0分 = 没有 1分 = 对身体过分关注 2分 = 反复考虑健康问题 3分 = 有疑病妄想 4分 = 伴幻觉的疑病妄想		
16. 体重减轻	（1）按病史评定： 0分 = 没有 1分 = 患者诉说可能有体重减轻 2分 = 肯定体重减轻	（2）按体重记录评定： 0分 = 1周内体重减轻 0.5kg 以内； 1分 = 1周内体重减轻超过 0.5kg； 2分 = 1周内体重减轻超过 1kg。	
17. 自知力	0分 = 知道自己有病，表现为忧郁 1分 = 知道自己有病，但归咎伙食太差、环境问题、工作过忙、病毒感染或需要休息 2分 = 完全否认有病		
18. 日夜变化（如果症状在早晨或傍晚加重，先指出哪一种，然后按其变化程度评分）	0分 = 早晚情绪无区别 1分 = 早晨或傍晚轻度加重 2分 = 早晨或傍晚严重		
19. 人格解体或现实解体（指非真实感或虚无妄想）	0分 = 没有 1分 = 问及时才诉述 2分 = 自发诉述 3分 = 有虚无妄想 4分 = 伴幻觉的虚无妄想		

项目	分值	分数
20. 偏执症状	0分=没有 1分=有猜疑 2分=有牵连观念 3分=有关系妄想或被害妄想 4分=伴有幻觉的关系妄想或被害妄想	
21. 强迫症状（指强迫思维和强迫行为）	0分=没有 1分=问及时才诉述 2分=自发诉述	
22. 能力减退感	0分=没有 1分=仅于提问时方引出主观体验 2分=患者主动表示有能力减退感 3分=需鼓励、指导和安慰才能完成病室日常事务或个人卫生 4分=穿衣、梳洗、进食、铺床或个人卫生均需要他人协助	
23. 绝望感	0分=没有 1分=有时怀疑"情况是否会好转"，但解释后能接受 2分=持续感到"没有希望"，但解释后能接受 3分=对未来感到灰心、悲观和绝望，解释后不能排除 4分=自动反复诉述"我的病不会好了"或诸如此类的情况	
24. 自卑感	0分=没有 1分=仅在询问时诉述有自卑感不如他人 2分=自动诉述有自卑感 3分=患者主动诉说自己一无是处或低人一等（与评2分者只是程度的差别） 4分=自卑感达妄想的程度，例如"我是废物"或类似情况	
总分		

判定标准：总分<8分，正常；8~20分，可能有抑郁症；21~35分，可确诊抑郁症；>35分，严重抑郁症。

表 F-2　汉密尔顿焦虑量表（HAMA）

0 分：无症状；1 分：轻；2 分：中等；3 分：重；4 分：极重。

1. 焦虑心境：担心、担忧，感到有最坏的事情将要发生，容易被激惹。

2. 紧张：紧张感、易疲劳、不能放松，情绪反应，易哭、颤抖、感到不安。

3. 害怕：害怕黑暗、陌生人、一人独处、动物、乘车或旅行及人多的场合。

4. 失眠：难以入睡、易醒、睡得不深、多梦、梦魇、夜惊、睡醒后感到疲倦。

5. 认知功能：或称记忆力、注意力障碍。注意力不能集中，记忆力差。

6. 抑郁心境：丧失兴趣、对以往爱好的事情缺乏快感、忧郁、早醒、昼重夜轻。

7. 躯体性焦虑（肌肉系统症状）：肌肉酸痛、活动不灵活、肌肉经常抽动、肢体抽动、牙齿打颤、声音发抖。

8. 感觉系统症状：视物模糊、发冷发热、软弱无力感、浑身刺痛。

9. 心血管系统症状：心动过速、心悸、胸痛、血管跳动感、晕倒感、心搏脱漏。

10. 呼吸系统症状：时常感到胸闷、窒息感、叹息、呼吸困难。

11. 胃肠消化道症状：吞咽困难、嗳气、食欲不佳、消化不良（进食后腹痛、胃部烧灼痛、腹胀、恶心、胃部饱胀感）、肠鸣、腹泻、体重减轻、便秘。

12. 生殖、泌尿系统症状：尿意频繁、尿急、停经、性冷淡、过早射精、勃起不能、阳痿。

13. 自主性神经系统症状：口干、潮红、苍白、易出汗、易起"鸡皮疙瘩"、紧张性头痛、毛发竖起。

14. 与人谈话时的行为表现

（1）一般表现：紧张、不能松弛、忐忑不安、咬手指、紧握拳、摆弄手帕、面肌抽动、不停顿足、手发抖、皱眉、表情僵硬、肌张力高、叹息样呼吸、面色苍白。

（2）生理表现：吞咽、频繁打嗝、安静时心率快、呼吸加快（20 次/分以上）、腱反射亢进、震颤、瞳孔放大、眼睑跳动、易出汗、眼球突出。

条目	无	轻	中	重	极重
1. 焦虑心境					
2. 紧张					
3. 害怕					
4. 失眠					
5. 认知功能					
6. 抑郁心境					
7. 躯体性焦虑（肌肉系统症状）					
8. 感觉系统症状					
9. 心血管系统症状					
10. 呼吸系统症状					
11. 胃肠消化道症状					
12. 生殖、泌尿系统症状					
13. 自主性神经系统症状					
14. 与人谈话时的行为					

1. 焦虑因子分析：HAMA 将焦虑因子分为躯体性和精神性两大类。躯体性焦虑：7～13 项的得分比较高。精神性焦虑：1～6 项和 14 项得分比较高。

2. HAMA 总分能较好地反映焦虑症状的严重程度。总分可以用来评价焦虑和抑郁障碍患者焦虑症状的严重程度和对各种药物、心理干预效果的评估。按照我国量表协作组提供的资料：总分 ≥ 29 分，可能为严重焦虑；≥ 21 分，肯定有明显焦虑；≥ 14 分，肯定有焦虑；超过 7 分，可能有焦虑；如小于 7 分，便没有焦虑症状。

对 HAMA 躯体性和精神性两大类因子的分析，不仅可以具体反映患者的精神病理学特点，也可反映靶症状群的治疗效果。

表 F-3　社会支持评定量表

1. 您有多少关系密切，可以得到支持和帮助的朋友？（只选一项）

（1）一个也没有　　（2）1~2 个

（3）3~5 个　　　　（4）6 个或 6 个以上

2. 近一年来您：（只选一项）

（1）远离家人，且独居一室

（2）住处经常变动，多数时间和陌生人住在一起

（3）和同学、同事或朋友住在一起

（4）和家人住在一起

3. 您与邻居：（只选一项）

（1）相互之间从不关心，只是点头之交

（2）遇到困难可能稍微关心

（3）有些邻居很关心您

（4）大多数邻居都很关心您

4. 您与同事：（只选一项）

（1）相互之间从不关心，只是点头之交

（2）遇到困难可能稍微关心

（3）有些同事很关心您

（4）大多数同事都很关心您

5. 从家庭成员得到的支持和照顾（在合适的框内画"√"）

	无	极少	一般	全力支持
A. 夫妻（恋人）				
B. 父母				
C. 儿女				
D. 兄弟姊妹				
E. 其他成员（如嫂子）				

6. 过去，在您遇到急难情况时，曾经得到的经济支持或解决实际问题的帮助的来源有：

（1）无任何来源

（2）下列来源：（可选多项）

A．配偶；B．其他家人；C．朋友；D．亲戚；E．同事；F．工作单位；G．党团工会等官方或半官方组织；H．宗教、社会团体等非官方组织；I．其他（请列出）

7．过去，在您遇到急难情况时，曾经得到的安慰和关心的来源有：

（1）无任何来源

（2）下列来源：（可选多项）

A．配偶；B．其他家人；C．朋友；D．亲戚；E．同事；F．工作单位；G．党团工会等官方或半官方组织；H．宗教、社会团体等非官方组织；I．其他（请列出）

8．您遇到烦恼时的倾诉方式：（只选一项）

（1）从不向任何人诉述

（2）只向关系极为密切的 1~2 个人诉述

（3）如果朋友主动询问您会说出来

（4）主动诉述自己的烦恼，以获得支持和理解

9．您遇到烦恼时的求助方式：（只选一项）

（1）只靠自己，不接受别人帮助

（2）很少请求别人帮助

（3）有时请求别人帮助

（4）有困难时经常向家人、亲友、组织求援

10．对于团体（如党团组织、宗教组织、工会、学生会等）组织活动，您：（只选一项）

（1）从不参加

（2）偶尔参加

（3）经常参加

（4）主动参加并积极活动

总分＿＿＿＿＿＿

评分

1．第 1~4，8~10 条，选择 1，2，3，4 项分别计 1，2，3，4 分。

2．第 5 条分 A，B，C，D 四项计总分，每项从无到全力支持分别计 1~4 分。

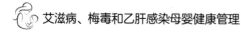
3．第6、7条分别如回答"无任何来源"则计0分，回答"下列来源"者，有几个来源就计几分。

社会支持评定量表分析方法

总分：即10个条目计分之和。

客观支持分：2，6，7条评分之和。

主观支持分：1，3，4，5条评分之和。

对支持的利用度：第8，9，10条。

表 F-4　抑郁自评量表（SDS）

填表注意事项：下面有二十条文字，请仔细阅读每一条，根据您最近 1 周的实际情况在适当的方格里面画"√"，每一条文字后面有四个格，表示：没有或很少有时间；少部分时间；相当多时间；绝大部分或全部时间。

	没有或很少有时间	少部分时间	相当多时间	绝大部分或全部时间		工作人员评定
1. 我觉得闷闷不乐，情绪低沉	☐	☐	☐	☐	1	☐
*2. 我觉得一天之中早晨最好	☐	☐	☐	☐	2	☐
3. 我一阵阵哭出来或觉得想哭	☐	☐	☐	☐	3	☐
4. 我晚上睡眠不好	☐	☐	☐	☐	4	☐
*5. 我吃得跟平常一样多	☐	☐	☐	☐	5	☐
*6. 我与异性密切接触时和以往一样感到愉快	☐	☐	☐	☐	6	☐
7. 我发觉我的体重在下降	☐	☐	☐	☐	7	☐
8. 我有便秘的苦恼	☐	☐	☐	☐	8	☐
9. 我心跳比平时快	☐	☐	☐	☐	9	☐
10. 我无缘无故地感到疲乏	☐	☐	☐	☐	10	☐
*11. 我的头脑和平常一样清楚	☐	☐	☐	☐	11	☐
*12. 我觉得经常做的事情并没有困难	☐	☐	☐	☐	12	☐
13. 我觉得不安而平静不下来	☐	☐	☐	☐	13	☐
*14. 我对将来抱有希望	☐	☐	☐	☐	14	☐
15. 我比平常容易生气激动	☐	☐	☐	☐	15	☐
*16. 我觉得作出决定是容易的	☐	☐	☐	☐	16	☐
*17. 我觉得自己是个有用的人，有人需要我	☐	☐	☐	☐	17	☐
*18. 我的生活过得很有意思	☐	☐	☐	☐	18	☐
19. 我认为如果我死了，别人会生活得好些	☐	☐	☐	☐	19	☐
*20. 平常感兴趣的事我仍感兴趣	☐	☐	☐	☐	20	☐

　　* 为反向评分　　总粗分☐☐　　标准分☐☐

说明：SDS 按症状出现频度评定，分 4 个等级：没有或很少时间，少部分时间，相当多时间，绝大部分或全部时间。若为正向评分题，依次评分粗分 1、2、3、4。反向评分题（前文中有 * 号者），则评分 4、3、2、1。SDS 的分界值按照标准分计算，53～62 分为轻度抑郁，63～72 分为中度抑郁，72 分以上为重度抑郁。

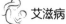

表 F-5　SDS 粗分标准分换算表

粗分	标准分	粗分	标准分	粗分	标准分
20	25	40	50	60	75
21	26	41	51	61	76
22	28	42	53	62	78
23	29	43	54	63	79
24	30	44	55	64	80
25	31	45	56	65	81
26	33	46	58	66	83
27	34	47	59	67	84
28	35	48	60	68	85
29	36	49	61	69	86
30	38	50	63	70	88
31	39	51	64	71	89
32	40	52	65	72	90
33	41	53	66	73	91
34	43	54	68	74	92
35	44	55	69	75	94
36	45	56	70	76	95
37	46	57	71	77	96
38	48	58	73	78	98
39	49	59	74	79	99
				80	100

表 F-6　焦虑自评量表（SAS）

填表注意事项：下面有二十条文字，请仔细阅读每一条，把意思弄明白。然后根据您最近 1 周的实际情况在适当的方格里面画"√"，每一条文字后面有四个格，表示：没有或很少有时间；少部分时间；相当多时间；绝大部分或全部时间。□记录 1~4 分。

	没有或很少有时间	少部分时间	相当多时间	绝大部分或全部时间		工作人员评定
1. 我觉得比平常容易紧张和着急	□	□	□	□	1	□
2. 我无缘无故地感到害怕	□	□	□	□	2	□
3. 我容易心里烦乱或觉得惊恐	□	□	□	□	3	□
4. 我觉得我可能将要发疯	□	□	□	□	4	□
*5. 我觉得一切都很好，也不会发生什么不幸	□	□	□	□	5	□
6. 我手脚发抖	□	□	□	□	6	□
7. 我因为头痛．头颈痛和背痛而苦恼	□	□	□	□	7	□
8. 我感觉容易衰弱和疲乏	□	□	□	□	8	□
*9. 我觉得心平气和，并且容易安静坐着	□	□	□	□	9	□
10. 我觉得心跳得很快	□	□	□	□	10	□
11. 我因为一阵阵头晕而苦恼	□	□	□	□	11	□
12. 我有晕倒发作，或觉得要晕倒似的	□	□	□	□	12	□
*13. 我吸气呼气都感到很容易	□	□	□	□	13	□
14. 我的手脚麻木和刺痛	□	□	□	□	14	□
15. 我因为胃痛和消化不良而苦恼	□	□	□	□	15	□
16. 我常常要小便	□	□	□	□	16	□
*17. 我的手是干燥温暖的	□	□	□	□	17	□
18. 我脸红发热	□	□	□	□	18	□
*19. 我容易入睡，并且一夜睡得很好	□	□	□	□	19	□
20. 我做噩梦	□	□	□	□	20	□

* 为反向评分　　　　　　　　　总粗分□□　　　标准分□□

评分标准：主要统计指标为总分。在由自评者评定结束后，将 20 个项目的各个得分相加即得，再乘以 1.25 以后取得整数部分，就得到标准分。标准分（Y）：总粗分 ×1.25；划界分为 50 分；50~59 分，轻度焦虑；60~69 分，中度焦虑；69 分以上，重度焦虑。

附录 G　孕产妇妊娠风险评估与管理工作规范

孕产妇妊娠风险评估与管理工作规范
——国卫办妇幼发〔2017〕35 号

孕产妇妊娠风险评估与管理是孕产期保健的重要组成部分。为规范孕产妇妊娠风险评估与管理工作，保障母婴安全，根据《中华人民共和国母婴保健法》《中华人民共和国母婴保健法实施办法》和《孕产期保健工作管理办法》等相关法律法规和规范性文件，制定本规范。孕产妇妊娠风险评估与管理是指各级各类医疗机构对怀孕至产后 42 天的妇女进行妊娠相关风险的筛查、评估分级和管理，及时发现、干预影响妊娠的风险因素，防范不良妊娠结局，保障母婴安全。

一、工作职责

（一）各级卫生计生行政部门

1. 负责在现有孕产期管理制度中强化孕产妇风险评估与管理工作，制订实施方案。

2. 负责孕产妇妊娠风险评估与管理工作的实施，掌握辖区内孕产妇妊娠风险状况，明确重点人群、关键环节，及时采取干预措施。

3. 负责辖区内孕产妇妊娠风险评估与管理工作的质量控制、评价和监督。

（二）各级妇幼保健机构

1. 掌握辖区内孕产妇妊娠风险整体状况，定期分析，提出干预措施和建议。

2. 受卫生计生行政部门委托，定期对辖区内各级各类医疗机构的孕产妇妊娠风险评估与管理工作进行技术指导和质量控制。

3．负责辖区内孕产妇妊娠风险评估与管理相关信息的收集、整理、统计、分析、上报及反馈。

4．组织开展辖区内孕产妇妊娠风险评估与管理业务培训。

（三）各级各类医疗机构

1．遵照本规范和相关诊疗规范、技术指南等，开展与职责和能力相适应的孕产妇妊娠风险评估与管理工作。

2．做好孕产妇妊娠风险评估与管理相关信息的采集、登记和统计，并按照要求及时向辖区妇幼保健机构报送。

3．基层医疗卫生机构应当对首次建册的孕妇进行妊娠风险筛查；对建册孕妇进行随访管理；对产后 42 天内的产妇进行风险评估与管理。

4．开展助产服务的二级、三级医疗机构应当对孕妇进行妊娠风险筛查和评估分级；根据评估结果，落实妊娠风险管理。

二、工作内容

孕产妇妊娠风险评估包括妊娠风险筛查、妊娠风险评估分级、妊娠风险管理和产后风险评估。孕产妇妊娠风险评估与管理工作流程图见附件 1。

（一）妊娠风险筛查

首诊医疗机构应当对首次建册的孕产妇进行妊娠风险筛查（孕产妇妊娠风险筛查表见附件 2）。孕产妇符合筛查表中 1 项及以上情形的即认为筛查阳性。

1．筛查内容　筛查项目分为必选和建议两类项目。必选项目为对所有孕妇应当询问、检查的基本项目，建议项目由筛查机构根据自身服务水平提供。卫生计生行政部门在制定实施方案时可根据当地实际适当调整必选和建议检查项目。

（1）必选项目：①确定孕周；②询问孕妇基本情况、现病史、既往史、生育史、手术史、药物过敏史、夫妇双方家族史和遗传病史等；③体格检查：测量身高、体重、血压，进行常规体检及妇科检查等；④注意孕妇需要关注的表现特征及病史。

（2）建议项目：血常规、血型、尿常规、血糖测定、心电图检查、肝功能、肾功能；艾滋病、梅毒和乙肝筛查等。

2. 筛查结果处置

（1）对于筛查未见异常的孕妇，应当在其《母子健康手册》上标注绿色标识，按照要求进行管理。

（2）对于筛查结果阳性的孕妇，应当在其《母子健康手册》上标注筛查阳性。筛查机构为基层医疗卫生机构的，应当填写《妊娠风险筛查阳性孕产妇转诊单》（附件3），并告知筛查阳性孕妇在2周内至上级医疗机构接受妊娠风险评估，由接诊机构完成风险评估并填写转诊单后，反馈筛查机构。基层医疗卫生机构应当按照国家基本公共卫生服务规范要求，落实后续随访。

（二）妊娠风险评估分级

妊娠风险评估分级原则上应当在开展助产服务的二级以上医疗机构进行。

1. 首次评估　对妊娠风险筛查阳性的孕妇，医疗机构应当对照《孕产妇妊娠风险评估表》（附件4），进行首次妊娠风险评估。按照风险严重程度分别以"绿（低风险）、黄（一般风险）、橙（较高风险）、红（高风险）、紫（传染病）"5种颜色进行分级标识。

（1）绿色标识：妊娠风险低。孕妇基本情况良好，未发现妊娠合并症、并发症。

（2）黄色标识：妊娠风险一般。孕妇基本情况存在一定危险因素，或患有孕产期合并症、并发症，但病情较轻且稳定。

（3）橙色标识：妊娠风险较高。孕妇年龄 ≥ 40 岁或 BMI ≥ 28，或患有较严重的妊娠合并症、并发症，对母婴安全有一定威胁。

（4）红色标识：妊娠风险高。孕妇患有严重的妊娠合并症、并发症，继续妊娠可能危及孕妇生命。

（5）紫色标识：孕妇患有传染性疾病。紫色标识孕妇可同时伴有其他颜色的风险标识。医疗机构应当根据孕产妇妊娠风险评估结果，在《母子健康手册》上标注评估结果和评估日期。对于风险评估分级为"橙色""红色"的孕产妇，医疗机构应当填写《孕产妇妊娠风险评估分级报告单》（附件5），在3日内将报告单报送辖区妇幼保健机构。如孕产妇妊娠风险分类为红色，应当在24小时内报送。

2. 动态评估　医疗机构应当结合孕产期保健服务，发现孕产妇健康状况有变化时，立即进行妊娠风险动态评估，根据病情变化及时调整妊娠风险分级和相应管理措施，并在《母子健康手册》上顺序标注评估结果和评估日期。

（三）妊娠风险管理

各级医疗机构应当根据孕妇妊娠风险评估分级情况，对其进行分类管理。要注意信息安全和孕产妇隐私保护。

1. 对妊娠风险分级为"绿色"的孕产妇，应当按照《孕产期保健工作规范》以及相关诊疗指南、技术规范，规范提供孕产期保健服务。

2. 对妊娠风险分级为"黄色"的孕产妇，应当建议其在二级以上医疗机构接受孕产期保健和住院分娩。如有异常，应当尽快转诊到三级医疗机构。

3. 对妊娠风险分级为"橙色""红色"和"紫色"的孕产妇，医疗机构应当将其作为重点人群纳入高危孕产妇专案管理，合理调配资源，保证专人专案、全程管理、动态监管、集中救治，确保做到"发现一例、登记一例、报告一例、管理一例、救治一例"。对妊娠风险分级为"橙色"和"红色"的孕产妇，要及时向辖区妇幼保健机构报送相关信息，并尽快与上级危重孕产妇救治中心共同研究制订个性化管理方案、诊疗方案和应急预案。

（1）对妊娠风险分级为"橙色"的孕产妇，应当建议其在县级及以上危重孕产妇救治中心接受孕产期保健服务，有条件的原则上应当在三级医疗机构住院分娩。

（2）对妊娠风险分级为"红色"的孕产妇，应当建议其尽快到三级医疗机构接受评估以明确是否适宜继续妊娠。如适宜继续妊娠，应当建议其在县级及以上危重孕产妇救治中心接受孕产期保健服务，原则上应当在三级医疗机构住院分娩。

对于患有可能危及生命的疾病而不宜继续妊娠的孕产妇，应当由副主任以上任职资格的医生进行评估和确诊，告知本人继续妊娠风险，提出科学严谨的医学建议。

（3）对妊娠风险分级为"紫色"的孕产妇，应当按照传染病防治相关要求进行管理，并落实预防艾滋病、梅毒和乙肝母婴传播综合干预措施。

（四）产后风险评估与管理

医疗机构在进行产后访视和产后 42 天健康检查时，应当落实孕产妇健康管理服务规范有关要求，再次对产妇进行风险评估。如发现阳性症状和体征，应当及时进行干预。

三、质量控制

（一）国家卫生计生委负责全国孕产妇妊娠风险评估与管理工作质量控制，定期检查、督导和评价，并进行通报。

（二）地方各级卫生计生行政部门应当按照本规范，结合工作实际，制定辖区孕产妇妊娠风险评估与管理工作质量控制方案并组织实施。每年至少进行 1 次工作督查。

（三）各级妇幼保健机构应当至少每半年组织 1 次辖区孕产妇妊娠风险评估与管理工作的质量控制，提出改进措施。每年形成报告报送卫生计生行政部门。

（四）各级医疗机构应当严格执行本规范，建立孕产妇妊娠风险评估与管理工作自查制度，定期进行自查，接受相关部门的质量控制，并落实整改措施。

附件：

附件 1. 孕产妇妊娠风险评估与管理工作流程图

附件 2. 孕产妇妊娠风险筛查表

附件 3. 妊娠风险筛查阳性孕产妇转诊单

附件 4. 孕产妇妊娠风险评估表

附件 5. 孕产妇妊娠风险评估分级报告单

附件1 孕产妇妊娠风险评估与管理工作流程图

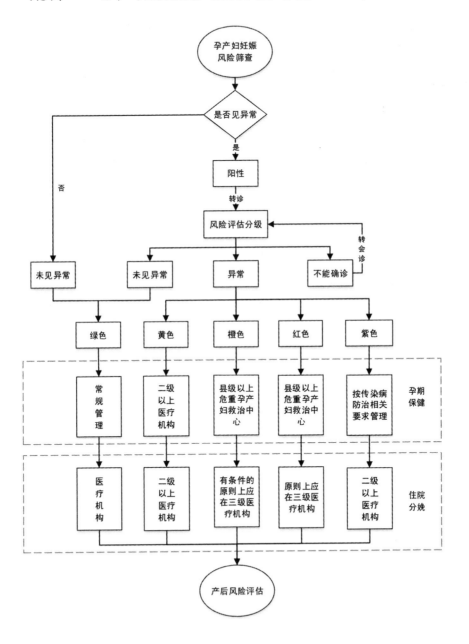

附件 2　孕产妇妊娠风险筛查表

项　目	筛查阳性内容
1. 基本情况	1.1　周岁 ≥ 35 岁或 ≤ 18 岁 1.2　身高 ≤ 145cm，或对生育可能有影响的躯体残疾 1.3　体重指数（BMI）> 25 或 < 18.5 1.4　RH 血型阴性
2. 异常妊娠及分娩史	2.1　生育间隔 < 18 月或 > 5 年 2.2　剖宫产史 2.3　不孕史 2.4　不良孕产史（各类流产 ≥ 3 次、早产史、围产儿死亡史、出生缺陷、异位妊娠史、滋养细胞疾病史、既往妊娠并发症及合并症史） 2.5　本次妊娠异常情况（如多胎妊娠、辅助生殖妊娠等）
3. 妇产科疾病及手术史	3.1　生殖道畸形 3.2　子宫肌瘤或卵巢囊肿 ≥ 5cm 3.3　阴道及宫颈锥切手术史 3.4　宫 / 腹腔镜手术史 3.5　瘢痕子宫（如子宫肌瘤挖除术后、子宫肌腺瘤挖除术后、子宫整形术后、宫角妊娠后、子宫穿孔史等） 3.6　附件恶性肿瘤手术史
4. 家族史	4.1　高血压家族史且孕妇目前血压 ≥ 140/90mmHg 4.2　糖尿病（直系亲属） 4.3　凝血因子缺乏 4.4　严重的遗传性疾病（如遗传性高脂血症、血友病、地中海贫血等）
5. 既往疾病及手术史	5.1　各种重要脏器疾病史 5.2　恶性肿瘤病史 5.3　其他特殊、重大手术史、药物过敏史
6. 辅助检查 *	6.1　血红蛋白 < 110g/L 6.2　血小板计数 ≤ 100 × 109/L 6.3　梅毒筛查阳性 6.4　HIV 筛查阳性 6.5　乙肝筛查阳性 6.6　清洁中段尿常规异常（如蛋白、管型、红细胞、白细胞）持续两次以上 6.7　尿糖阳性且空腹血糖异常（妊娠 24 周前 ≥ 7.0mmol/L；妊娠 24 周起 ≥ 5.1mmol/L） 6.8　血清铁蛋白 < 20μg/L

项　目	筛查阳性内容
7. 需要关注的表现特征及病史	7.1　提示心血管系统及呼吸系统疾病： 7.1.1　心悸、胸闷、胸痛或背部牵涉痛、气促、夜间不能平卧 7.1.2　哮喘及哮喘史、咳嗽、咯血等 7.1.3　长期低热、消瘦、盗汗 7.1.4　心肺听诊异常 7.1.5　高血压 BP ≥ 140/90mmHg 7.1.6　心脏病史、心衰史、心脏手术史 7.1.7　胸廓畸形
	7.2　提示消化系统疾病： 7.2.1　严重食欲减退、乏力、剧吐 7.2.2　上腹疼痛，肝脾肿大 7.2.3　皮肤巩膜黄染 7.2.4　便血
	7.3　提示泌尿系统疾病： 7.3.1　眼睑浮肿、少尿、蛋白尿、血尿、管型尿 7.3.2　慢性肾炎、肾病史
	7.4　提示血液系统疾病： 7.4.1　牙龈出血、鼻出血 7.4.2　出血不凝、全身多处瘀点瘀斑 7.4.3　血小板减少、再障等血液病史
	7.5　提示内分泌及免疫系统疾病： 7.5.1　多饮、多尿、多食 7.5.2　烦渴、心悸、烦躁、多汗 7.5.3　明显关节酸痛、脸部蝶形或盘形红斑、不明原因高热 7.5.4　口干（无唾液）、眼干（眼内有摩擦异物感或无泪）等
	7.6　提示性传播疾病： 7.6.1　外生殖器溃疡、赘生物或水泡 7.6.2　阴道或尿道流脓 7.6.3　性病史
	7.7　提示精神神经系统疾病： 7.7.1　言语交流困难、智力障碍、精神抑郁、精神躁狂 7.7.2　反复出现头痛、恶心、呕吐 7.7.3　癫痫史 7.7.4　不明原因晕厥史
	7.8　其他 7.8.1　吸毒史

备注：带 * 的项目为建议项目，由筛查机构根据自身医疗保健服务水平提供。

附件 3　妊娠风险筛查阳性孕产妇转诊单

姓名_____出生日期_____年龄_____（周岁）孕周_____（周）

证件号码_____

联系电话_____

筛查结果（主要危险因素）

_____

_____

转诊日期_____年_____月_____日

转出机构_____　　医生签名_____

-------------------------- 以下由接诊机构填写 --------------------------

姓名_____出生日期_____年龄_____（周岁）孕周_____（周）

接诊日期_____年_____月_____日

目前诊断：

_____

_____

妊娠风险评估分级（请在相关项目上画"√"）

　　□绿色

　　□黄色

　　□橙色

　　□红色

　　□紫色

接诊机构_____　　医生签名_____

附件 4 孕产妇妊娠风险评估表

评估分级	孕产妇相关情况
绿色（低风险）	孕妇基本情况良好，未发现妊娠合并症、并发症
黄色 （一般风险）	1. 基本情况 1.1 年龄≥35岁或≤18岁 1.2 BMI>25或<18.5 1.3 生殖道畸形 1.4 骨盆狭小 1.5 不良孕产史（各类流产≥3次、早产、围产儿死亡、出生缺陷、异位妊娠、滋养细胞疾病等） 1.6 瘢痕子宫 1.7 子宫肌瘤或卵巢囊肿≥5cm 1.8 盆腔手术史 1.9 辅助生殖妊娠 2. 妊娠合并症 2.1 心脏病（经心内科诊治无需药物治疗、心功能正常）： 2.1.1 先天性心脏病（不伴有肺动脉高压的房缺、室缺、动脉导管未闭；法洛四联症修补术后无残余心脏结构异常等） 2.1.2 心肌炎后遗症 2.1.3 心律失常 2.1.4 无合并症的轻度的肺动脉狭窄和二尖瓣脱垂 2.2 呼吸系统疾病：经呼吸内科诊治无需药物治疗、肺功能正常 2.3 消化系统疾病：肝炎病毒携带（表面抗原阳性、肝功能正常） 2.4 泌尿系统疾病：肾脏疾病（目前病情稳定肾功能正常） 2.5 内分泌系统疾病：无需药物治疗的糖尿病、甲状腺疾病、垂体催乳素瘤等 2.6 血液系统疾病： 2.6.1 妊娠合并血小板减少（PLT 50-100×10^9/L）但无出血倾向 2.6.2 妊娠合并贫血（Hb 60-110g/L）

续表

评估分级	孕产妇相关情况
黄色 （一般风险）	2.7 神经系统疾病：癫痫（单纯部分性发作和复杂部分性发作），重症肌无力（眼肌型）等 2.8 免疫系统疾病：无需药物治疗（如系统性红斑狼疮、IgA 肾病、类风湿性关节炎、干燥综合征、未分化结缔组织病等） 2.9 尖锐湿疣、淋病等性传播疾病 2.10 吸毒史 2.11 其他 3. 妊娠并发症 3.1 双胎妊娠 3.2 先兆早产 3.3 胎儿宫内生长受限 3.4 巨大儿 3.5 妊娠期高血压疾病（除外红色、橙色） 3.6 妊娠期肝内胆汁淤积症 3.7 胎膜早破 3.8 羊水过少 3.9 羊水过多 3.10 ≥ 36 周胎位不正 3.11 低置胎盘 3.12 妊娠剧吐
橙色 （较高风险）	1. 基本情况： 1.1 年龄 ≥ 40 岁 1.2 BMI ≥ 28 2. 妊娠合并症 2.1 较严重心血管系统疾病： 2.1.1 心功能Ⅱ级，轻度左心功能障碍或者 EF40% ~ 50% 2.1.2 需药物治疗的心肌炎后遗症、心律失常等 2.1.3 瓣膜性心脏病（轻度二尖瓣狭窄瓣口 > 1.5 cm^2，主动脉瓣狭窄跨瓣压差 < 50mmHg，无合并症的轻度肺动脉狭窄，二尖瓣脱垂，二叶式主动脉瓣疾病，Marfan 综合征无主动脉扩张） 2.1.4 主动脉疾病（主动脉直径 < 45mm），主动脉缩窄矫治术后 2.1.5 经治疗后稳定的心肌病 2.1.6 各种原因的轻度肺动脉高压（< 50mmHg） 2.1.7 其他

评估分级	孕产妇相关情况
橙色 （较高风险）	2.2　呼吸系统疾病： 2.2.1　哮喘 2.2.2　脊柱侧弯 2.2.3　胸廓畸形等伴轻度肺功能不全 2.3　消化系统疾病： 2.3.1　原因不明的肝功能异常 2.3.2　仅需要药物治疗的肝硬化、肠梗阻、消化道出血等 2.4　泌尿系统疾病：慢性肾脏疾病伴肾功能不全代偿期（肌酐超过正常值上限） 2.5　内分泌系统疾病： 2.5.1　需药物治疗的糖尿病、甲状腺疾病、垂体催乳素瘤 2.5.2　肾性尿崩症（尿量超过 4000ml/d）等 2.6　血液系统疾病： 2.6.1　血小板减少（PLT 30-50 × 10^9/L） 2.6.2　重度贫血（Hb 40-60g/L） 2.6.3　凝血功能障碍无出血倾向 2.6.4　易栓症（如抗凝血酶缺陷症、蛋白 C 缺陷症、蛋白 S 缺陷症、抗磷脂综合征、肾病综合征等） 2.7　免疫系统疾病：应用小剂量激素（如强的松 5-10mg/ 天）6 月以上，无临床活动表现（如系统性红斑狼疮、重症 IgA 肾病、类风湿关节炎、干燥综合征、未分化结缔组织病等） 2.8　恶性肿瘤治疗后无转移无复发 2.9　智力障碍 2.10　精神病缓解期 2.11　神经系统疾病： 2.11.1　癫痫（失神发作） 2.11.2　重症肌无力（病变波及四肢骨骼肌和延脑部肌肉）等 2.12　其他 3．妊娠并发症 3.1　三胎及以上妊娠 3.2　Rh 血型不合 3.3　疤痕子宫（距末次子宫手术间隔 < 18 月） 3.4　疤痕子宫伴中央性前置胎盘或伴有可疑胎盘植入 3.5　各类子宫手术史（如剖宫产、宫角妊娠、子宫肌瘤挖除术等）≥ 2 次 3.6　双胎、羊水过多伴发心肺功能减退 3.7　重度子痫前期、慢性高血压合并子痫前期 3.8　原因不明的发热 3.9　产后抑郁症、产褥期中暑、产褥感染等

续表

评估分级	孕产妇相关情况
红色 （高风险）	1. 妊娠合并症 1.1　严重心血管系统疾病： 1.1.1　各种原因引起的肺动脉高压（≥ 50mmHg），如房缺、室缺、动脉导管未闭等 1.1.2　复杂先心（法洛四联症、艾森曼格综合征等）和未手术的紫绀型心脏病（$SpO_2 < 90\%$）；Fontan 循环术后 1.1.3　心脏瓣膜病：瓣膜置换术后，中重度二尖瓣狭窄（瓣口 < 1.5cm²），主动脉瓣狭窄（跨瓣压差≥ 50mmHg）、马方综合征等 1.1.4　各类心肌病 1.1.5　感染性心内膜炎 1.1.6　急性心肌炎 1.1.7　风心病风湿活动期 1.1.8　妊娠期高血压性心脏病 1.1.9　其他 1.2　呼吸系统疾病：哮喘反复发作、肺纤维化、胸廓或脊柱严重畸形等影响肺功能者 1.3　消化系统疾病：重型肝炎、肝硬化失代偿、严重消化道出血、急性胰腺炎、肠梗阻等影响孕产妇生命的疾病 1.4　泌尿系统疾病：急、慢性肾脏疾病伴高血压、肾功能不全（肌酐超过正常值上限的 1.5 倍） 1.5　内分泌系统疾病： 1.5.1　糖尿病并发肾病Ⅴ级、严重心血管病、增生性视网膜病变或玻璃体出血、周围神经病变等 1.5.2　甲状腺功能亢进并发心脏病、感染、肝功能异常、精神异常等疾病 1.5.3　甲状腺功能减退引起相应系统功能障碍，基础代谢率小于 − 50% 1.5.4　垂体泌乳素瘤出现视力减退、视野缺损、偏盲等压迫症状 1.5.5　尿崩症：中枢性尿崩症伴有明显的多饮、烦渴、多尿症状，或合并有其他垂体功能异常 1.5.6　嗜铬细胞瘤等 1.6　血液系统疾病： 1.6.1　再生障碍性贫血 1.6.2　血小板减少（$< 30 \times 10^9/L$）或进行性下降或伴有出血倾向 1.6.3　重度贫血（Hb ≤ 40g/L） 1.6.4　白血病 1.6.5　凝血功能障碍伴有出血倾向（如先天性凝血因子缺乏、低纤维蛋白原血症等） 1.6.6　血栓栓塞性疾病（如下肢深静脉血栓、颅内静脉窦血栓等）

评估分级	孕产妇相关情况
红色 （高风险）	1.7　免疫系统疾病活动期，如系统性红斑狼疮（SLE）、重症 IgA 肾病、类风湿关节炎、干燥综合征、未分化结缔组织病等 1.8　精神病急性期 1.9　恶性肿瘤： 1.9.1　妊娠期间发现的恶性肿瘤 1.9.2　治疗后复发或发生远处转移 1.10　神经系统疾病： 1.10.1　脑血管畸形及手术史 1.10.2　癫痫全身发作 1.10.3　重症肌无力（病变发展至延脑肌、肢带肌、躯干肌和呼吸肌） 1.11　吸毒 1.12　其他严重内、外科疾病等 2．妊娠并发症 2.1　三胎及以上妊娠伴发心肺功能减退 2.2　凶险性前置胎盘，胎盘早剥 2.3　红色预警范畴疾病产后尚未稳定
紫色 （孕妇患有传染性疾病）	所有妊娠合并传染性疾病——如病毒性肝炎、梅毒、HIV 感染及艾滋病、结核病、重症感染性肺炎、特殊病毒感染（H1N7、寨卡等）

备注：除紫色标识孕妇可能伴有其他颜色外，如同时存在不同颜色分类，按照较高风险的分级标识。

附件 5　孕产妇妊娠风险评估分级报告单

姓名＿＿＿＿＿出生日期＿＿＿＿＿＿年龄＿＿＿＿（周岁）孕周＿＿＿＿（周）

证件号码＿＿＿＿＿＿＿＿＿＿＿＿＿＿＿＿＿＿＿

联系电话＿＿＿＿＿＿＿＿＿＿＿＿＿＿＿＿＿＿＿

初步诊断

＿＿＿＿＿＿＿＿＿＿＿＿＿＿＿＿＿＿＿＿＿＿＿＿＿＿＿＿

＿＿＿＿＿＿＿＿＿＿＿＿＿＿＿＿＿＿＿＿＿＿＿＿＿＿＿＿

＿＿＿＿＿＿＿＿＿＿＿＿＿＿＿＿＿＿＿＿＿＿＿＿＿＿＿＿

评估时间＿＿＿＿＿年＿＿＿＿月＿＿＿日

评估分级

□橙色　　□红色

报　告　人＿＿＿＿＿＿＿＿＿＿＿＿＿＿

报告机构＿＿＿＿＿＿＿＿＿＿＿＿＿＿＿

报告日期＿＿＿＿＿＿＿＿＿＿＿＿＿＿＿

附录 H　抗反转录病毒药物妊娠安全性分级

抗反转录病毒药物的妊娠分级参照美国食品药品监督管理局（FDA）的标准，分为 A、B、C、D、X 五类：

1. A 级

在有对照组的早期妊娠妇女中未显示药物对胎儿产生危害的迹象（并且也没有在其后 6 个月具有危害性的证据），该类药物对胎儿的影响甚微。

2. B 级

在动物繁殖研究中未见到药物对胎儿的不良影响（并未进行孕妇的对照研究），或在动物繁殖性研究中发现药物有副作用，但这些副作用并未在设对照的、妊娠首 3 个月的妇女中得到证实（也没有在其后 6 个月具有危害性的证据）。

3. C 级

动物研究证明药物对胎儿有危害性（致畸或胚胎死亡等），或尚无设对照的妊娠妇女研究，或尚未对妊娠妇女及动物进行研究。本类药物只有在权衡对孕妇的益处大于对胎儿的危害之后，方可使用。

4. D 级

有明确证据显示，药物对人类胎儿有危害性，对孕妇用药时需权衡利弊，只有利大于弊的情况下才能应用（例如用该药物来挽救孕妇的生命，或治疗用其他较安全的药物无效时）。

5. X 级

对动物和人类的药物研究或人类用药的经验表明，药物对胎儿有危害，而且孕妇应用这类药物无益，因此禁用于妊娠或可能怀孕的患者。

多种常用 ARV 药物尚未明确妊娠期用药适用性，虽然指南推荐多种药物用于孕产妇的 ART，但多种常用 ARV 药物的说明书中均尚未明确妊娠期用药适用性。仅有 LPV/r 的说明书中明确表述其基于大规模妊娠群体的研究结果，证实在孕产妇中的有效性和安全性。多项 Meta 分析对接受 LPV/r 治疗的 HIV 感染孕产妇相关研究予以分析，结果显示这类患者中，母婴传播（MTCT）、早产及低出生体重儿发生率均较低，不良妊娠结局少。

主要抗病毒用药不良反应：

1. 替诺福韦（TDF） B级，最常报告的不良反应为头痛、恶心和疲劳；有肾毒性，要定期复查肾功能，尿常规；其他：骨质疏松、骨密度下降等。

2. 拉米夫定（3TC） C级，其常见不良反应有头痛，乏力，恶心，腹泻，呕吐，上腹痛，发热及皮疹，骨髓抑制及周围神经毒性比其他几个核苷衍生物都要小，HBV合并感染HIV感染者停用3TC时可能出现肝炎的急性加重。

3. 洛匹那韦／利托那韦（LPV/r） C级，胃肠道反应：恶心、呕吐、腹泻；肝转氨酶升高；高脂血症；高血糖；胰腺炎；衰弱等。

4. 依非韦伦（EFV） D级，皮疹发生率约26%；头痛；中枢神经系统症状：中重度神经系统症状19.4%；对人类孕期前3个月致畸可能；肝转氨酶升高；高脂血症。

5. 齐多夫定（AZT） C级，主要毒性是骨髓抑制，表现为贫血，用药后的患者有30%～40%出现严重贫血和粒细胞数量减少，所以要定期复查血常规。其他不良反应有恶心、呕吐、头痛、失眠、乏力等。

6. 奈韦拉平（NVP） C级，奈韦拉平在使用中最大的问题是快速诱导的抗药性；皮疹（发生率约50%）。

7. 恩曲他滨（FTC） B级，不良反应较小，皮肤褪色。

8. 整合酶抑制剂 皮疹、恶心、头痛、腹泻、乏力、便秘等。